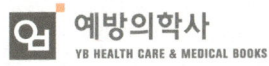
예방의학사
YB HEALTH CARE & MEDICAL BOOKS

홈 트레이닝 및 코어강화를 위한

서클링 필라테스
교과서
CIRCLE RING PILATES

대표저자 김춘매

홈 트레이닝 및 코어강화를 위한

서클링 필라테스 교과서
CIRCLE RING PILATES

초판 1쇄 발행 2020년 3월 23일
초판 1쇄 인쇄 2020년 3월 23일

지은이 김춘매, 백형진, 양홍석, 김지민, 양지혜, 표정은, 김수연, 유영조, 조홍래, 박지윤, 최효진, 김소정, 오수지, 송류리, 박연아
펴낸이 김보성
모 델 김춘매
디자인 백은영

펴낸곳 예방의학사
전 화 010-4439-3169
메 일 prehabex@naver.com

인쇄/편집 금강기획인쇄(02-2266-6750)

가 격 15,000원
ISBN 979-11-89807-24-5

※ 저자와의 협의에 의해 인지를 생략합니다.
※ 이 책은 저작권법에 의해 보호를 받는 저작물이므로 동영상 제작 및 무단전제와 복제를 금합니다.
※ 잘못된 책은 구입하신 서점에서 교환해 드립니다.

이 도서의 국립중앙도서관 출판예정도서목록(CIP)은 서지정보유통지원시스템 홈페이지(http://seoji.nl.go.kr)와 국가자료종합목록 구축시스템(http://kolis-net.nl.go.kr)에서 이용하실 수 있습니다. (CIP제어번호 : CIP2020009880)

대표저자
김춘매

W필라테스 강사
코어필라테스 연구회 연구원
프리햅 예방운동전문가
'서클링 필라테스 교과서' 대표저자

'아크배럴 필라테스 교과서' 공동저자
'짐볼 필라테스 교과서' 공동저자
'서스팬션 필라테스 교과서' 공동저자

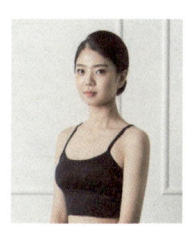

백형진
現 대한예방운동협회 협회장
現 국민대학교, 한양대학교, KBS 스포츠예술과학원 교수
現 바디메카닉 연구소 대표

양홍석
現 WGYM 대표 & W필라테스 대표
現 온유 크라이오 & 테라피 동해 대표
'짐볼 필라테스 교과서 대표저자' 외 다수 공저

김지민
W필라테스 센터장
CORE PILATES INSTRUCTTOR COURSE Certicication
'서스팬션 필라테스 교과서' 대표저자 외 다수 공저

양지혜
現 KBS 스포츠예술과학원 재활스포츠 외래교수
차의과학대학교 통합의학대학원 자세체형 전공
'밴드 필라테스 교과서' 대표저자 외 다수 공저

표정은
비엠필라테스 서울대입구점 강사
CORE PILATES INSTRUCTTOR COURSE Certicication
'점핑보드 필라테스 교과서' 공동저자 외 다수 공저

김수연
CORE PILATES INSTRUCTTOR COURSE Certicication
SNPE 바른 자세 척추운동 지도자 자격증 취득
더 센터 오브 필라테스 지도자 자격증 취득
(매트, 리포머, CCB)

유영조
인천남동구 생활체조협회이사
원업필라테스 주엽점 팀장
프리햅 예방운동전문가

조홍래
(주)닥터케어컴퍼니(닥터필라테스) 대표
경희대학교 운동생리학 박사
한양대학교 미래인재교육원 겸임교수

박지윤
現 더 벨라인(The Belline) 원장
CORE PILATES INSTRUCTTOR
'아크배럴 필라테스 교과서' 외 다수 공저

최효진
CORE PILATES INSTRUCTTOR
산전산후 임산부 필라테스 전문가
CRS 컨디셔닝 전문가

김소정
시너스트랩 연구원
한국스포츠복지연구소 위원
두드림스포츠 CSR 팀장

오수지
現 국제재활코어필라테스협회 교육강사
한양대학교 체육학 전공
'스파인코렉터 필라테스 교과서' 대표저자 이외 다수 공저

송류리
이화여자대학교 영양학 석사 졸업
GadjaMada 대학교 'Traditional Food for Agro-biodiversity Health and Tourism' 초대 강사

박연아
前 트레이닝 랩 교육위원
現 팔머 메디스포츠 대표강사
現 본필라테스 평생교육원 교육강사

서클링 필라테스 교과서

요즘 역에서 나와 몇 걸음 떼지 않더라도 필라테스 스튜디오를 흔히 찾을 수 있습니다.
그 만큼 많은 사람들이 필라테스에 대한 애정이 남다르다고 저는 생각해봅니다.
저 마다 필라테스를 시작하는 이유는 다르겠지요. 체형교정, 기초근력, 통증케어, 다이어트 등.
하지만 이런 이유들이 모여 그 중간에 자리하고 있는 건 결국 건강한 삶의 영유겠지요.
몇 년 전만해도 워라벨 (Work-life balance) 이라는 단어가 뜨거웠습니다.
단순한 노동에 열정을 다하는 삶이 아니라, 일과 삶의 적절한 균형을 이루고자 하는 사람들이 많아지고 있다는 방증이었지요. 그렇게 현대인들은 퇴근 후 단 한 시간이라도 나를 위해 보내는 시간을 원했고, 그 일로써 업무로 인해 지친 몸과 마음을 단련하기 위해 운동을 시작하게 되었습니다. 그 중 건강과 직결된 필라테스를 많이 찾게 되었죠.
요즘 시대의 변화가 얼마나 발 빠른가요. 이 워라벨의 뒤를 잇는 퀄리티 오브 라이프(Quaility of life) 라는 말이 등장하게 됩니다.
일과 삶의 균형을 뒤이어 내 삶의 질의 향상도 중요하다고 대두되기 시작합니다.
내 삶이 행복하기 위해서 가장 우선이 되어야 하는 건 무엇일까요.

내 삶의 질이 향상되기 위해서 가장 우선이 되어야 하는 건 무엇일까요.
전 단 1초의 망설임도 없이 '건강' 이라고 생각합니다.
건강 이라는 토대가 단단할 때 우리는 오랜 시간 행복한 삶을 영유할 수 있으리라 믿습니다.
몸도 마음도 건강하게 만들어줄 운동 필라테스를 많은 분들이 조금 더 재밌게 접할 수 있기를 바라며 고심하며 하나 하나 그려나간 책입니다.

필라테스의 매력 중 하나를 소개한다면 다양한 소도구를 사용하여 똑같은 동작이라도 늘 새롭게 느낄 수 있다는 점이라고 늘 이야기합니다. 우리를 즐겁게 할 필라테스의 많은 소도구 중 이번은 써클링입니다.
건강한 운동을 더 즐겁게 할 수 있다니 이것보다 완벽한 퀄리티 오브 라이프가 있을까요.
설레는 마음으로 이제 첫 장을 넘겨 보시길 바랍니다.

2020년 3월 23일
대표 저자 **김 춘 매**

Contents

서문

1. 서클링이란 무엇일까?	10
2. 서클링의 종류	11
3. 서클링 필라테스 호흡 방법	12
4. 서클링 필라테스의 장점 및 효과	13
5. 서클링 필라테스 운동 가이드	14
6. 서클링 필라테스 기본자세	15
7. 포지션별 서클링 운동법 (127가지)	16
- 누운 자세(Supine Position)	
- 앉은 자세(Sitting Position)	
- 측면 자세 (Side Position)	
- 엎드린 자세 (Prone Position)	
- 네발기기 자세 (Kneeling Position)	
- 선 자세 (Standing Position)	
8. 리포머를 활용한 서클링 필라테스 (36가지)	143
부록	180

서클링 필라테스

서클링이란 무엇일까?

서클링이란 무엇일까?

서클링은 조셉 필라테스(Joseph Pilates)가 코냑 상자에서 떼어낸 스틸 링 중 하나를 개량해 만든 도구 중 하나로 필라테스 서클링은 일반적으로 직경이 약 13~14 인치 인 유연한 금속 또는 고무로 만든 링으로, 각 면에 두 개의 쿠션 처리가 되어 있다.

서클링은 필라테스 운동에서 저항을 제공하며, 그것은 필라테스에서 코어와 중심의 더 깊은 연결을 찾는 데 도움이 된다.

필라테스 운동 중에 서클링을 활용해 손으로 잡고 누르거나 당겨주면 가슴과 상체를 조율하거나 강화해주며, 다리 사이 및 다리 주위에 걸어 적용하면 엉덩이, 허벅지를 강화할 수 있다. 서클링 필라테스를 하는 동안 만약에 목의 긴장감을 느끼거나 몸의 중심이 링에 더 실려 있다면, 힘을 서클링에 너무 많이 기울이고 있어 서클링을 통한 필라테스의 이점을 놓치게 되기 때문에 주의해야 하며, 서클링을 제대로 사용해야만 필라테스 동작을 더 효과적으로 적용하는 소도구가 된다. 서클링은 기존의 필라테스 동작에 집중력과 안정성을 높여주며, 유연성과 운동 강도를 향상시키는 데 사용되는 훌륭한 도구이며, 서클링을 사용하면 무겁고 귀찮게 중량이 많이 나가는 도구를 사용하지 않고 몸을 조절할 수 있다. 서클링은 몸 전체나 이두, 삼두, 가슴 및 등 뿐만 아니라 복부, 엉덩이 및 허벅지를 강화하고 다양한 효과를 낼 수 있는 다양한 필라테스 동작에 사용할 수 있다. 서클링의 저항은 고유수용성감각을 촉진하고 운동의 강도를 높이기 위해 사용되며, 다리 또는 팔 사이의 서클링을 통해 부하를 주면서 신경근 활성화를 향상시키고, 관절에 스트레스를 주지 않으면서 신체를 조절할 수 있다.

필라테스에 있는 도구나 장비에는 몇가지 안전 요령이 있는데, 서클링은 저항을 가하기 전에 안전하게 위치하는지 확인 해야하며, 서클링이 허벅지 사이에 놓이거나 손에 잡혀 있는지 여부에 관계없이 동등하게 신체가 정렬되어 있는지 확인해야 하는데, 서클링에 갑작스럽게 저항을 가하게 되면 예고없이 날아갈 수 있기 때문에 주의해야 하며, 서클링을 손에 들고있을 때 손가락이 말리거나 너무 많은 긴장감 없이 서클링을 잡는 것이 가장 좋다. 손목을 똑바로 유지하고 손바닥을 평평하게 하고, 관절을 편상태의 긴 손가락으로 가장 자연스런 저항과 지지가 있는 손발과 함께 서클링을 조여야 한다.

서클링의 종류

오늘날 서클링은 다양한 재료, 저항 및 색상과 약간 다른 디자인으로 제공되며, 서클링을 부르는 명칭 또한 다양한데 Pilates Fitness Rings, Toning Rings, Toning Circles 또는 Pilates Magic Circles과 같은 다양한 이름으로 불리며 다양한 제조업체에서 판매한다.

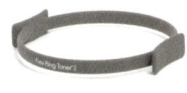
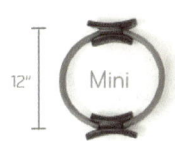

Flex Ring Toner

Flex Ring Toner는 조셉 필라테스의 Magic Circle을 업데이트 한 버전이며, 미끄럼 방지로 고무 코팅으로 완전히 감싸진 Flex Ring Toner는 부드럽고 편안하다. 가느다란 핸들 디자인은 전체 너비를 다른 서클링 제품 보다 약간 좁게 만들었고, 유사한 저항을 유지하면서 더 많은 신체 유형에 맞고 또한 가볍고 휴대 성이 뛰어난 Flex Ring Toner는 가방에 휴대성이 높다.

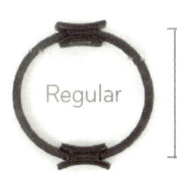

Ultra-Fit Circle (Mini & Regular)

홈 트레이닝 목적으로 만들어진 Ultra-Fit Circle은 부드러운 고무 재질의 손잡이가 있는 유연한 플라스틱으로 만들어 졌다. 서클링의 안쪽과 바깥 쪽 모두에 패딩 처리가 되어있어 뛰어난 편안함을 제공하며, 12인치인 미니 사이즈와 15인치의 일반 사이즈로 되어 있다.

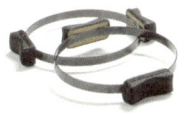

Spring Circles

조셉 필라테스의 매직 서클을 충실하게 재현한 것으로 이 필라테스 링은 패딩 처리 된 나무 손잡이가 달린 강화 된 스프링 스틸로 만들어 졌다.

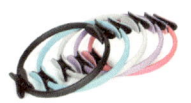

집에서 운동을 하든 필라테스 스튜디오 수업에서 운동을 하든 관계없이 서클링은 휴대 가능하며 서클링 필라테스를 통해 필라테스의 동작들의 적절한 긴장감으로 필라테스의 효과의 극대화와 서클링 필라테스 프로그램을 통해 즐거운 경험이 되기를 바란다.

서클링 필라테스 호흡 방법

모든 필라테스에서 호흡은 필수 원칙이며, 서클링 필라테스에서도 마찬가지로 각 운동에 맞추어 핵심 근육을 관여시키고 불필요한 긴장을 풀어주기 때문에 호흡을 통해 매 순간 집중할 수 있다.

일상생활에서도 호흡 패턴은 매우 중요한데 대부분의 사람들이 폐 기능의 절반 이하만 사용하며 호흡이 부족해져 2차 호흡인 어깨와 가슴을 사용하는 패턴을 보이는데 이러한 문제를 서클링 필라테스를 하는 동안 필라테스 호흡을 통해 개선을 할 수 있으며, 그 방법 중에 하나가 앉은 상태에서 서클링을 눌러 주면서 호흡을 하는 방법을 활용하는 것이다.

흡기(Inhale)
흉곽과 복부의 앞, 뒤, 옆쪽으로 3차원 적으로 숨을 들이 마시면서 서클링의 저항을 이겨내며 깊게 들이마셔야 한다.

호기(Exhale)
골반저근과 복부 근육을 활성화하고 복부의 긴장을 느끼며 갈비뼈가 몸의 중심을 향해 모이는 것을 느끼며 해야 한다.

- 호흡의 속도는 천천히, 느긋하게, 그리고 흐르는듯한 리듬감을 갖도록 한다.
- 횡격막이 낮아짐에 따라 흡기 중에 3차원적인 확장을 확인해야 한다.
- 완전히 숨을 내쉬고(호기) 다음 호흡이 완전하고 자연스럽도록 해야 한다.

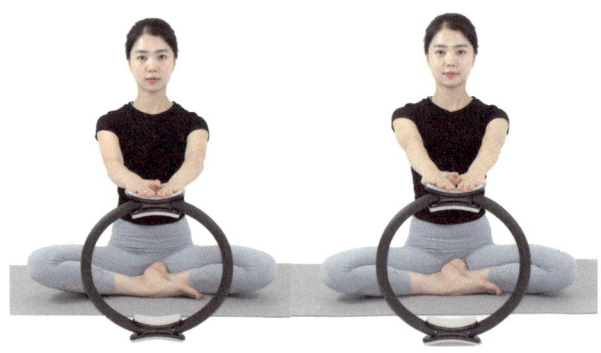

서클링 필라테스의 장점 및 효과

1) 낮은 비용
고가의 운동 도구들에 비해 가성비가 좋은 가격으로 구입하실 수 있다.

2) 심플하고 휴대성이 뛰어남
서클링은 가볍고 부피가 작고 휴대성이 높아 필라테스 스튜디오 뿐만 아니라 집에서도 언제든지 내가 원하는 곳에서 운동이 가능하다.

3) 중력에 의존하지 않는 탄성 저항
서클링의 탄성을 이용한 저항으로 운동을 하면 안정성이 뛰어나고 저항의 방향을 밀고, 당기며 변화가 가능하고, 링의 특성을 활용해 지속적으로 저항을 유지하며 집중하며 운동을 할 수 있다.

4) 필라테스의 효과 극대화
다양한 필라테스 동작에 서클링을 활용해서 밸런스 향상 및 바른자세에 도움이 되며 운동의 효과를 극대화 시켜주며, 동작을 보조해 준다.

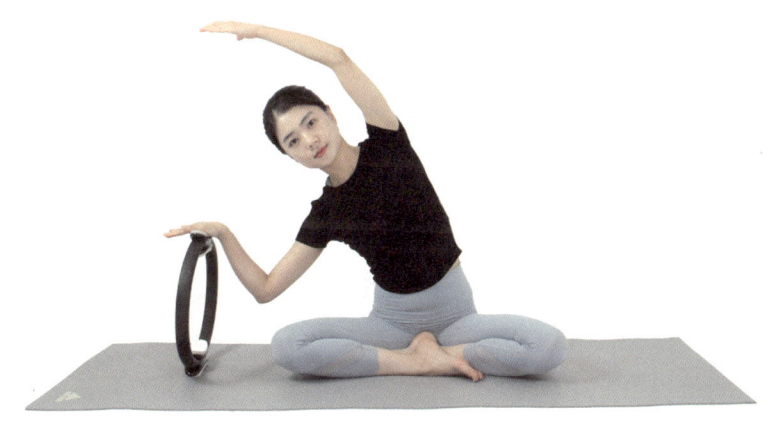

서클링 필라테스 운동 가이드

- 당신의 몸과 자신의 능력에 맞춰 편안하게 느껴지는 동작을 선택해야 한다.
- 절대 움직임을 강요하거나 무리한 동작을 하려고 시도하면 안된다.
- 점진적으로 가벼운 저항으로 천천히 시작해 서클링의 부하를 높여가야 한다.
- 동작의 난이도를 단계별로 높여 가야 한다.
- 운동하는 동안 불편함을 느끼거나 몸이 불편 해지면 멈추고 휴식을 취해야 한다.
- 안전을 위해 서클링의 핸들을 항상 감싸서 잡고 유지 해야 한다.
- 일정한 탄성과 복원력이 우수한 제품을 선택해야 한다.
- 편안한 그립감과 내구성이 좋은 제품을 사용해야 한다.
- 목 또는 허리 디스크 병력이 있는 고객은 주의해야 한다.
- 어깨 충돌증후군이나 회전근개 부상에 주의해야 한다.
- 무릎의 통증이 있는 고객은 주의해야 한다.

서클링 필라테스를 통해 무엇보다도 필라테스 운동을 필라테스 스튜디오뿐만 아니라 집에서도 장소에 구애 받지 않고 효과적이고 재미있는 즐거운 운동이 될 수 있기를 바란다.

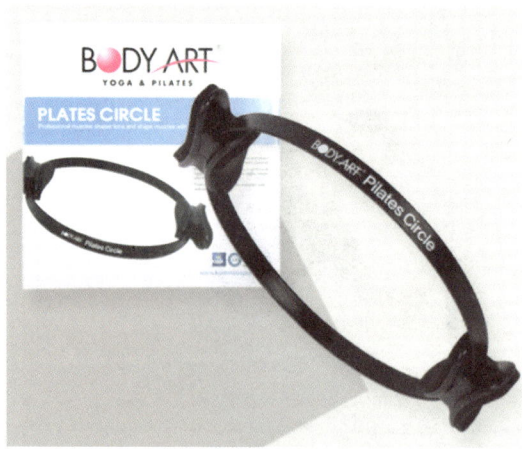

서클링 필라테스 기본자세

모든 운동에서와 마찬가지로 서클링 필라테스에서도 기본자세가 매우 중요하다. 잘못된 자세에서의 운동은 손상과 급·만성 통증을 야기하고 부상으로 운동 효과를 떨어뜨려 운동을 중단하게 되는 직접적인 원인이 된다. 따라서 서클링 운동의 기본자세가 제시되고 있는 모든 자세에서 적용됨을 주의하고 각 동작에서 오류 동작이 나오지 않도록 주의해야 한다.

다음은 모든 동작의 기본자세를 설명한 것이다

- 필라테스의 원리를 잘 접목하여 동작을 실시해야 한다.
- 동작에서 경추 요추 흉추는 해부학적 기본자세인 중립을 유지한다.
- 중립자세를 벗어난 척추의 과도한 굴곡, 신전은 상해의 원인으로 주의한다.
- 시선은 정면을 보며, 동작에 따라 시선이 이동해야 한다.
- 가슴은 펴고, 견갑골 약간 척추 쪽으로 모은 자세를 유지해야 한다.
- 복부 근육의 긴장감을 유지하며 복강 내의 일정한 압력이 존재해야 한다.

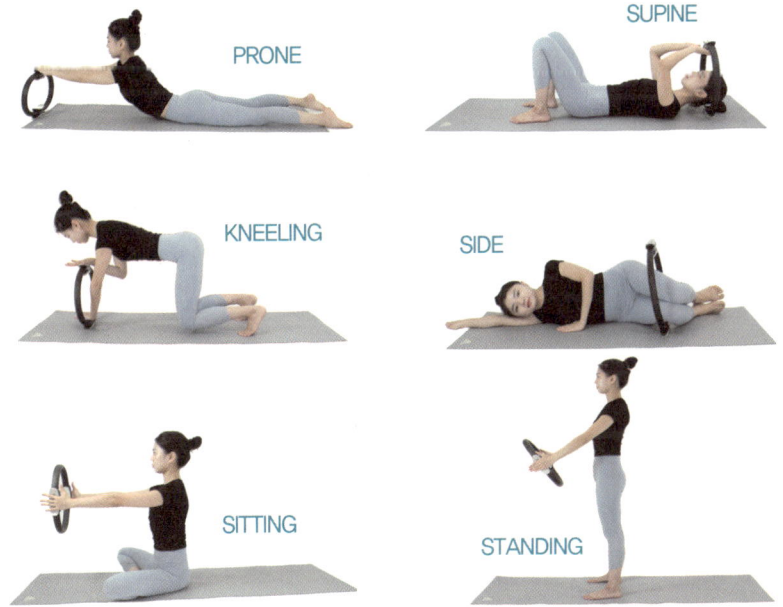

Abdominal Curls with Abductor Press

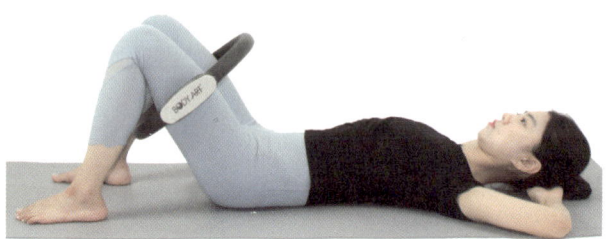

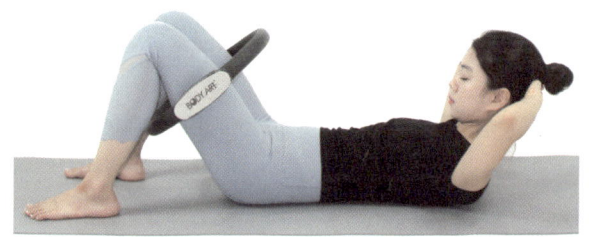

운동 목적	고관절 외회전근강화와 골반의 중립을 연습하며 코어의 힘을 기를 수 있는 동작이다.
시작 자세	등을 대고 바르게 누운자세에서 무릎을 세워서 양손은 머리 뒤에서 깍지를 끼고 서클링 안쪽으로 다리를 넣어 허벅지 바깥쪽에 둔다.
동작 설명	호흡을 마시면서 두 다리는 서클링을 밀어내며, 내쉬는 숨에 상체를 들어올려 복부를 수축하고 서클링은 그대로 유지하며 상체를 바닥으로 내려준다.
Tip	귀와 어깨는 멀어지게 팔꿈치를 넓게 유지하고, 시선은 천장을 보지 않도록 주의하며 골반이 움직이지 않도록 주의한다.

Abdominal Curls with Abductor Press

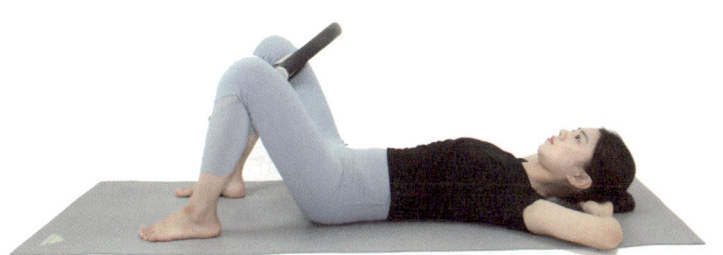

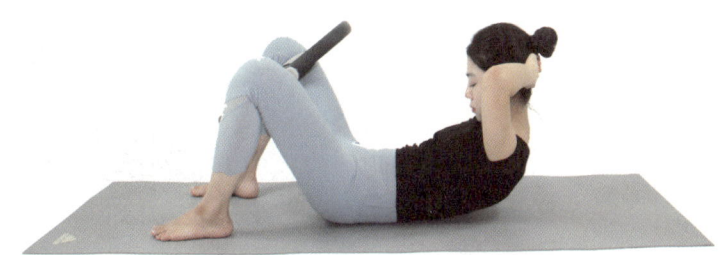

운동 목적	내전근 강화와 골반의 중립을 연습하며 코어의 힘을 기를 수 있는 동작이다.
시작 자세	등을 대고 바르게 누운자세에서 무릎을 세워 양손은 머리 뒤에 두고, 서클링은 무릎 안쪽에 둔다.
동작 설명	호흡을 내쉬면서 복부와 서클링을 수축하고 상체를 들어올릴 때 턱과 쇄골 사이에 탁구공 만한 공간을 유지하고, 호흡을 마시며 상체를 바닥에 내리고 동작이 끝날 때 까지 서클링은 모은 상태를 유지한다.
Tip	상체가 바닥에서 올라올 때 골반의 중립 유지와 목과 어깨에 편안함을 유지하며 호흡에 집중하며 복부수축에 집중한다

Abdominal Curls with Obliques

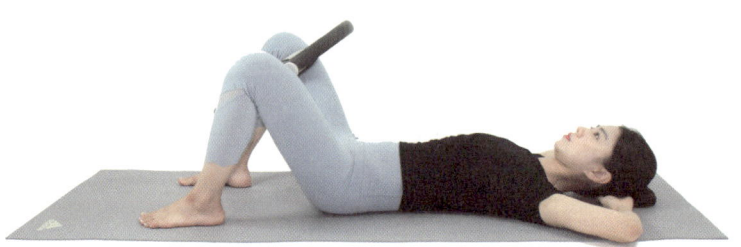

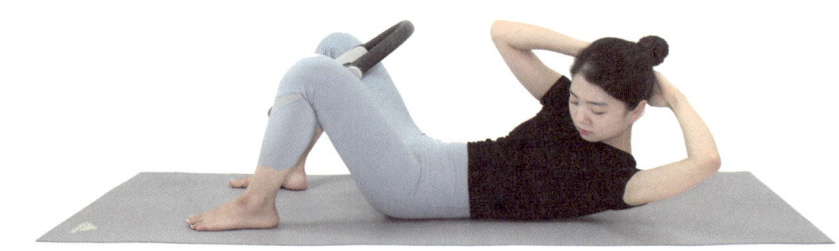

운동 목적	복사근 강화와 코어의 힘을 기를 수 있는 동작이다.
시작 자세	등을 대고 바르게 누운자세에서 무릎을 세워 양손은 머리 뒤에 두고, 서클링은 무릎 안쪽에 둔다.
동작 설명	호흡을 내쉬며 서클링은 모은 상태를 유지하고 상체를 들어올려 한쪽 방향으로 회전한다. 호흡을 마시면서 중앙으로 돌아오고 다음 내쉬는 호흡에 반대쪽으로 회전하며, 호흡을 마시며 중앙으로 돌아와 상체를 바닥으로 내린다
Tip	상체를 한쪽으로 회전시 복사근의 초점을 맞춰 하는 동작이므로 척추를 굴곡시켜 C커브를 유지합니다.

Pelvic Roll Up with Adductor Press

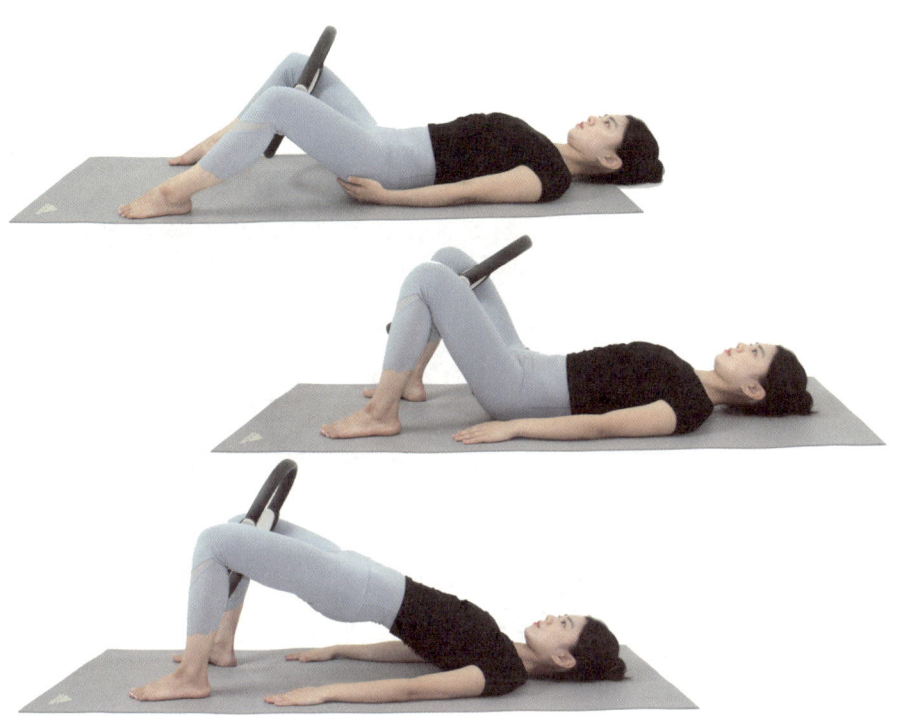

운동 목적	엉덩이 신전근 강화와 척추분절을 통한 안정화 훈련 목적이다.
시작 자세	등을 대고 바닥에 누워서 무릎을 세우고 무릎 사이에 서클링을 놓고 무릎과 발은 골반 너비로 두고, 목과 어깨에 긴장을 풀어 주고 두 손은 몸 옆으로 둔다.
동작 설명	호흡을 마시며 서클링을 모으고 내쉬는 숨에 서클링을 모으는 힘으로 골반을 매트에서 들어올리고 둔근 아래쪽을 이용하며 척추뼈 마디마디를 요추까지 말아 올리며, 호흡을 마시고 내쉬며 등을 도장 찍듯 바닥으로 평평하게 눌러주며 척추 중립의 시작 자세로 돌아간다.
Tip	척추를 굴려 올라가고 내려갈 때 목과 어깨는 편안하게 해주며, 무릎에서부터 어깨가 같은 라인이 되도록 해야 하며 누웠을 때 목, 어깨, 요추 부위에 통증이 있는 고객은 주의한다.

Pelvic Roll Up - Single Leg Extension

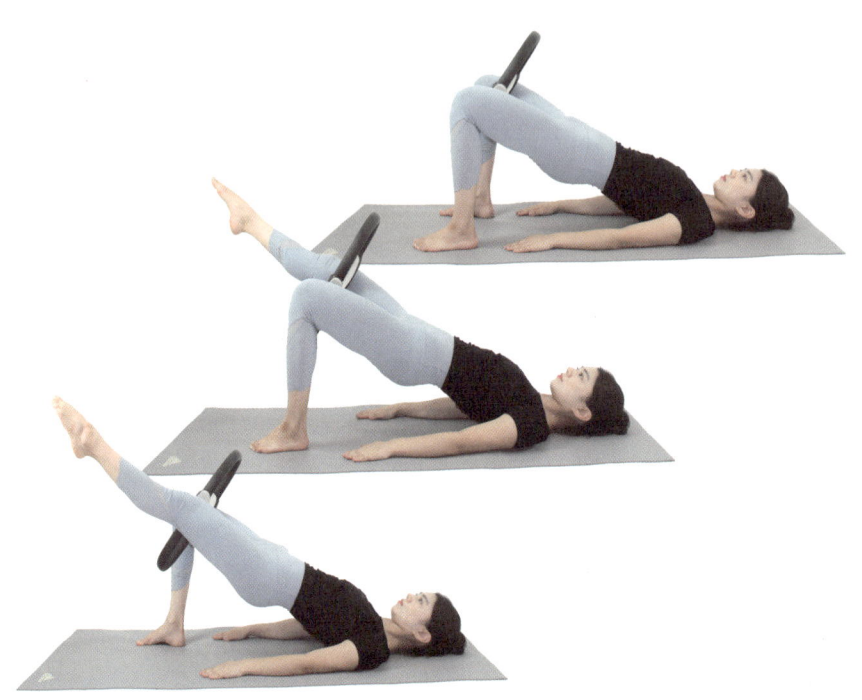

운동 목적	내전근 강화와 복부 및 척추의 활성화 그리고 골반의 안정화와 균형능력 향상 목적이다.
시작 자세	등을 대고 바닥에 누워서 무릎을 세우고 무릎 사이에 서클링을 놓고 무릎과 발은 골반 너비로 두고 목과 어깨에 긴장을 풀어 주고 두 손은 몸 옆으로 둔다.
동작 설명	호흡을 마시며 골반을 중립을 유지하고 내쉬는 숨에 골반을 말아 올려 어깨와 무릎이 사선으로 일직선이 되도록 유지하고 마시며 골반의 균형을 잡고 내쉬는 숨에 한쪽 다리의 무릎을 펴며 마시는 숨에 들어올린 다리는 무릎을 접어 발을 바닥에 내려 놓고 좌/우 교대로 반복하며 내쉬는 숨에 척추 뼈를 마디마디 역순으로 내려놓으며 시작 자세로 돌아온다.
Tip	다리를 들기 전에 바닥을 딛고 있는 다리는 바깥쪽으로 회전하지 않도록 하고 서클링을 모을 때 한쪽으로 밀리지 않도록 두 다리에 균등하게 힘을 주며 한쪽 다리를 뻗어줄 때 양쪽 허벅지가 평행을 유지하도록 한다.

Bend hip Abduction Bridge

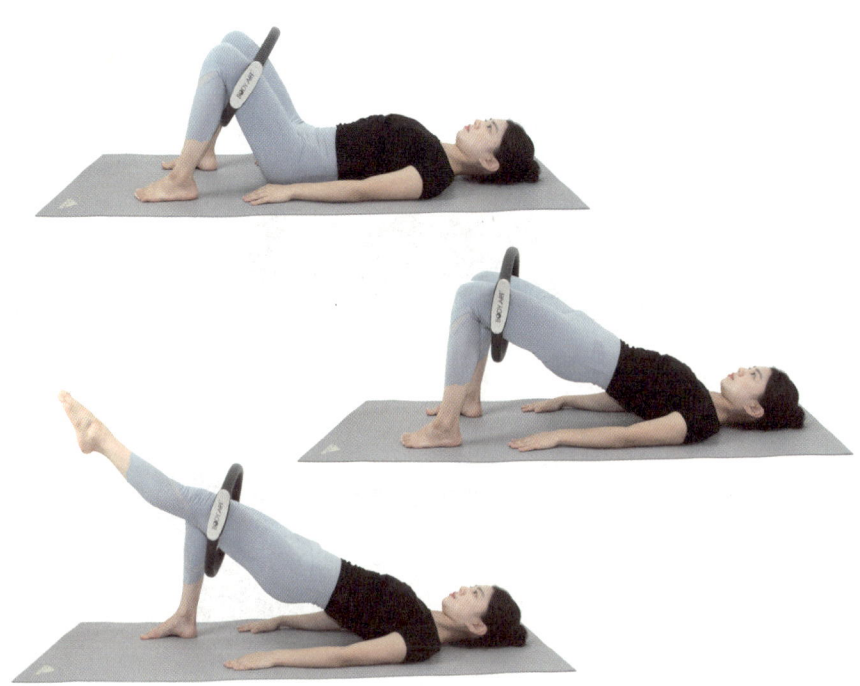

운동 목적	고관절 외회전근 강화와 복부 및 척추의 활성화 그리고 골반의 안정화와 균형능력 향상 목적이다.
시작 자세	바닥에 누워 무릎은 세워 서클링을 무릎 바깥쪽에 걸어 두며 척추와 골반을 중립을 유지하며 두 팔은 몸 옆에 길게 뻗는다.
동작 설명	마시는 호흡에 서클링을 바깥쪽으로 살짝 밀어내어 엉덩이에 힘을 주고 내쉬면서 꼬리뼈부터 말아서 척추를 분절하여 엉덩이를 바닥에서 들어준다. 골반과 무릎을 일직선에 두고 마시며 한쪽 다리를 길게 뻗어낸다.
Tip	척추와 골반의 중립을 유지하고 골반이 흔들리지 않게 발바닥으로 지면을 동등하게 눌러내며, 경추가 눌리지 않게 주의한다.

Abdominal Curls - Obliques

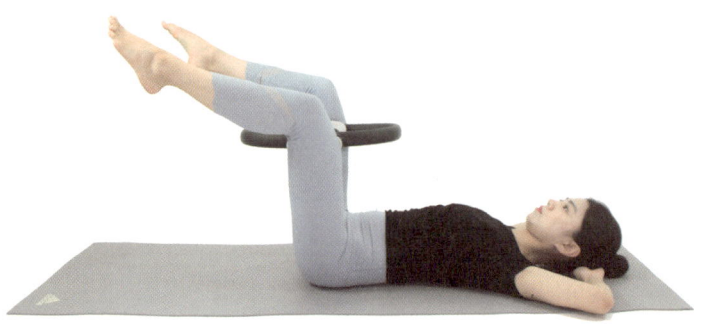

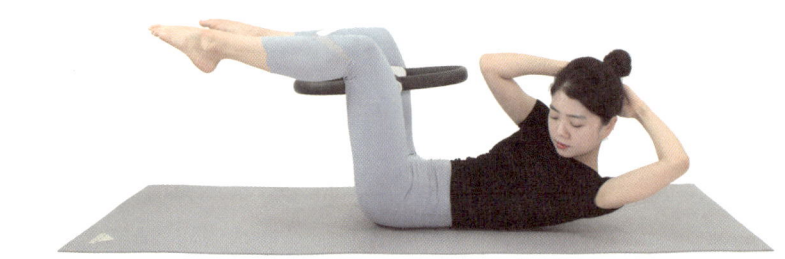

운동 목적	골반의 안정화를 유지하며 코어와 복사근 강화 목적이다.
시작 자세	바닥에 누워 양손으로 머리를 받치고 견갑골이 안정되고, 다리는 테이블 자세 무릎 사이에 서클링을 두고 발끝은 펴주며 마시는 숨에 복부에 힘을 주고 내쉬며 링을 모아준다.
동작 설명	호흡을 내쉬면서 상부 척추를 매트에서 왼쪽으로 회전하고, 시선은 복부를 보고 턱을 내리고 컬을 유지하며, 머리, 목 및 오른쪽 어깨가 매트에서 떨어져, 흉곽의 왼쪽 앞쪽을 수축하며 꼬리뼈는 바닥 유지하고 마시는 숨에 상체를 바닥으로 내려 반대쪽도 진행한다.
Tip	상부 척추를 회전하여 들어올릴 때 다리가 반대 쪽으로 밀리지 않도록 하며, 서클링을 모으는 힘으로 골반의 균형을 잡아준다.

Hamstring Stretch

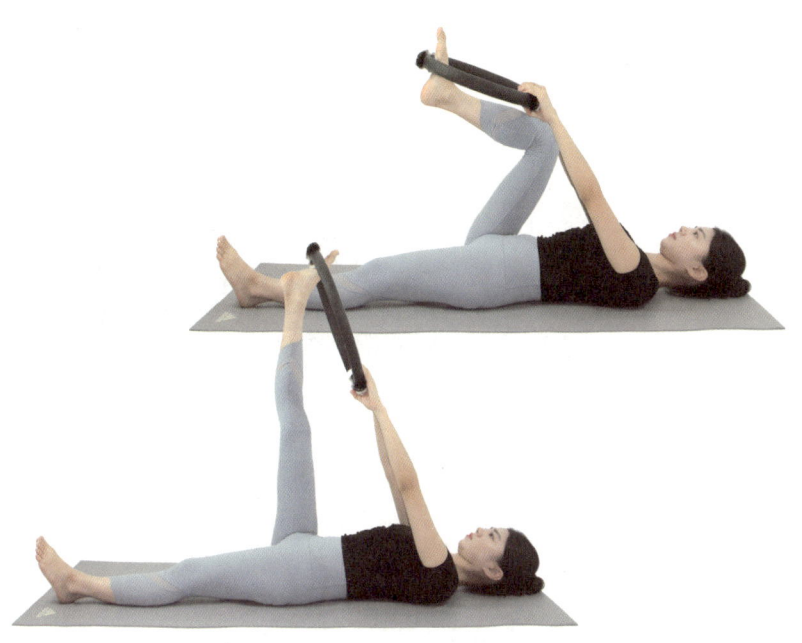

운동 목적	척추, 골반의 중립을 유지하며 햄스트링을 스트레칭 목적이다.
시작 자세	매트에 등을 대고 누워 오른쪽 발바닥에 서클링을 두고 왼쪽 발은 바닥. 척추와 골반 중립을 유지 하고 무릎을 구부린 상태에서 양손으로 서클링을 잡고 어깨를 편안 하게 한다.
동작 설명	내쉬는 호흡에 무릎을 펴서 뒤꿈치는 위로 밀어 올리고 서클링은 몸통쪽으로 살짝 당겨주며, 마시는 호흡에 발끝을 천장 쪽으로 찔러주는 동작을 한쪽씩 5~10회 정도 반복하고 반대쪽을 실시한다.
Tip	다리를 스트레칭 할 때 척추와 골반의 중립을 유지해야 하며 지지하는 다리는 평행이 되도록 유지한다.

Hamstring Stretch with Parallel

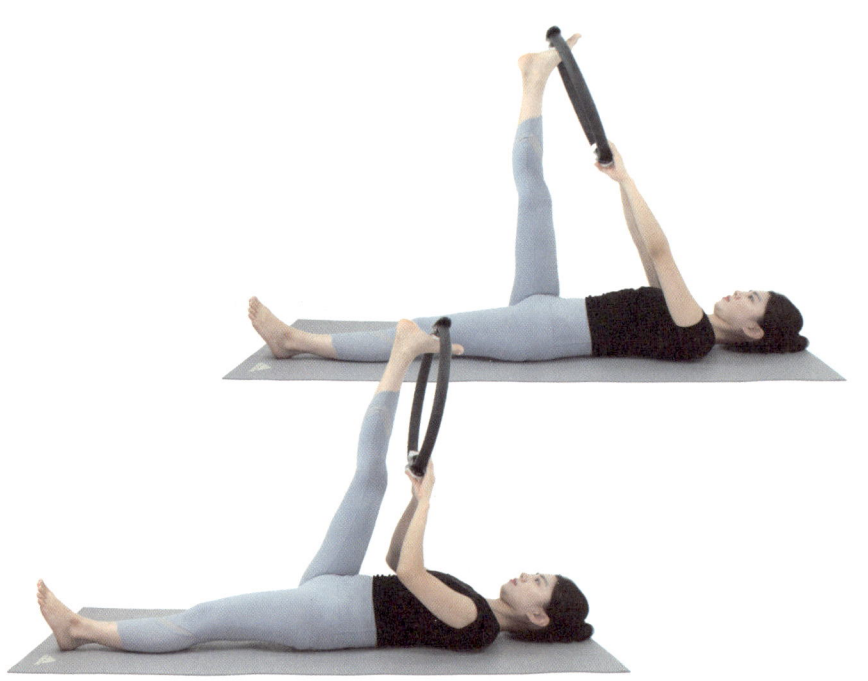

운동 목적	골반의 중립을 유지하며 햄스트링과 종아리 스트레칭 목적이다.
시작 자세	오른쪽 발바닥에 서클링을 두고 왼쪽 발은 바닥에 두고, 척추와 골반의 중립을 유지하며 양손으로 서클링을 잡고 어깨는 바닥으로 눌러준다.
동작 설명	위로 뻗어 올린 다리 뒤꿈치는 위로 밀어 올리고 서클링을 몸통쪽으로 당겨주며 호흡을 반복하고 반대쪽을 실시한다.
Tip	서클링을 몸통쪽으로 당길 때 햄스트링이 타이트하다면 무릎을 살짝 접어 상체가 들리지 않도록 하며, 다리를 스트레칭 할 때 척추와 골반의 중립을 유지하고 지지하는 다리는 평행이 되도록 해야 하며 천정관절, 허리통증이 있는 고객은 주의한다.

Hamstring Stretch with Adductor Strethch

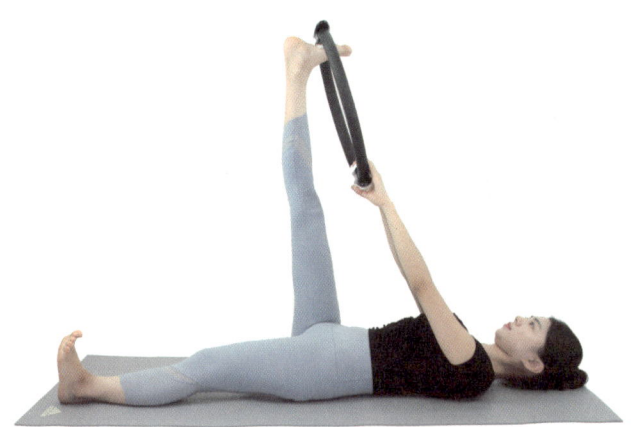

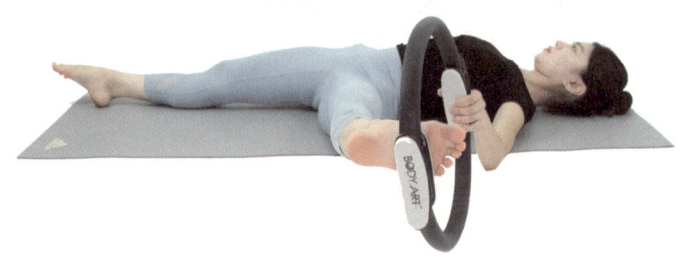

운동 목적	햄스트링과 내전근 및 종아리 스트레칭 목적이다.
시작 자세	한쪽 발바닥에 서클링을 두고 반대쪽 발은 바닥에 두고, 척추와 골반의 중립을 유지하며 한 손으로 서클링을 잡고 어깨는 바닥으로 눌러준다.
동작 설명	호흡을 마시고 내쉴 때 배꼽을 척추 쪽으로 끌어 당기고 들고 있는 한쪽 다리를 곧게 뻗어 몸 바깥쪽으로 내려 스트레칭을 하고 반대쪽 다리도 반복한 후 발을 매트에 놓아 마무리 한다.
Tip	다리를 스트레칭 할 때 척추와 골반의 중립을 유지하고 다리가 고관절에서 자연스럽게 회전하도록 하고, 가능한 천골의 무게를 유지하며 지지하는 다리는 평행하게 두어야 한다 이때 디스크, 요통, 또는 심막신경충돌 고객은 주의한다.

Hamstring Stretch with Double Leg

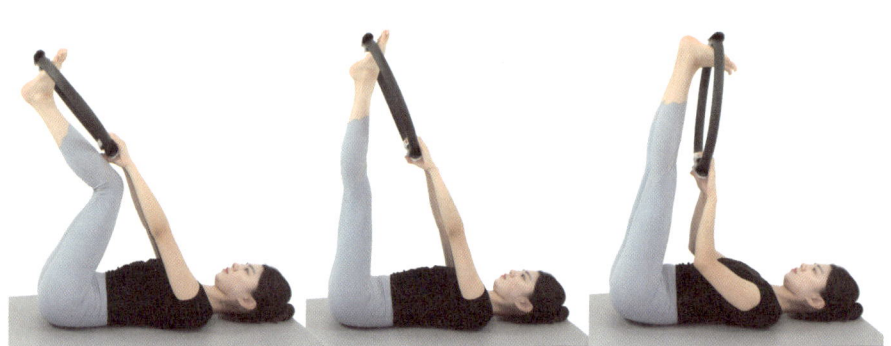

운동 목적	척추, 골반의 중립을 유지하며 햄스트링과 종아리 근육 스트레칭 목적이다.
시작 자세	매트에 등을 대고 누워 두 발바닥에 서클링을 두고 척추와 골반 중립을 유지 하고 무릎을 구부린 상태에서 양손으로 서클링을 잡고 어깨를 편안 하게 한다.
동작 설명	두 무릎을 펴서 발끝을 천장쪽으로 길게 뻗고 내쉬는 호흡에 발등을 몸쪽으로 당겨 햄스트링 근육을 스트레치 한다.
Tip	견갑이 바닥에서 뜨지 않게 안정화를 유지하고, 꼬리뼈가 말려서 바닥에서 뜨지 않게 골반과 척추의 중립을 유지한다.

Teaser with Circle

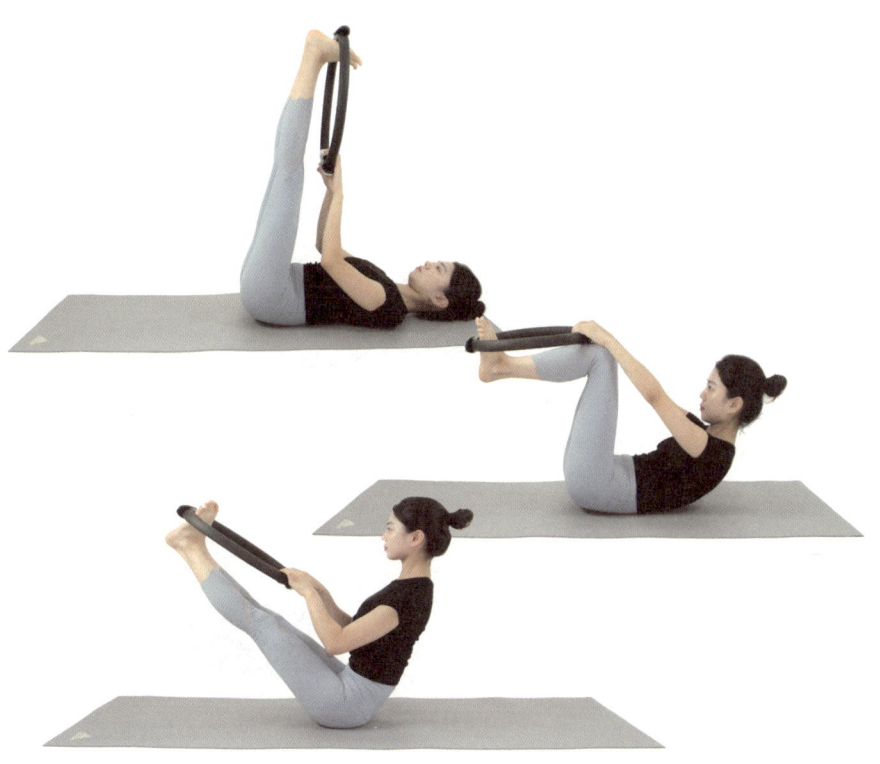

운동 목적	코어 근육의 안정성 향상과 햄스트링 스트레칭 목적이다.
시작 자세	매트에 등을 대고 누워 두 발바닥에 서클링을 두고 반대쪽은 양손으로 잡아주고, 척추와 골반의 중립을 유지하며 두 무릎을 펴준다.
동작 설명	마시는 호흡에 두 무릎을 접고 내쉬는 호흡에 고개를 숙이며 견갑을 바닥에서 띄울 정도로 상체를 말아 올려주고, 마시고 내쉬는 호흡에 두 무릎을 뻗어서 무게중심을 꼬리뼈에 두고 흉추를 길게 늘려 몸을 V포지션으로 만들며 유지한다.
Tip	반동이 아닌 코어의 힘으로 상체를 들어 올리며, 다리 뻗는게 안될 시 척추만 세우고 다리는 테이블 탑 자세를 유지하고 경추와 척추 라인을 맞게 진행 하고, 요추 통증 및 꼬리뼈 통증이 있는 고객은 주의한다.

Abdominal Curls with Forward

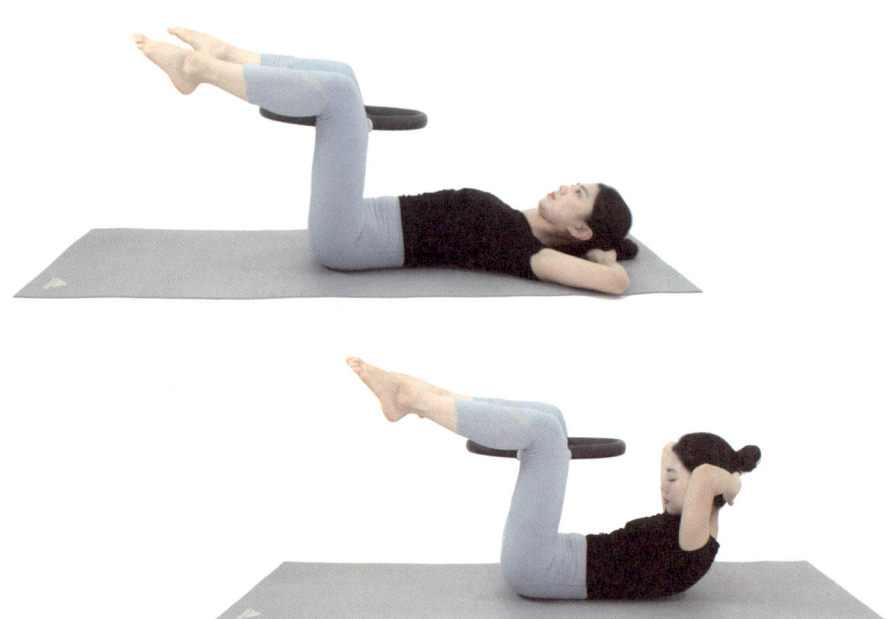

운동 목적	코어의 안정성과 복부와 허벅지 안쪽 근육 강화 목적이다.
시작 자세	바닥에 누워 한번에 한 무릎 씩 들어올리고 서클링을 다리 사이에 두고 두발은 무릎과 같은 위치에 두고, 양손은 머리 뒤를 받치며 견갑골은 안정화 한다.
동작 설명	호흡을 마시고 내쉬며 매트에서 상부 척추를 말아 올리고 흉곽의 앞쪽을 닫아 꼬리뼈는 바닥으로 눌러주며, 서클링은 계속해서 모아주며 상체를 순차적으로 바닥으로 말아 내려 시작 위치로 돌아간다.
Tip	상체를 들어올려 시선은 배꼽을 바라보고 턱이 들리지 않도록 주의하며 꼬리뼈를 매트에 내려놓고 상체가 앞으로 말릴 때 골반을 바닥으로 기울이고, 상체를 들어올려 복부에 힘을 줄 때 견갑골은 안정화를 유지한다.

Rolling Like A Ball with In Circle

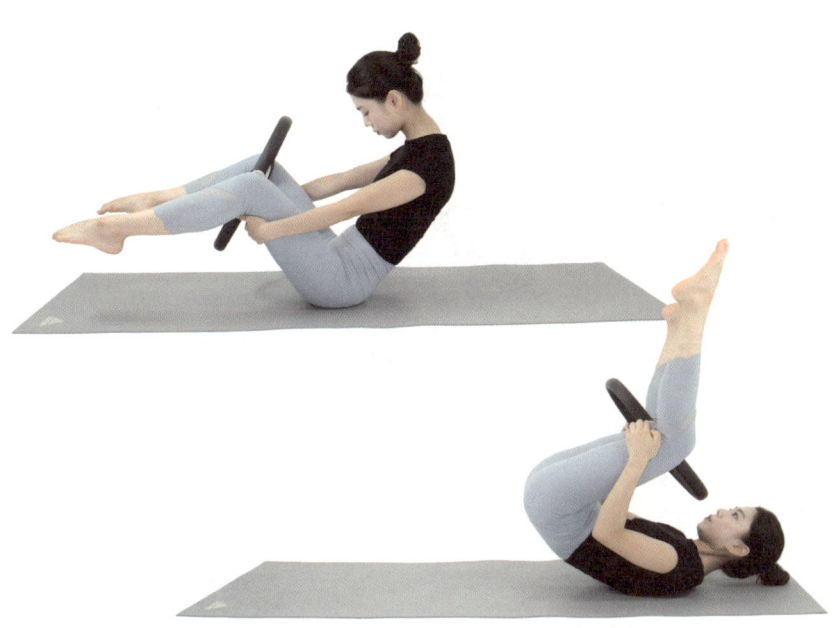

운동 목적	내전근 강화 및 균형과 조절 능력 향상 및 척추를 마사지 목적이다.
시작 자세	두 엉덩이가 바닥에 균등하게 앉아 있는지 확인하고 가슴 쪽으로 무릎을 당겨 놓고, 요추 곡선을 C커브로 견갑골의 안정화는 유지하며 시선은 복부를 바라본다.
동작 설명	호흡을 마시며 두발을 매트에서 들어올려 척추를 바닥으로 굴려 내려갈 때 목이 아닌 어깨로 롤백하고 팔꿈치는 몸의 측면에 위치하며 내쉬며 복부에 힘을 주어 시작 자세로 돌아올 때 발끝은 바닥에 닿지 않도록 한다.
Tip	가장 어려운 부분은 발이 다시 시작 위치로 가는 길에 매트에 닿지 않도록 움직임을 제어하고 척추의 흉추 부위가 과도하게 구부러지지 않았는지 확인하고 견갑골을 안정화 시키고 목을 이완하며 척추가 "C"곡선을 유지하도록 팔꿈치를 옆으로 열어 놓고 복부 힘으로 상체의 움직임이 유지한다.

Rolling Like A Ball with Foot

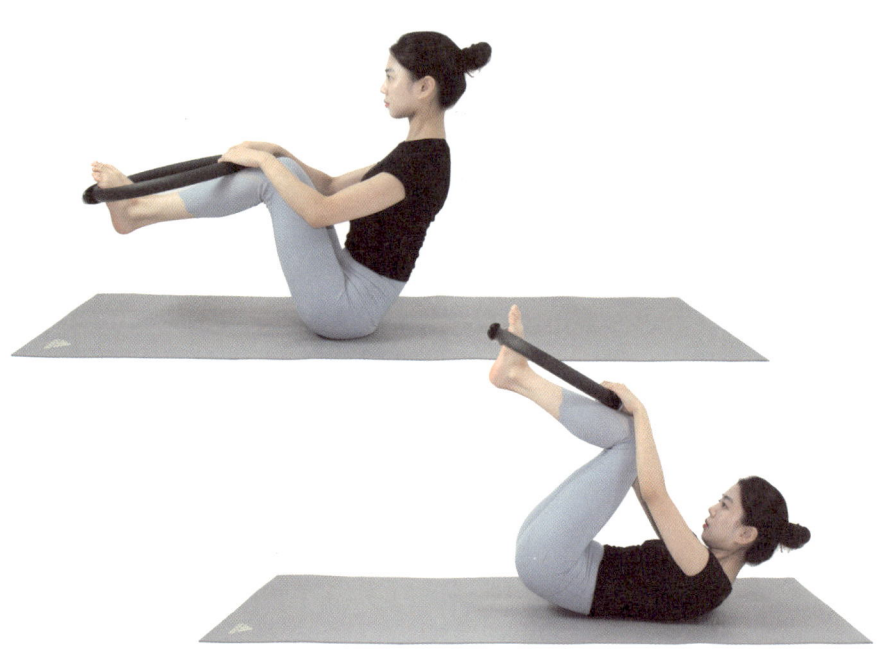

운동 목적	코어의 안정성과 균형과 조절 능력 향상 및 척추를 마사지 목적이다.
시작 자세	엉덩이 좌골뼈에 무게중심을 두고 두 무릎을 접어 발바닥에 서클링을 끼고 두 손으로 서클링을 잡아준 뒤. 다리는 레그 탑 상태를 만들어 준다.
동작 설명	마시는 호흡에 복부 수축을 유지한 채 척추를 굴려 롤백 하고 내쉬며 시작자세로 돌아오며 척추의 C커브를 유지한 상태로 동작을 반복한다.
Tip	반동이 아닌 코어의 힘으로 동작을 실행하고 견갑의 안정화를 유지하며 동작하는 동안 턱 끝이 들려 경추의 부담이 가지 않게 무릎 사이나 배꼽을 바라보고, 요추 디스크, 꼬리뼈 통증의 고객은 주의한다

Rolling Like A Ball with Arm Press

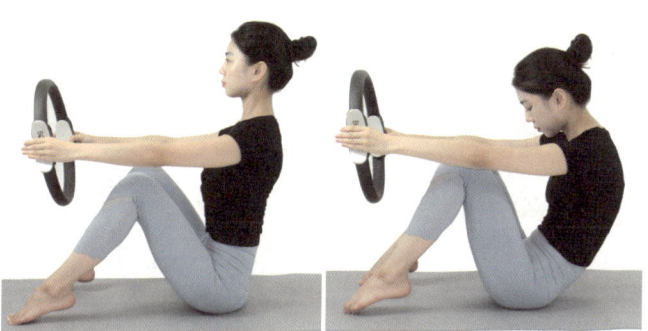

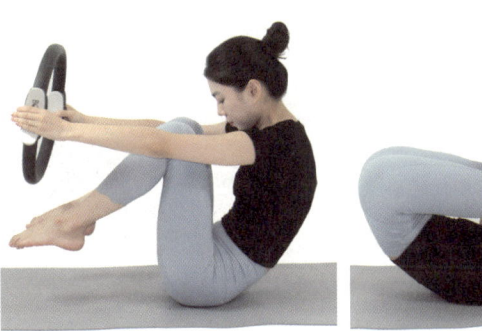

운동 목적	어깨와 코어의 안정성과 균형과 조절 능력 향상 및 척추를 마사지 목적이다.
시작 자세	두 무릎을 접어 산 모양으로 세워 놓고 뒤꿈치를 바닥에서 살짝 들고 엉덩이 좌골뼈에 균등하게 무게를 싣고 척추를 바르게 세워 앉는다. 양손은 앞으로 뻗어 서클링을 잡고 견갑을 안정시켜 놓는다.
동작 설명	호흡을 마시고 내쉬는 호흡에 골반부터 말아 척추의 C커브를 만들며 발끝을 들어 롤백하고 복부의 힘이 풀리지 않게 유지하며 시작 자세로 돌아오고 무릎이 가슴 쪽으로 당겨오지 않도록 반동 쓰지 않고 공간을 유지하며 반복한다.
Tip	어깨가 올라가지 않도록 서클링을 잡고 견갑의 안정화를 유지하고 척추의 C커브가 풀리지 않게 복부의 힘을 유지하며 경추를 과하게 굴곡 시키지 않게 하고 요추 디스크, 꼬리뼈 통증의 고객은 주의한다.

Roll Up with Knees Bent

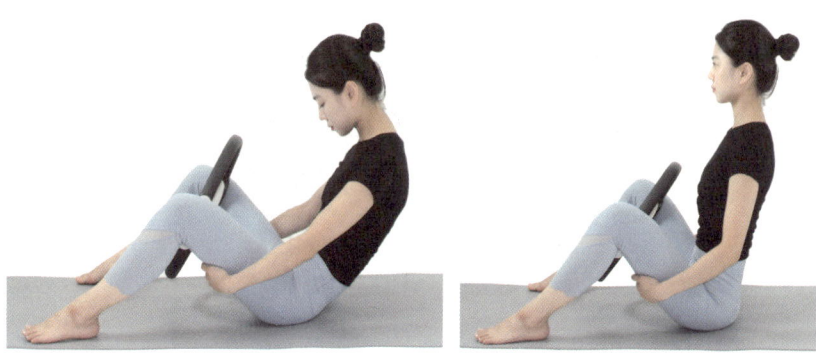

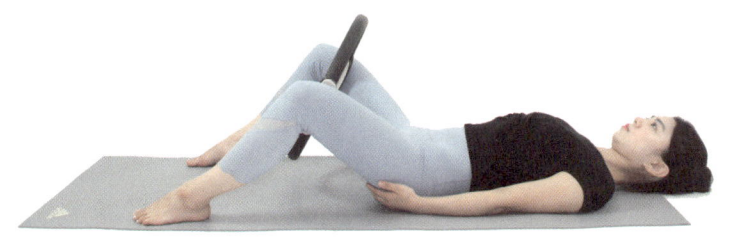

운동 목적	내전근과 복부를 강화하며, 척추 분절이 목적이다.
시작 자세	척추를 길게 늘리며 무릎을 세워주고, 무릎과 두발이 평행하게 두고 무릎 사이에 서클링을 끼우고, 어깨 높이에서 몸 앞으로 팔을 뻗어 귀와 어깨는 멀어지며 견갑골은 안정화 한다.
동작 설명	호흡을 마시며 척추를 길게 늘리고 복부는 당겨 내쉬는 숨에 서클링을 모아 시선은 복부를 바라보며 요추부터 굴리듯이 바닥으로 내려간다.
Tip	척추를 분절해서 내려갈 때 시선은 복부를 바라보고, 상체의 정렬을 유지하며 머리가 숙여지지 않도록 주의하며, 서클링을 모으는 힘으로 척추의 움직임을 돕는다. 이때 등 뒤쪽의 통증, 요추 디스크가 있는 고객은 주의한다.

Bent Knee Spine Roll Back

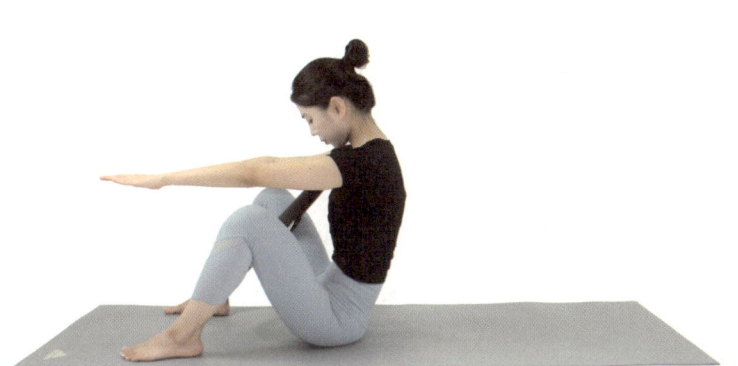

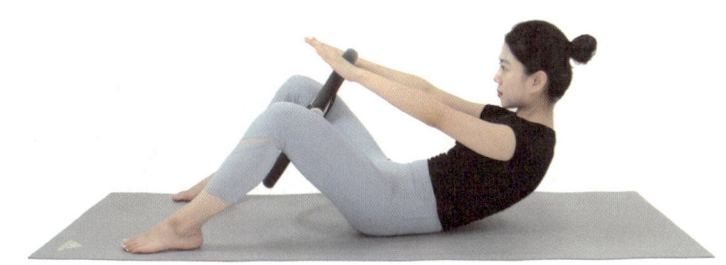

운동 목적	코어의 안정성과 균형과 조절 능력 향상 및 척추를 마사지 목적이다.
시작 자세	두 다리는 골반 너비로 구부린 상태에서 무릎 사이에 서클링을 끼고 양손은 앞으로 길게 뻗어 견갑대를 안정화 시키고 꼬리뼈부터 척추를 둥글게 말아준다.
동작 설명	호흡을 마시고 복부를 납작하게 유지한 상태에서 내쉬는 호흡에 서클링을 조여내며 골반부터 굴려서 중간까지만 바닥으로 내려가며 복부와 내전근에 힘이 풀리지 않게 유지하며 척추의 C커브 상태를 만들며 올라온다.
Tip	골반의 전방경사, 후방경사의 인지가 선행으로 이루어진 후 동작을 진행하며 배가 불룩하게 올라와 있지 않도록 동작하는 동안 복부를 납작하게 유지 해야 하며 내전근의 힘을 유지하며 서클링을 조여낸다. 턱이 들리지 않고 허벅지 사이 또는 복부를 바라보며 진행 하며 어깨가 올라가지 않게 견갑대의 안정화를 유지한다.

Bent Knee Spine Roll Back with Rotation

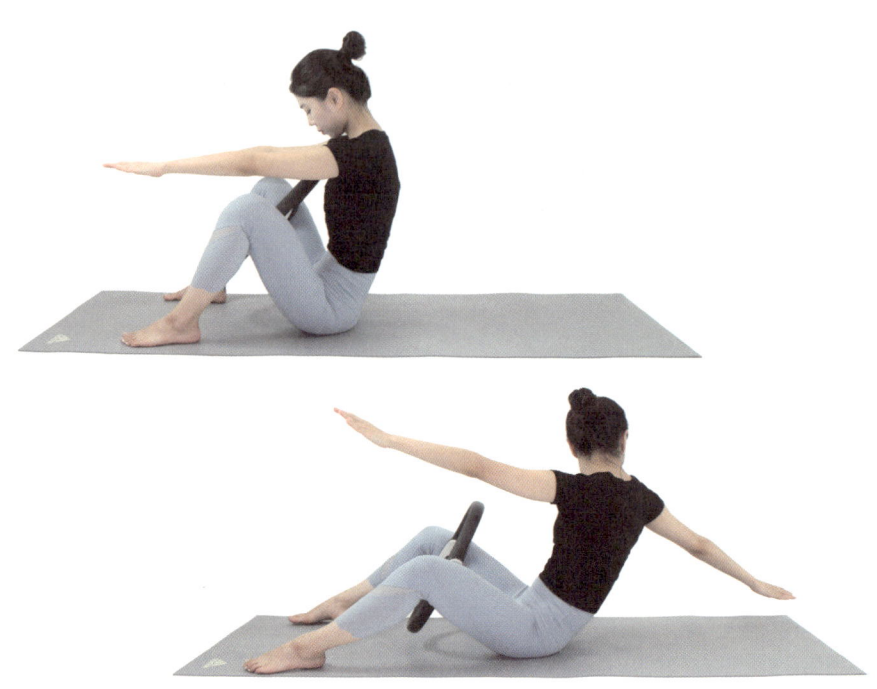

운동 목적	내전근과 복사근의 강화 및 코어 활성화, 척추의 유연성, 흉추의 가동성 향상 목적이다.
시작 자세	두 다리를 골반 너비로 구부린 상태에서 무릎 사이에 서클링을 끼고 척추를 길게 세워 앉고, 두 손을 앞으로 뻗어 견갑골의 안정화를 유지한다.
동작 설명	내쉬는 호흡에 복부를 수축하여 골반을 후방으로 말아서 요추의 굴곡을 만들며 손끝을 길게하여 흉추를 한쪽방향으로 회전시켜 팔을 뻗어주고, 마시는 호흡에 척추를 길게 유지하며 시작 자세로 돌아와 반대쪽 방향을 실시 한다.
Tip	동작하는 동안 복부의 긴장을 풀지 않고, 어깨와 목의 과한 긴장을 피하고 견갑골의 안정화를 유지하며 서클링이 빠지지 않게 내전근에 힘을 유지한다.

Scapular Movement

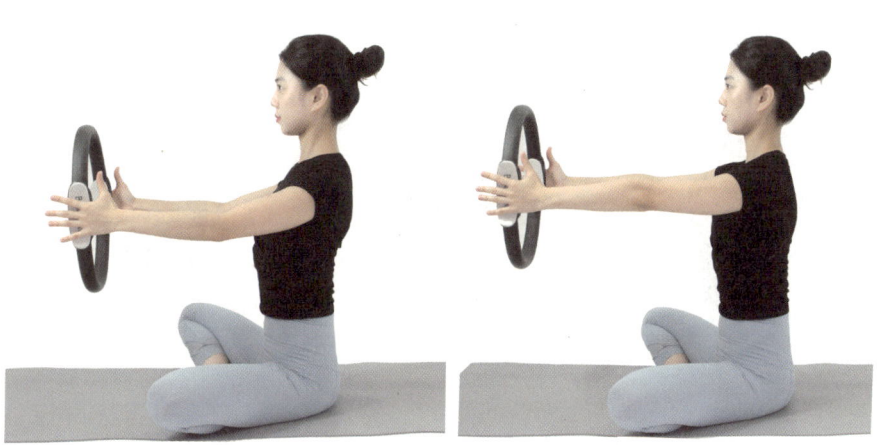

운동 목적	견갑골의 움직임을 인지하고 어깨의 안정화 목적이다.
시작 자세	매트에 양반다리 자세로 척추를 길게 세워 앉고 양손으로 서클링을 잡아 팔꿈치를 펴준다.
동작 설명	호흡을 마시고 내쉬는 호흡에 견갑골을 등뒤로 조여 후인(retraction)상태를 만들어 주며, 마시며 팔을 앞으로 길게 뽑아내며 견갑골의 사이를 멀리 보내어 견갑의 전인(protraction)을 만들어 준다.
Tip	팔꿈치를 구부리지 않고 펴져 있는 상태를 유지하고 어깨가 올라가지 않게 주의하며 목이 앞으로 빠지지 않고 키가 커지는 느낌을 유지해야 하며 어깨 관절에 통증이 있는 고객은 주의한다.

Spine Twist

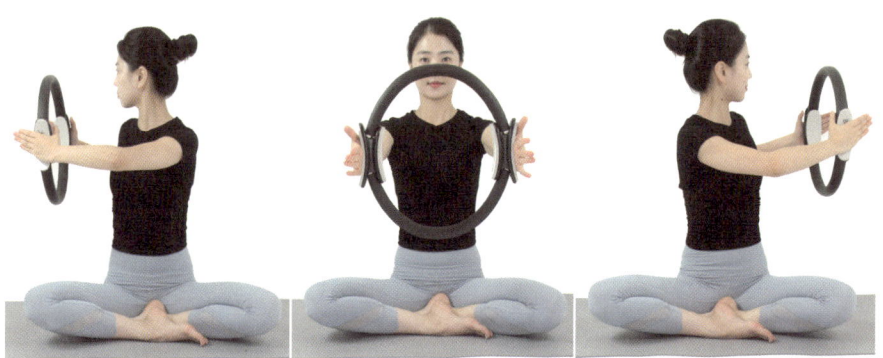

운동 목적	견갑골의 안정화 및 척추의 회전 움직임을 통한 복부코어를 활성화 목적이다.
시작 자세	매트에 양반다리 자세로 척추를 길게 세워 앉고 양손으로 서클링을 잡아 팔꿈치를 펴고 견갑의 안정화를 유지한다.
동작 설명	마시는 호흡에 견갑골을 안정시키며 양손으로 서클링을 눌러주고, 내쉬는 호흡에 한쪽으로 흉추를 회전하고, 마시며 제자리로 돌아오며 반대쪽도 동일하게 진행한다.
Tip	어깨가 올라가지 않게 견갑골의 안정을 유지하며 동작을 진행하고, 척추를 길게 세워 키가 더 커지는 느낌을 유지한다. 복부의 수축을 유지하며 어깨 통증, 척추 질환이 있는 고객은 주의한다.

Arm Press Spine Twist with Ankle Dorsiflexion

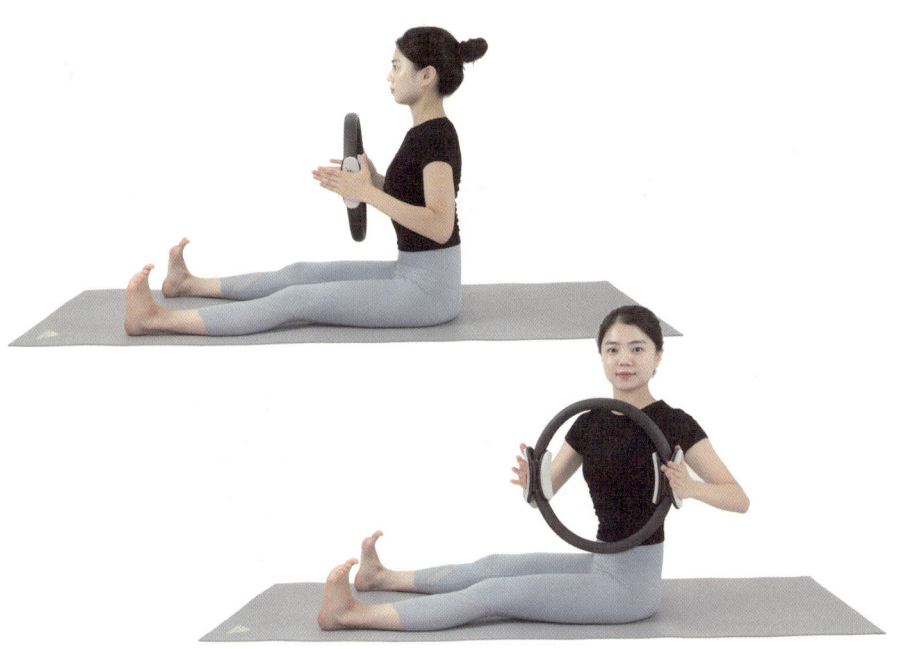

운동 목적	발목과 견갑골의 안정화 및 척추의 회전 움직임을 통한 복부코어를 활성화 목적이다.
시작 자세	두 다리를 매트 너비 만큼 넓게 벌려 뻗어 놓고 척추를 길게 세워 두 손으로 서클링을 잡아 팔꿈치를 접어서 견갑을 안정시켜 놓는다.
동작 설명	마시면서 척추를 길게 세워 서클링을 살짝 눌러내고 내쉬면서 복부를 수축하는 동시에 흉추를 한쪽으로 회전하고 마시며 제자리로 돌아오며 반대쪽도 동일하게 진행한다.
Tip	다리를 편 상태에서 척추가 바르게 세워지지 않으면 무릎을 살짝 접어내고, 척추 골반의 중립을 유지하며 복부의 수축과 견갑의 안정을 유지하며 요추에서의 회전이 일어나지 않게 주의한다.

Arm Push Press Spine Twist with Ankle Dorsiflexion

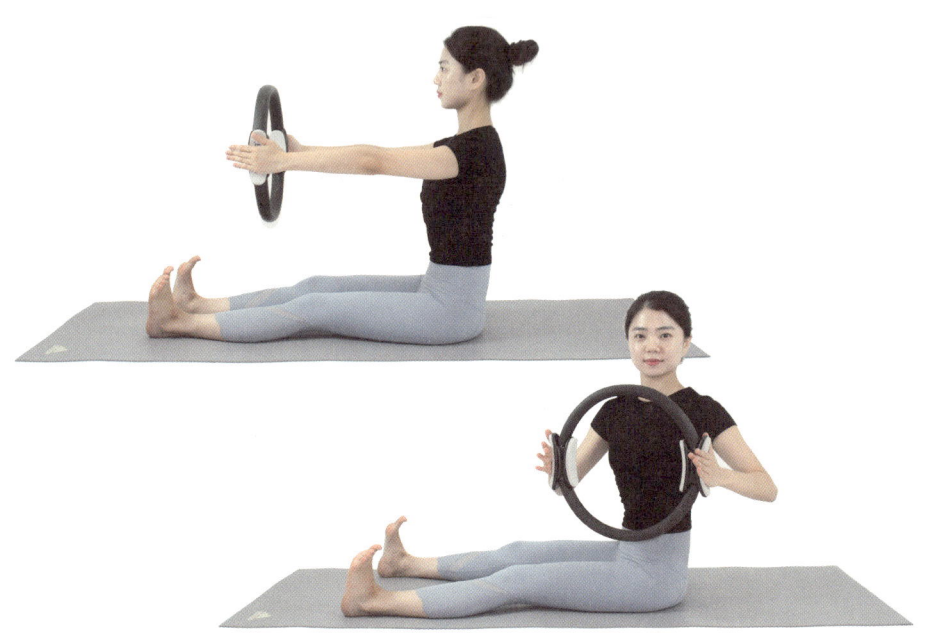

운동 목적	발목과 견갑골의 안정화 및 척추의 회전 움직임을 통한 복부 코어를 활성화 목적이다.
시작 자세	몸 앞에서 다리를 뻗은 채로 앉고 발목을 잡아당긴 상태에서 두 손은 서클링을 잡고 앞으로 뻗어 어깨 높이에서 견갑골의 안정화를 유지한다.
동작 설명	호흡을 내쉬며 링을 잡을 손과 상체는 한쪽으로 가능한 멀리 회전하며 회전이 끝날 때 2회 동안 호흡을 내쉬고 호흡을 마시며 시작 자세로 돌아오고 링을 모아주는 힘은 유지하며 발끝은 당겨서 허벅지 안쪽까지 힘을 주고 견갑골은 안정화 하고, 반대쪽도 동일하게 진행한다.
Tip	서클링을 과도하게 모으지 않으며 견갑골을 안정시키며 상체 회전 시 팔은 상체와 같은 위치에 두고 척추의 중심 축으로 회전하며 측면으로 기울여지지 않도록 한 상태에서 척추는 곧게 뻗어 유지한다.

Spine Twist with Legs Crossed

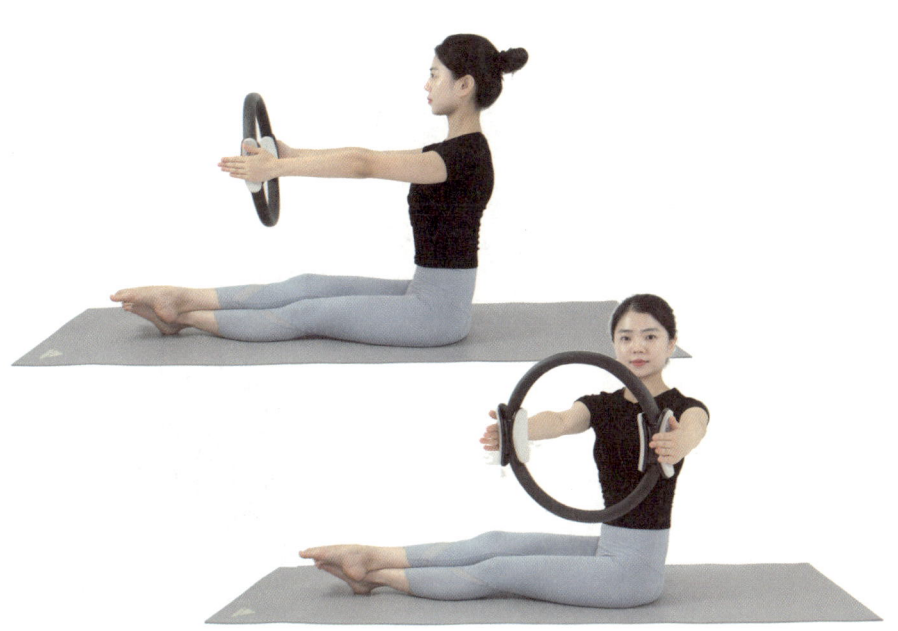

운동 목적	척추를 강화하고 길게 뻗어주며 견갑골의 안정성과 복사근을 강화 목적이다.
시작 자세	몸 앞에서 다리를 뻗은 채로 앉고, 오른쪽 다리를 왼다리 위로 포개 두고, 두 손은 서클링을 잡고 앞으로 뻗어 어깨 높이에서 견갑골의 안정화를 유지한다.
동작 설명	호흡을 내쉬며 링을 잡을 손과 상체는 오른쪽으로 가능한 멀리 회전하며 회전이 끝날 때 2회 동안 호흡을 내쉬고 호흡을 마시며 시작 자세로 돌아오고 링을 모아주는 힘은 유지하며 발끝을 뻗어주고, 허벅지 안쪽까지 힘을 주고 견갑골은 안정화 하고, 반대쪽도 동일하게 진행한다.
Tip	서클링을 과도하게 모으지 않으며 견갑골을 안정시키며 상체 회전 시 팔은 상체와 같은 위치에 두고 척추의 중심 축으로 회전하며 측면으로 기울여지지 않도록 한 상태에서 척추는 곧게 뻗어 유지한다.

Arm Press Spine Diagonal Twist with Ankle Dorsiflexion

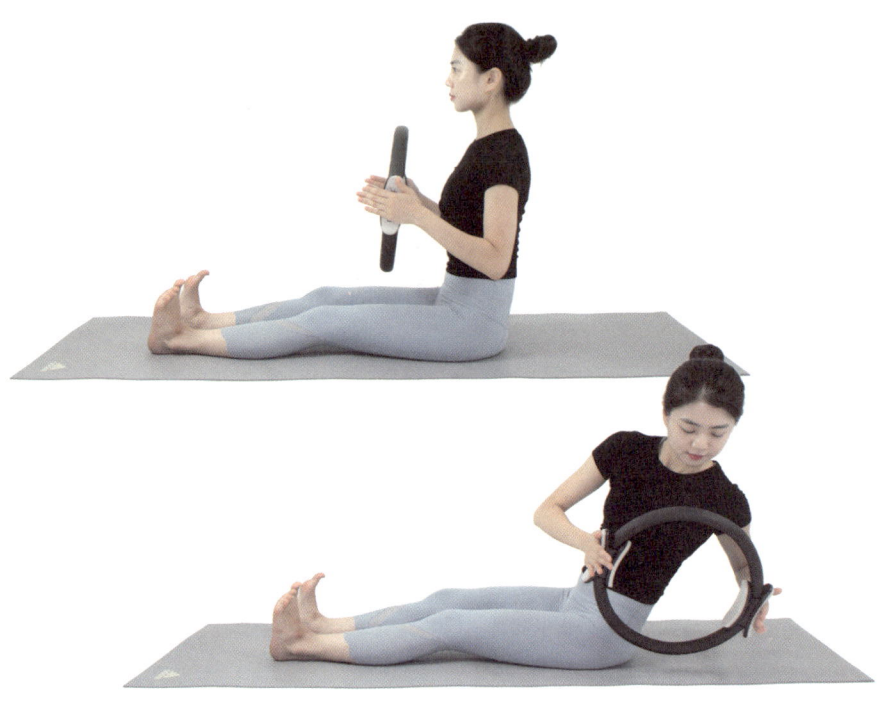

운동 목적	견갑의 안정화와 복사근 및 복부 코어 강화 목적이다.
시작 자세	두 다리를 매트 너비 만큼 넓게 벌려 뻗어 놓고 척추를 길게 세워 두 손으로 서클링을 잡아 팔꿈치를 접어서 견갑을 안정시켜 놓는다.
동작 설명	마시면서 서클링을 살짝 눌러내고 견갑을 안정화 하며 내쉬면서 흉추를 회전하는 동시에 한쪽 방향으로 외측굴곡하여 넘어가고, 호흡을 마시면서 시작 자세로 돌아와 반대쪽도 동일하게 진행한다.
Tip	엉덩이가 뜨지 않게 바닥에 누르며, 척추의 중립이 잡히지 않을 시 무릎을 살짝 접고 견갑의 안정화를 유지한 상태에서 복부의 수축을 유지하고 시선이 같이 따라간다.

Arm Press

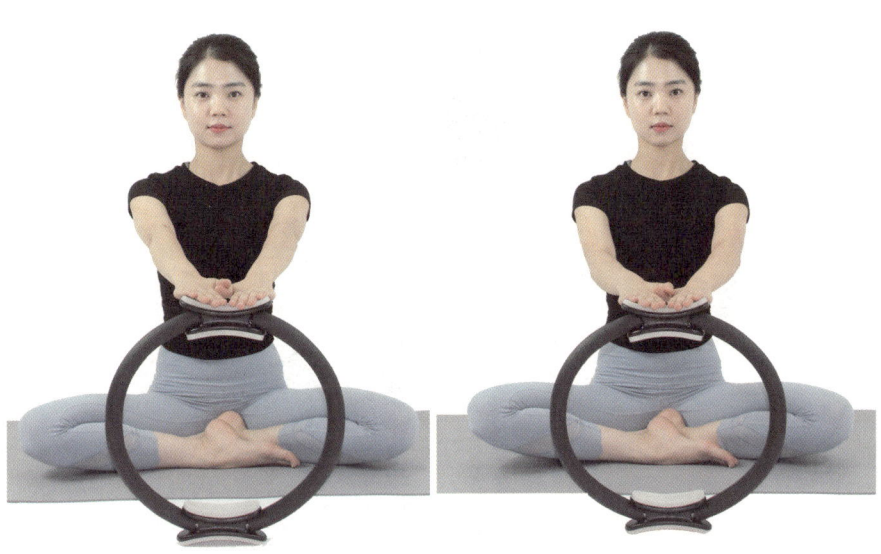

운동 목적	견갑의 안정화와 코어 근육을 활성화 목적이다.

시작 자세	엉덩이 좌골에 무게를 싣고 척추를 길게 세워 양반다리 자세로 앉아, 서클링을 바닥에 세워서 양손을 얹혀 놓는다.

동작 설명	마시는 호흡에 양손을 서클링에 얹혀 놓고 어깨에 힘이 들어가지 않게 견갑의 중립을 유지하며 내쉬는 호흡에 양손으로 서클링을 누르며 척추를 더 길게 뽑는다.

Tip	승모근에 힘이 들어가지 않게 겨드랑이를 조이며 어깨를 끌어내리는 힘을 유지하고, 척추의 중립이 무너지지 않게 복부 힘을 유지하고 키가 커지는 느낌을 갖고, 어깨 관절에 통증이 있는 고객은 주의한다.

Arm Press Roll

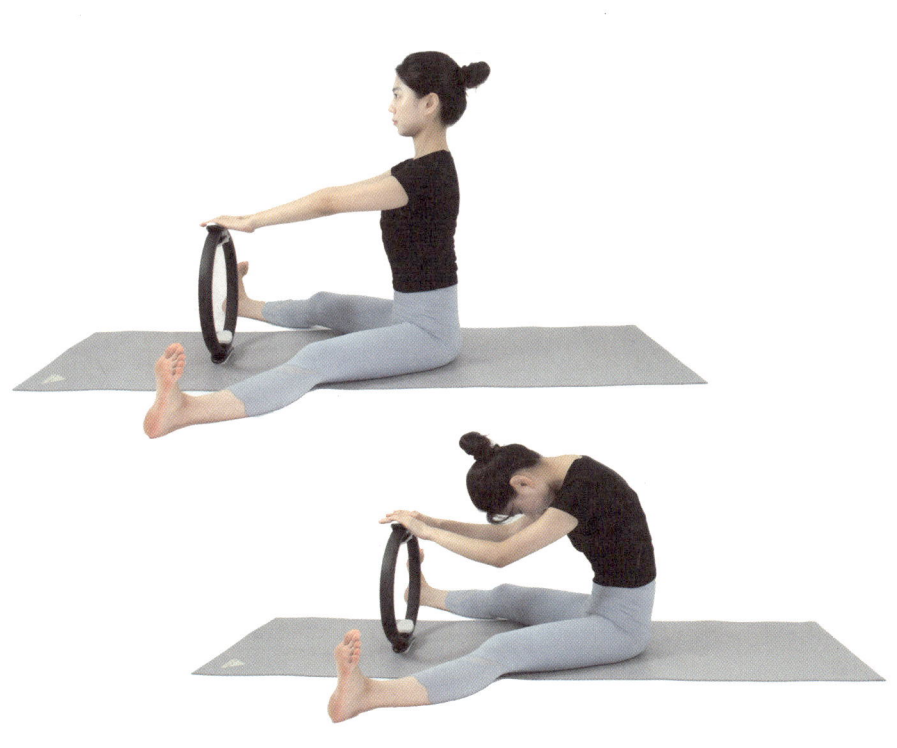

운동 목적	견갑의 안정화 근육을 활성화 시키고 호흡을 통해 복부의 힘을 증가 목적이다.
시작 자세	매트에 두 다리를 뻗고 척추를 길게 세워 엉덩이 좌골뼈에 무게를 싣고 앉아 다리 사이를 매트 넓이로 벌려 서클링을 세워서 양손을 포개어 얹혀 놓는다.
동작 설명	마시는 호흡에 견갑을 안정화 시켜 어깨를 끌어 내리고 내쉬는 호흡에 경추부터 굴곡시켜 척추의 C라인을 만들어 복부의 힘으로 서클링을 자연스럽게 눌러야 하며 마시는 호흡에 힘을 잠깐 풀었다가 내쉬며 반복한다.
Tip	견갑의 안정화를 유지하며 동작을 진행하며 어깨가 말리거나 올라가지 않도록 주의하고 호흡과 함께 복부의 힘을 유지한다.

Mermaid

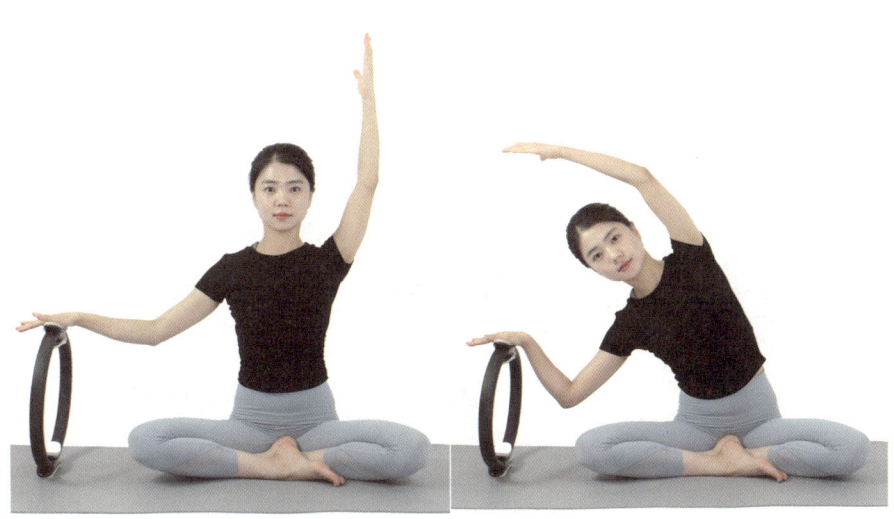

운동 목적	견갑의 안정화 및 척추의 측면 움직임을 통해 유연성을 강화 목적이다.
시작 자세	두 다리는 양반다리를 하고 척추를 길게 세워 앉아 한 손에는 서클링을 놓고 반대쪽 손은 천장을 향해 길게 뻗어준다.
동작 설명	마시면서 척추를 길게 세워 서클링을 살짝 눌러내며 견갑을 안정 시켜 놓고 내쉬면서 서클링 방향으로 몸통을 한쪽 방향으로 외측굴곡 한다. 마시면서 시작 자세로 돌아와 반대쪽도 동일하게 진행한다.
Tip	몸통이 앞 뒤로 기울지 않게 척추의 축을 유지하며 엉덩이가 뜨지 않게 양쪽을 동일하게 눌러 놓고 서클링을 살짝 눌러내어 견갑을 안정 시켜 놓은 상태에서 복부의 수축을 유지하며 목, 어깨 통증, 척추 질환이 있는 고객은 주의한다.

Over Head Circle Rotation

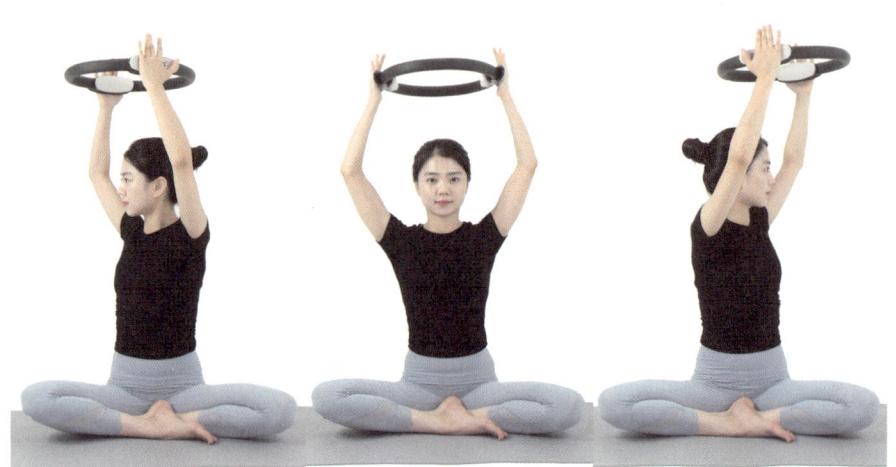

운동 목적	견갑의 안정화를 유지한 상태에서 척추의 회전력을 증가시켜 복사근을 강화 목적이다.
시작 자세	엉덩이 좌골에 무게를 싣고 척추를 길게 세워 양반다리 자세로 앉고 양 손에 서클링을 잡고 두 팔을 천장 위로 뻗어준다.
동작 설명	마시는 호흡에 어깨를 끌어내려 견갑의 안정화를 유지하고 내쉬는 호흡에 골반과 요추는 고정한 상태로 흉추를 한쪽으로 회전하며 마시는 호흡에 정면으로 돌아와 반대쪽도 동일하게 진행한다.
Tip	어깨가 올라가지 않게 견갑 안정화에 집중한다. 척추가 앞뒤로 기울지 않게 길게 뽑는 느낌을 유지하고 골반이 움직이지 않고 흉추의 회전만 일어나게 한다.

Over Head Diagonal Press with Forward

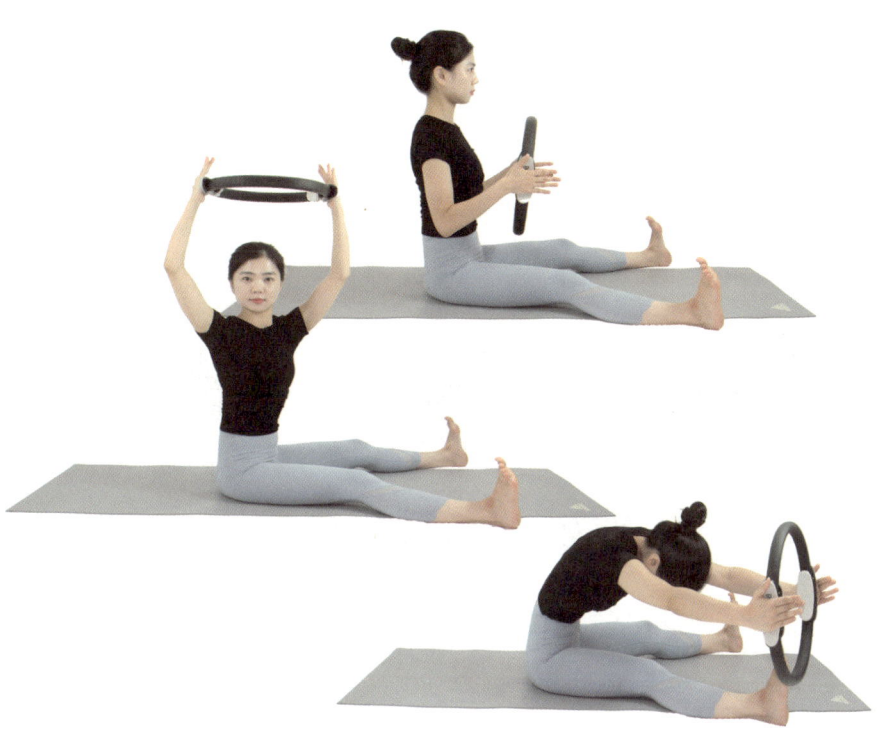

운동 목적	견갑의 안정화 및 척추를 길게 늘려주고, 흉추의 회전 움직임을 통해 복부 코어를 강화 목적이다.
시작 자세	두 다리를 매트 너비 만큼 넓게 벌려 뻗어 놓고 척추를 길게 세워 두 손으로 서클링을 잡아 팔꿈치를 접어서 견갑을 안정시켜 놓는다.
동작 설명	마시면서 양 팔을 머리위로 길게 뻗어 견갑의 안정, 골반을 중립으로 두고 척추를 회전하며 내쉬면서 양팔이 발가락과 가까워 질 수 있게 머리부터 척추 마디마디 굴곡한다.
Tip	견갑의 안정을 유지하며 척추 축이 무너지지 않게 하며 반대쪽 엉덩이가 뜨지 않게 바닥에 눌러 내고, 호흡과 연결하여 복부를 수축하며 척추의 중립이 어려울 시 무릎을 살짝 구부리고 진행하며 목, 어깨, 허리통증이 있는 고객은 주의한다.

Over Head Circle Side Bend

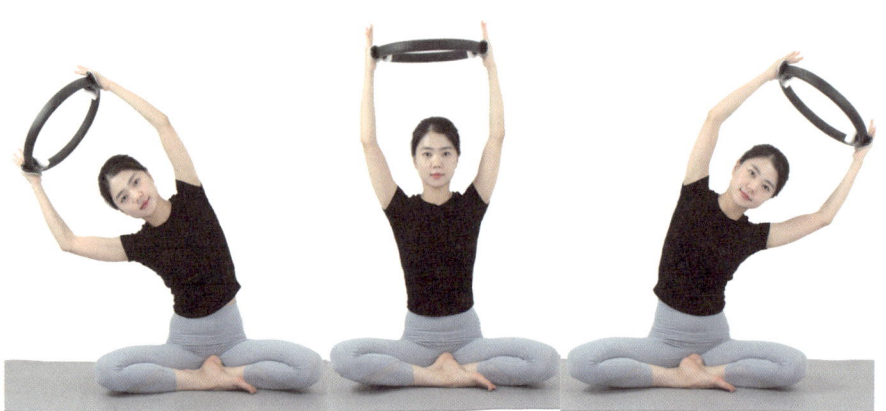

운동 목적	견갑의 안정화를 유지한 상태에서 척추의 유연성을 증가시킨다.
시작 자세	매트에 양반다리를 하고 앉은 상태에서 척추를 길게 세워 앉아 양손으로 서클링을 잡아 만세 한다.
동작 설명	마시는 호흡에 어깨가 올라가지 않게 견갑을 끌어내려 안정화를 유지하고 내쉬는 호흡에 척추를 길게 뽑아 측굴 하여 옆구리를 길게 늘려주며 마시며 제자리로 돌아오고 내쉬며 반대쪽도 진행한다.
Tip	양쪽 엉덩이에 무게를 균등하게 싣고 척추를 길게 뽑는다 상상하며 진행한다. 복부의 수축을 유지하고 몸통이 앞이나 뒤로 숙여지지 않도록 하며 경추만 과하게 외측굴곡 되지 않게 하며, 어깨통증, 허리통증의 고객은 주의한다.

Spine Stretch with Neck Curl

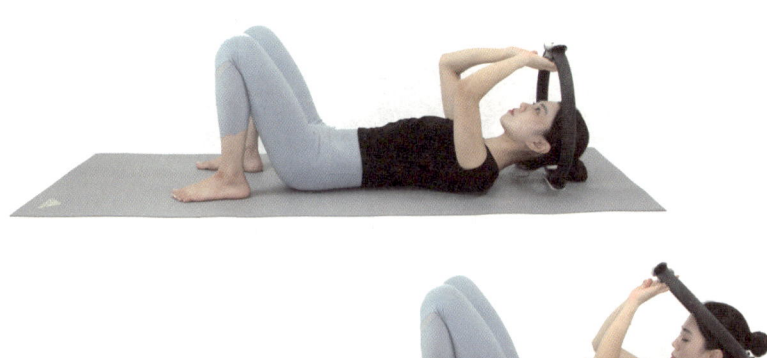

운동 목적	올바른 경추의 굴곡 인지와 파워하우스의 안정화 유지 목적이다.
시작 자세	바닥에 등을 대고 누운 상태에서 무릎을 구부리고 서클링의 손잡이 부분을 머리 뒤로 가져가 받쳐주고 반대쪽 손잡이 부분을 양 손등이 이마 쪽을 향할 수 있게 잡아준다.
동작 설명	마시는 호흡에 흉곽을 옆, 뒤로 크게 열고 내쉬는 호흡에 배를 납작하게 유지하여 코어를 활성화 시키며 턱을 몸쪽으로 살짝 당겨 배꼽을 바라보며 날개뼈가 살짝 들릴 정도로 올라온다.
Tip	동작하는 동안 꼬리뼈가 바닥에서 뜨지 않도록 골반의 중립을 유지하며 뒷목이 길어진다는 느낌으로 머리를 들어 올리며 호흡과 동작의 연결성을 느끼며 진행하고, 경추와 어깨에 과한 긴장이 들어가지 않도록 하며, 손으로 서클링을 억지로 당겨오지 않는다.

Over Head Arm Press

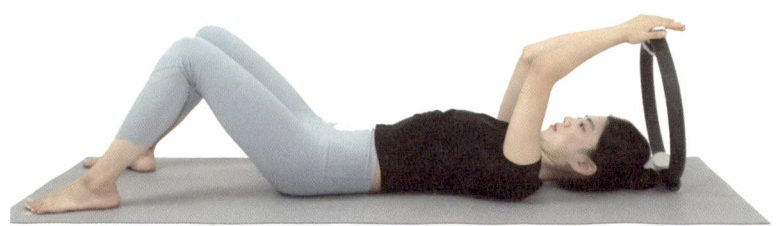

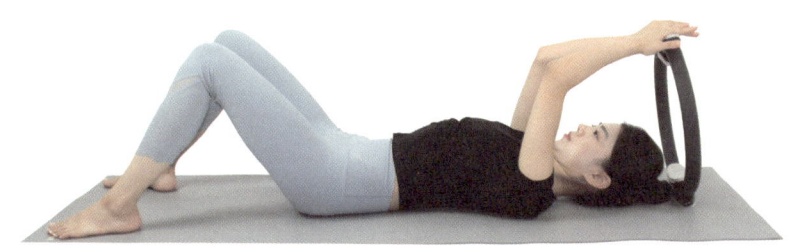

운동 목적	견갑의 안정화, 견갑골 주변 근육을 강화 목적이다.
시작 자세	바닥에 등을 대고 누워 척추 골반, 경추를 중립으로 두고 두 무릎은 산모양으로 세워 놓고 머리 위에 서클링을 세워놓고 양 팔꿈치를 접어내 손바닥을 서클링 위에 얹혀서 견갑을 안정시켜 놓는다.
동작 설명	마시면서 어깨를 내려 견갑을 안정시켜 놓고 내쉬는 호흡에 서클링을 살짝 눌러내 며 겨드랑이를 끌어내리는 힘을 준다.
Tip	턱이 들리지 않게 경추의 중립을 유지하고 어깨가 올라가지 않게 견갑을 안정시켜 놓고 척추와 골반의 중립을 유지하며 어깨 통증이 있는 고객은 주의한다.

Abdominal Curl Up with Circle

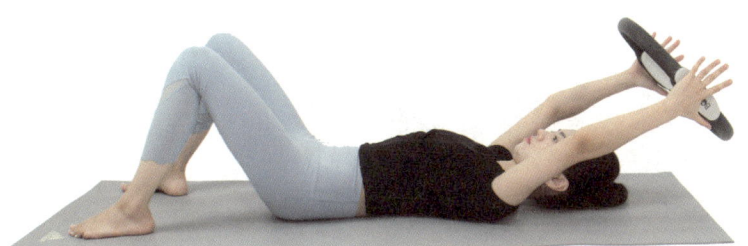

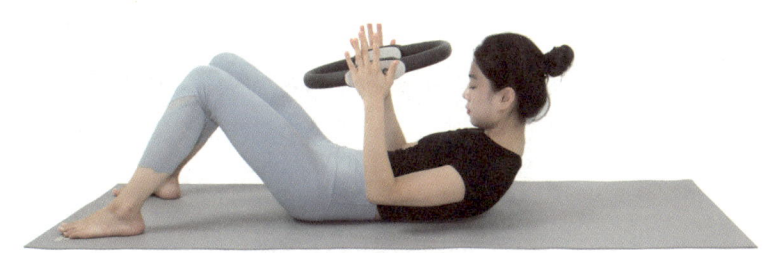

운동 목적	견갑골과 골반의 안정화와 파워하우스의 강화를 목적이다.
시작 자세	매트에 등을 대고 누워 두 다리를 골반너비 산모양으로 세워 놓고 양손으로 서클링을 잡아 머리 위로 올려 견갑을 안정 시켜 놓는다.
동작 설명	마시는 호흡에 서클링을 조여 견갑을 바닥에 붙여 안정 시켜 놓고 내쉬는 호흡에 턱 끝을 당겨 넥 컬로 가슴 높이 까지 상체를 들어 올리며 이 때 양 팔꿈치는 살짝 접어 몸쪽과 가깝게 한다.
Tip	반동이 아닌 복부의 힘으로 상체를 컬 업을 하며 어깨에 힘이 들어가지 않게 견갑의 안정화를 유지하고 골반의 중립을 유지하며 허리 통증 고객은 주의한다.

Abdominal Curls with Abdominal Curls and Straight Arms

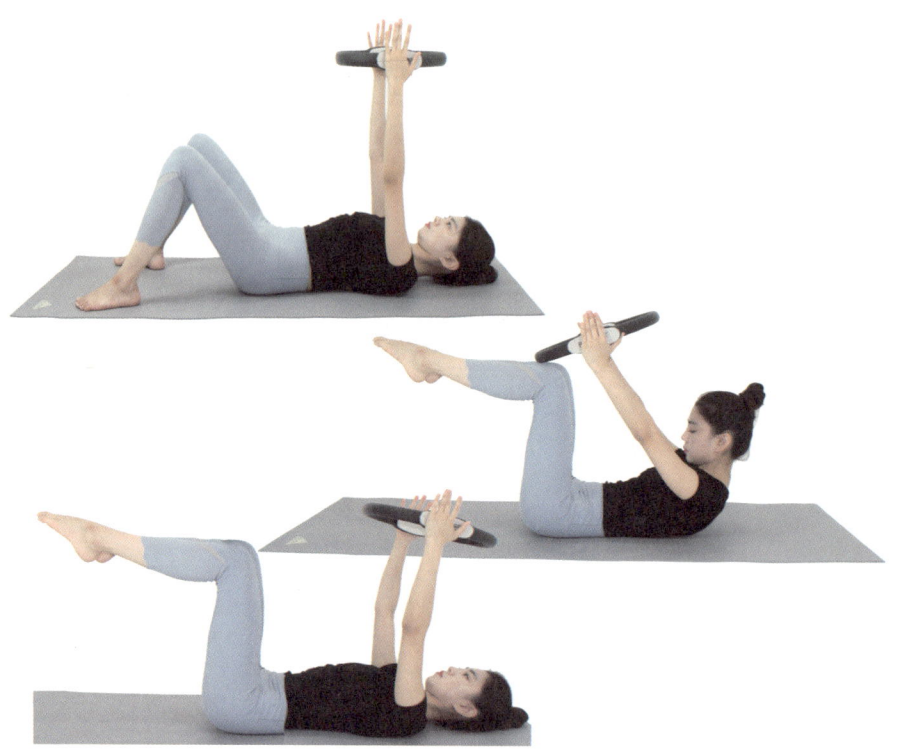

운동 목적	복부 힘으로 하체의 균형을 유지하며 견갑골의 안정성에 대한 인지력 향상 목적이다.
시작 자세	바닥에 누워서 두 다리는 무릎을 접어 테이블 자세로 서클링을 잡은 양손은 위로 뻗어 견갑골은 안정화 하고 척추와 골반은 중립을 유지한다.
동작 설명	호흡을 마시며 복부힘으로 서클링을 모아주고 내쉬는 숨에 상체를 말아 올리고 시선은 복부를 바라보며 양손은 서클링을 모으며 무릎 가까이 밀어주며 마시는 숨에 상체는 제자리로 돌아온다.
Tip	시선은 복부에 유지하며 천장을 바라보지 않고 꼬리뼈를 매트 위에 내려 놓고 골반을 후방으로 기울게 하며 팔꿈치는 살짝 굽혀 팔이 완전히 펴지지 않도록 한 상태에서 상체가 위로 올라갈 때 견갑골은 안정화 해주며 목, 어깨 통증, 요통이 있는 고객은 주의한다.

Single Leg Stretch with Circle

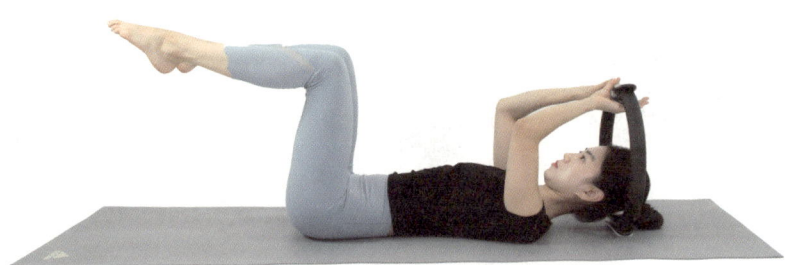

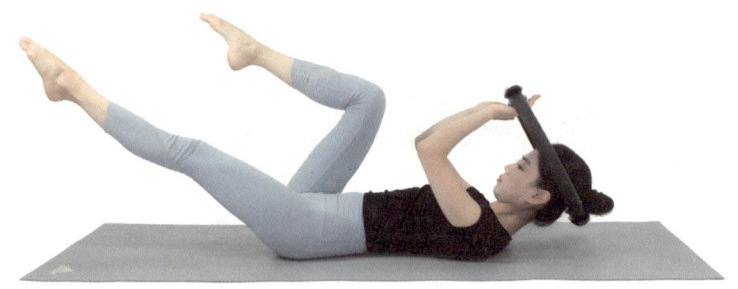

운동 목적	복부 코어 지구력을 기르는 동시에 팔, 다리의 움직임에 대한 인지력을 향상 목적이다.
시작 자세	매트에 등을 대고 누워 서클링을 머리 뒤에 받쳐주고 고개를 숙인 자세를 만들고 동시에 두 다리는 들어서 테이블 탑 자세를 만들어 준다.
동작 설명	마시는 호흡에 견갑을 안정시켜 놓고 내쉬는 호흡에 머리를 들어 올리며 한 다리를 사선으로 뻗고 반대쪽 다리는 가슴쪽으로 당기고 마시며 돌아오고 내쉬는 호흡에 다리를 교차해서 반대쪽 다리를 사선으로 뻗어준다.
Tip	몸통이 흔들리지 않게 하고, 목과 어깨의 긴장이 들어가지 않게 서클링을 뒷통수로 살짝 밀어내는 힘을 유지하며 다리의 센터라인을 유지하도록 해야 하며 경추가 약하거나 어깨에 긴장이 많이 들어가는 고객은 머리 밑에 베개를 받치거나 머리를 내려놓고 낮은 단계부터 진행한다.

Single Leg Oblique Stretch with Circle

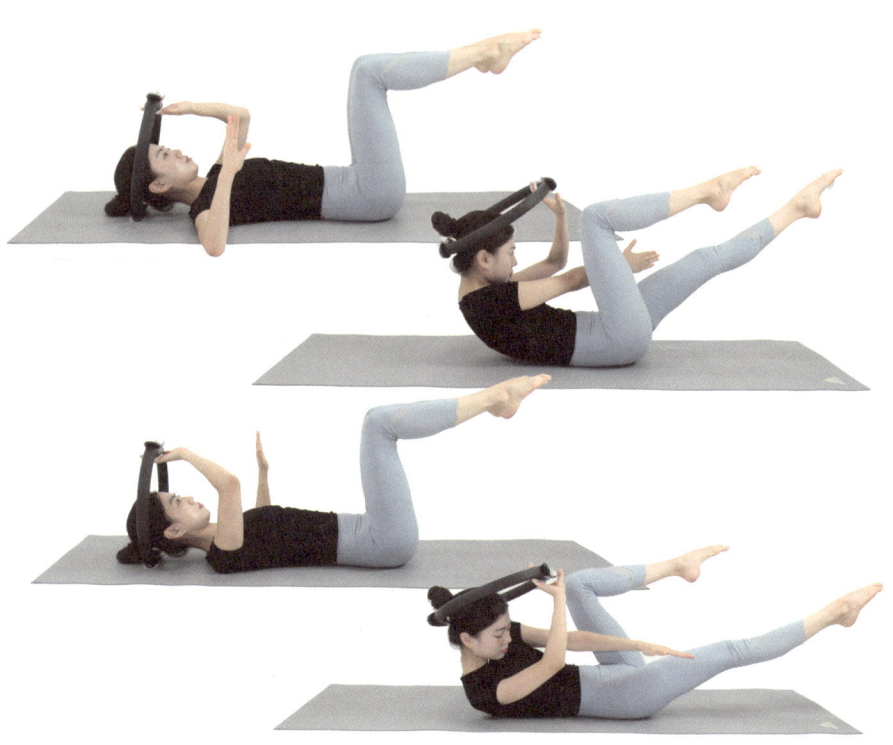

운동 목적	복부 코어 지구력을 기르는 동시에 팔, 다리의 움직임에 대한 인지력을 향상 목적이다.
시작 자세	매트에 등을 대고 누워 서클링을 뒤통수에 받쳐주고 고개를 숙인 자세를 만들고 동시에 두 다리는 들어서 테이블 탑 자세를 만들어 준다.
동작 설명	한 손으로는 서클링을 잡고 한 손은 빼서 손끝이 하늘 방향으로 갈 수 있게 팔꿈치를 접어 준비하고 내쉬는 호흡에 들고 있는 손의 반대쪽 다리를 사선으로 길게 뻗어주면 상체를 틀어 손끝을 뻗은 다리 방향으로 뻗어주며 마시는 호흡에 제자리로 돌아오고 내쉬는 호흡에 손과 다리를 바꿔 반대쪽 방향으로 뻗어준다.
Tip	몸통이 흔들리지 않게 코어의 안정을 유지하고 상체를 트위스트 할 때 골반이 흔들리지 않게 고정하며 복부를 수축하며 상체를 틀어주며 목과 등에 통증이 있는 고객은 주의한다.

Scissors with Push Circle

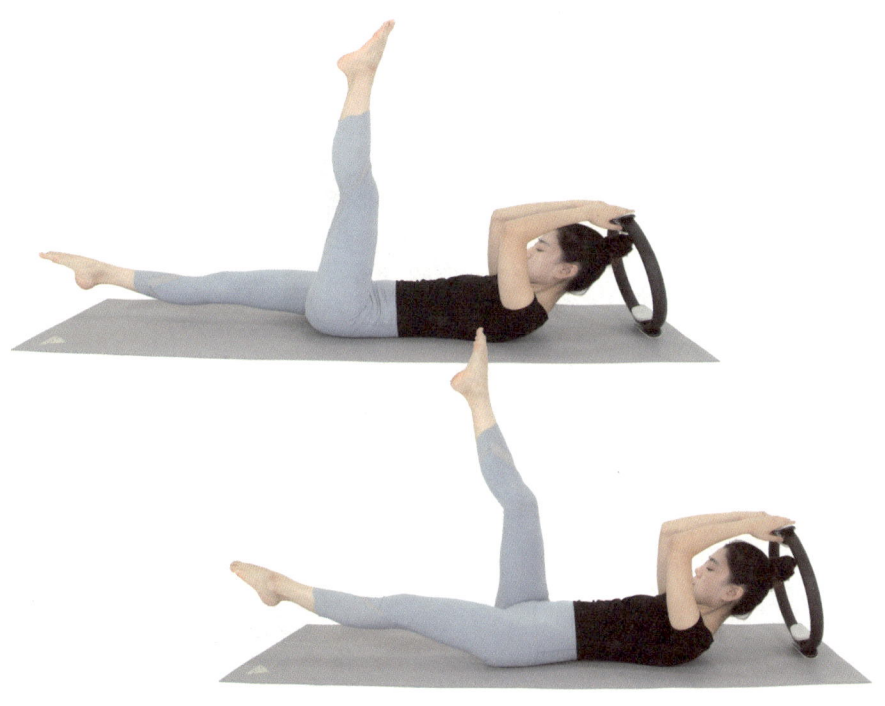

운동 목적	복부 코어 지구력을 기르는 동시에 상체의 안정성, 다리의 유연성을 향상 목적이다.
시작 자세	매트에 등을 대고 누워 정수리 쪽 바닥에 서클링을 세워 두고 팔꿈치를 접어 양손바닥을 서클링에 얹혀 놓는다 두 다리는 천장으로 길게 뻗어 놓는다.
동작 설명	내쉬는 호흡에 손바닥으로 서클링을 지그시 눌러 견갑을 안정시켜 놓고 한 다리를 사선으로 길게 뻗어 내리고 마시며 돌아오고 내쉬며 반대쪽 다리를 뻗어주고, 다리를 교차하며 반복해서 실시 한다.
Tip	복부의 안정성을 유지한다. 견갑의 안정을 유지하며 서클링을 눌러주고 다리를 길게 뻗어 내릴 때 허리가 과도하게 뜨지 않게 주의하며 센터라인을 유지한 상태에서 실시 하고 숙련자는 고개를 숙이고 동작을 진행하며 목과 어깨가 과하게 긴장하지 않게 주의하고 다리의 유연성이 떨어지는 고객은 테이블 탑 자세로 진행한다.

Single Leg Stretch with Forward

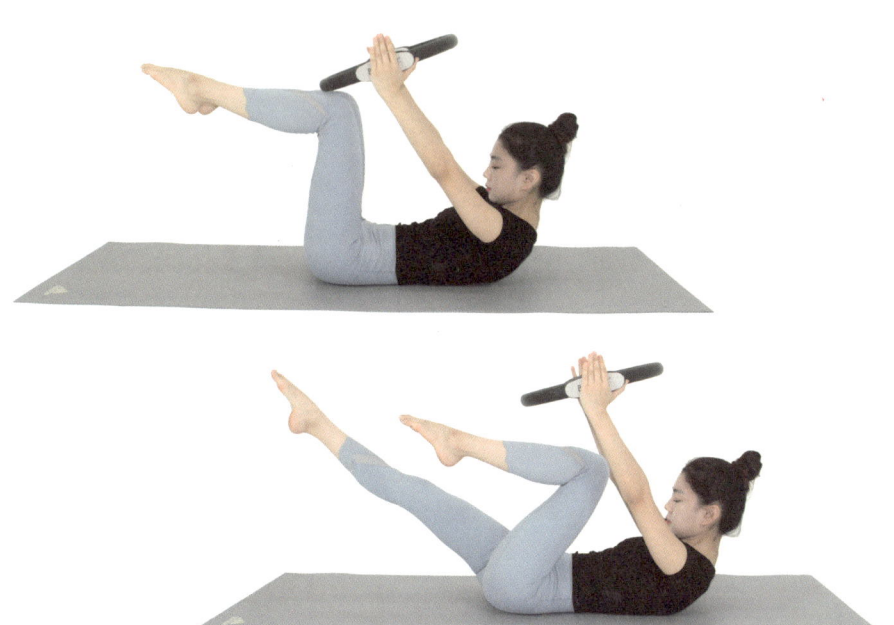

운동 목적	엉덩이 굴곡근에 부하를 증가시키고 움직임과 호흡의 협응력 향상 목적이다.
시작 자세	바닥에 누워서 두 다리는 무릎을 접어 테이블자세로 서클링은 잡은 양손은 위로 뻗어 견갑골은 안정화 척추와 골반은 중립을 유지하고 마시는 숨에 복부의 힘으로 서클링을 모아주며 내쉬는 숨에 상체를 말아 올리고 시선은 복부를 바라보며 양손은 서클링을 모아주는 힘을 유지하며 무릎 가까이 밀어낸다.
동작 설명	마시는 호흡에 견갑을 안정시켜 놓고 내쉬는 호흡에 한 다리를 사선으로 뻗고 반대쪽 다리는 가슴쪽으로 당기고 마시며 돌아오고 내쉬는 호흡에 다리를 교차해서 반대쪽 다리를 사선으로 뻗어준다.
Tip	골반의 중립을 유지하며 어깨가 골반쪽으로 움직이지 않도록 복부의 힘을 유지하고 무릎을 접어 당겨올 때 무릎 굴곡이 70~90도 사이를 유지하며 시선은 복부를 바라보며 귀와 어깨는 멀어지게 둔다.

Double Leg Stretch with Full Double Leg Stretch

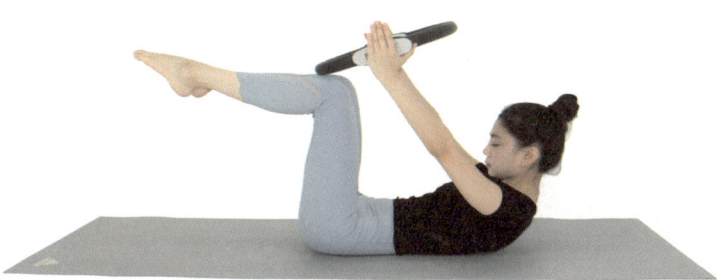

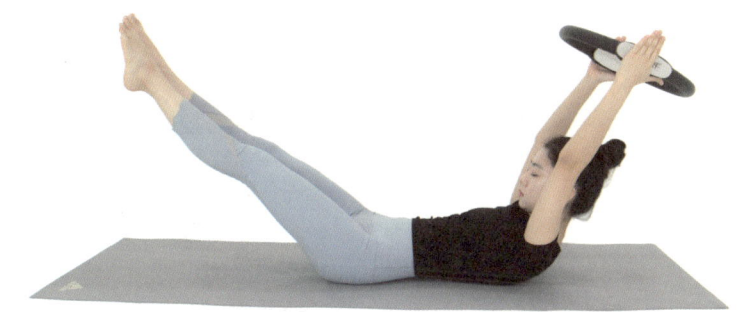

운동 목적	어깨와 복부 안정성과 상하체의 움직임을 통한 협응력 향상 목적이다.
시작 자세	바닥에 누워 머리, 목, 어깨를 매트에서 올리고, 복부를 참여, 다리를 접어 서클링을 잡은 손과 상체는 무릎과 가까이에 둔다.
동작 설명	서클링을 가볍게 누르며 복부, 팔과 다리를 모두 멀리 확장 다리가 사선으로 되어 등은 아치가 되지 않고 흉곽을 닫고 상체는 뒤로 떨어지지 않고 팔을 뻗어주고 숨을 내쉬며 링은 모으는 힘을 유지하며 두 무릎은 가슴쪽으로 당겨올 때 테이블 탑 포즈로 시선은 복부를 바라본다.
Tip	팔과 다리를 뻗을 때 요추는 아치가 되지않도록 주의하고 상체가 올라갈 때 견갑골은 안정화 시켜주며 팔을 뻗었을 때 상체가 내려가지않도록 하며 흉곽을 닫아준다.

Scissors with Forward Arms Extended

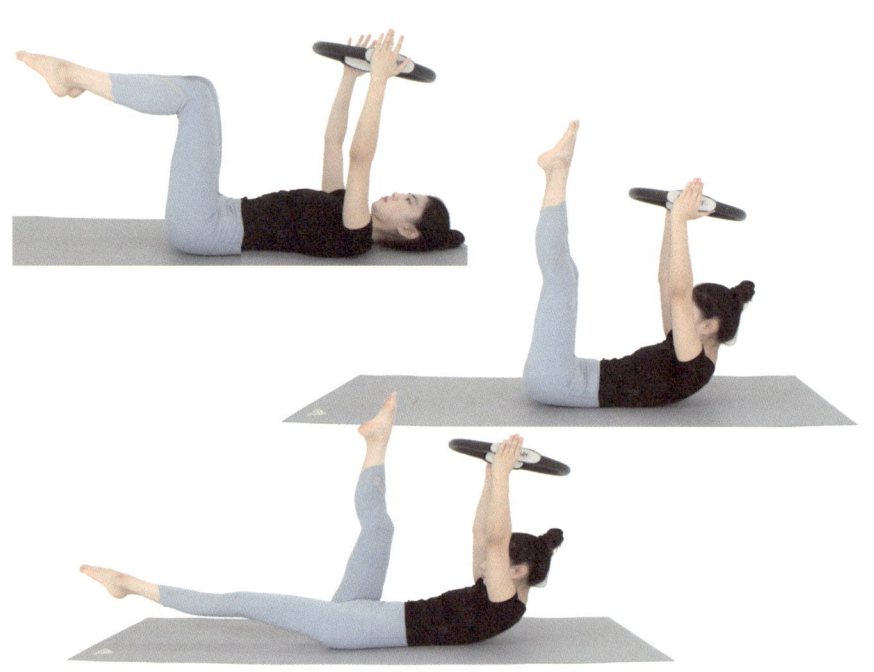

운동 목적	어깨 및 복부와 코어의 안정성 향상과 하지의 움직임을 통한 긴장 개선 목적이다.
시작 자세	바닥에 누워서 두 다리는 무릎을 접어 테이블 탑 자세로 서클링은 잡은 양손은 위로 뻗어 견갑골은 안정화 척추와 골반은 중립을 유지한다.
동작 설명	마시는 숨에 두 다리는 천장으로 뻗어주고 내쉬는 숨에 양손은 서클링을 모으고 복부를 수축하여 상체를 말아 올리고, 호흡을 마시고 내쉬는 숨에 한쪽 다리만 바닥으로 낮추고 마시며 반대쪽 다리는 제자리에 내쉬며 한쪽 다리를 바닥으로 낮추고 마시며 제자리로 돌아올 때 복부는 수축 상태를 유지한다.
Tip	목과 어깨는 편안하게 하며 서클링은 잡은 양손과 상체는 움직이지 않도록 하고 골반의 중립과 균형을 유지하며 다리를 뻗어주며 가능한 복부에 운동의 모든 힘을 집중 해야 하는데 햄스트링의 유연성이 필요한 동작이다.

Single Leg Stretch with The Twist

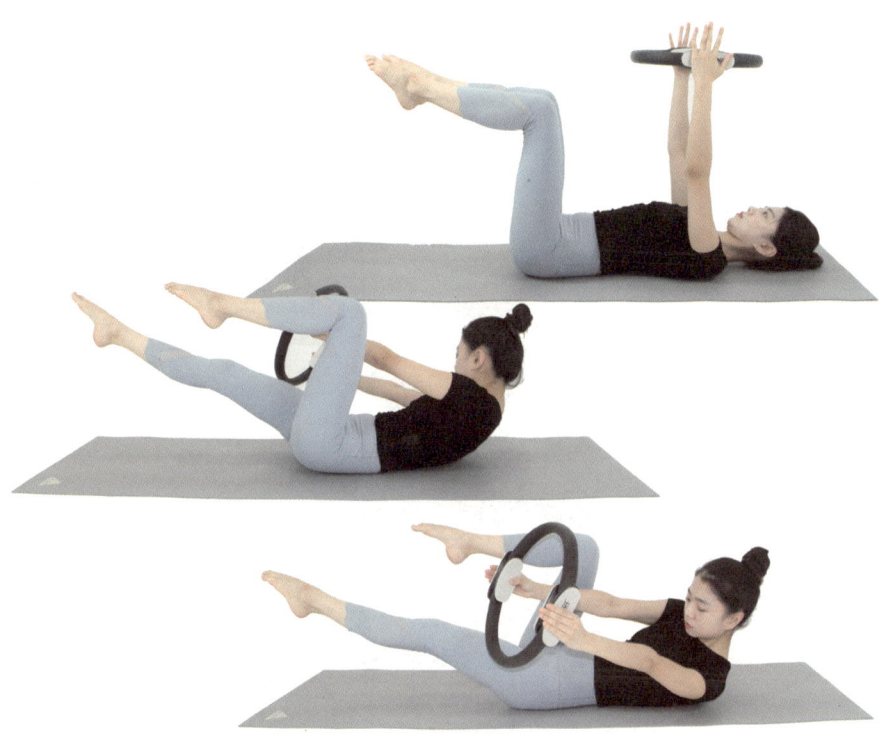

운동 목적	상체와 하체를 동시에 움직여 협응력과 복사근 및 코어를 강화 목적이다.
시작 자세	바닥에 누워서 두 다리는 무릎을 접어 테이블자세로 서클링은 잡은 양손은 위로 뻗어 견갑골은 안정화 척추와 골반은 중립을 유지한다.
동작 설명	호흡을 마시며 서클링을 모아주며 상체를 들어올리고 한쪽 다리는 사선으로 뻗어주고 호흡을 내쉬며 한쪽 견갑골을 올려 상체를 오른쪽으로 회전시킬 때 복부의 수축은 유지하며 흉곽은 조여주며 마시며 중앙으로 돌아와 호흡을 내쉬며 반대쪽으로 동작을 반복하며 동작을 반복할 때 서클링은 계속 모으는 힘을 유지한다.
Tip	복부힘으로 동작을 반복하며 상부를 회전하는 동안 골반은 중립을 유지하며 다리는 엉덩이에서 멀리 뻗어 주고 테이블 탑 자세로 돌아오는 다리의 엉덩이가 들리지 않도록 하며 서클링과 함께 상체를 비틀어 줄 때 팔이 멀리 가지 않도록 해야 하며 목과 어깨는 편안하게 유지하며 동작의 움직임은 빠르지만 복부힘으로 몸통의 움직임을 조절한다.

Scissors with Twist

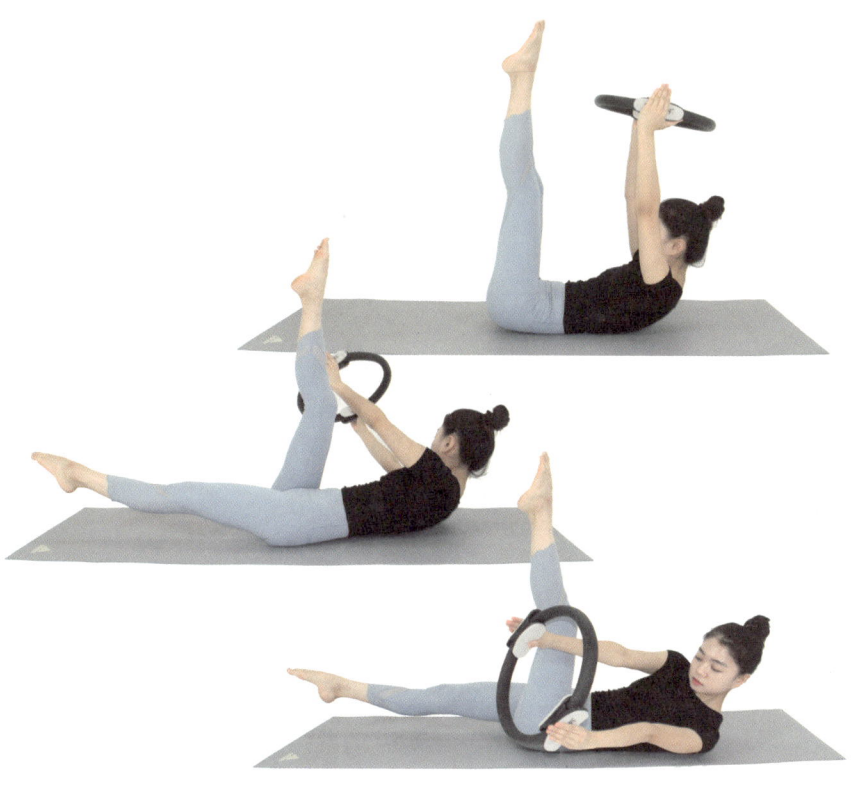

운동 목적	골반과 견갑골의 안정성과 복부 힘을 이용하여 몸을 조절 목적이다.
시작 자세	바닥에 누워 다리를 길게 뻗어올리고 두 팔은 링을 잡아 어깨와 같은 위치에 두며 상체를 들어 올렸을 때 목에 힘이 들어가지 않도록 주의한다.
동작 설명	마시는 숨에 두 다리는 천장으로 뻗어주고 내쉬는 숨에 양손은 서클링을 모으고 복부를 수축하여 상체를 말아 올리고, 호흡을 마시고 내쉬는 숨에 오른쪽 다리만 바닥으로 낮추고 마시며 오른쪽 다리는 제자리에 내쉬며 왼쪽 다리를 바닥으로 낮추고 마시며 제자리로 돌아올 때 복부는 수축상태를 유지한다.
Tip	2번의 호흡 마다 다리를 교차하며 동작이 익숙해지면 한 호흡으로 움직이고 골반의 중립을 유지하며 다리를 움직이며 꼬리뼈는 매트 위를 누르며 다리가 움직일 때 골반은 따라 움직이지 않도록 해야 하며 복부에 힘을 집중할 때 목, 어깨는 편안하게 유지하며 햄스트링의 유연성을 충분히 만들어 준다.

Double Leg Stretch

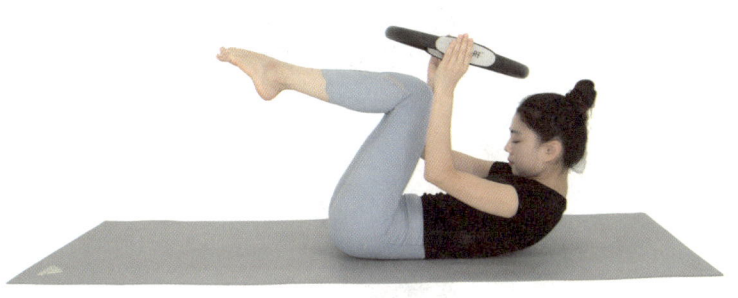

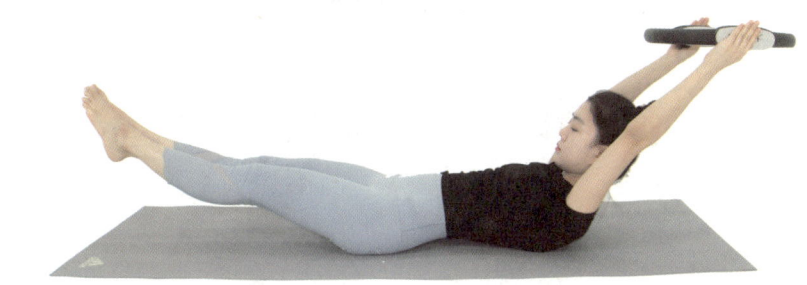

운동 목적	복부 코어 지구력을 기르는 동시에 팔, 다리 움직임에 대한 인지력 향상 목적이다.
시작 자세	매트에 등을 대고 누워 머리, 목, 어깨를 매트에서 올리고, 복부를 수축하며, 다리를 접어 서클링을 잡은 손과 상체는 무릎과 가까이에 위치한다.
동작 설명	양 손으로 서클링을 가볍게 누르고 마시는 호흡에 양 팔과 두 다리를 몸통에서 멀리 사선으로 뻗어내고 내쉬는 호흡에 복부를 쥐어짜내며 처음 자세로 돌아온다.
Tip	견갑의 안정을 유지하고 복부의 수축을 유지하고 시선은 배꼽 또는 허벅지 사이를 바라보며 몸통이 흔들리지 않게 센터라인을 유지한다.

Roll Ups Legs Straight

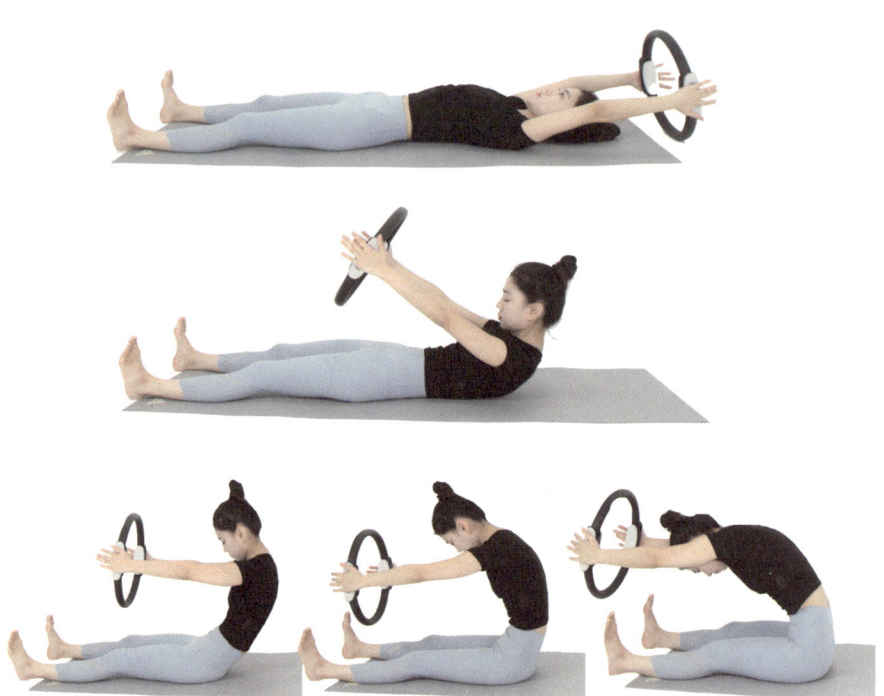

운동 목적	복부와 엉덩이 굴곡을 강화하는 동안 척추를 마사지하고 스트레칭 목적이다.
시작 자세	바닥에 누워 다리는 골반 너비로 뻗어 발목은 굽히고, 양손은 서클링을 잡고 귀 옆을 지나 머리위로 뻗어주며 복부는 수축하여 양손은 서클링을 모아준다..
동작 설명	호흡을 마시며 뻗은 팔은 어깨 위치에 두고 호흡을 내쉬면서 머리부터 굴리듯 척수를 하나의 연속으로 올라와서 호흡을 마시며 링을 잡은 두 손은 앞으로 뻗어주며 견갑골 안정화 하고, 호흡은 내쉬면서 "C"곡선을 유지하며 상체를 앞으로 뻗어준다 뒤꿈치는 바닥에 붙여주고 발끝은 몸쪽으로 당겨주며 호흡을 마시며 상체를 뒤로 밀어 골반과 같은 위치에 오면 내쉬는 숨에 바닥으로 몸을 굴리듯 내려간다.
Tip	허벅지 안쪽에 힘을 주고 동작하는동안 척추분절을 이용하여 매트에 닿도록 하고, 상체를 앞으로 스트레칭시 "C"곡선을 유지하며 서클링을 잡은 두 팔을 앞으로 뻗었을 때 견갑골은 안정화하고 머리는 흉관으로 숙이지 않는다.

Roll Up Small Pulses

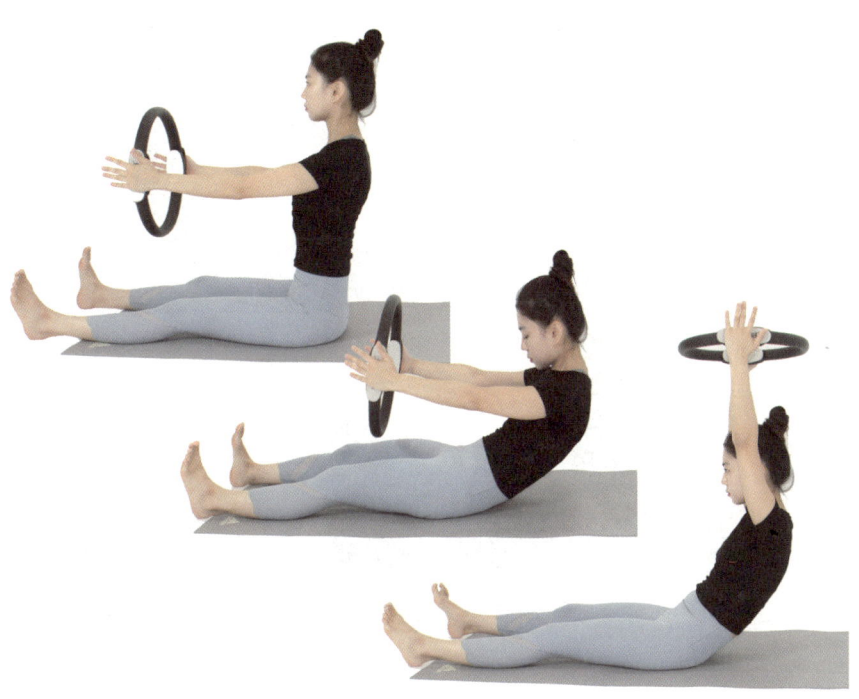

운동 목적	견갑골의 안정화 및 복부와 코어의 힘을 강화하며 척추를 분절 기능 향상이 목적이다.
시작 자세	다리를 펴고 매트 위에 앉아 척추는 키가 커지는 느낌으로 곧게 펴고 두 손은 서클링을 잡아 어깨높이에서 앞으로 뻗어 주며 두발은 굽혀서 골반 너비를 유지한다.
동작 설명	호흡을 마시며 척추를 길게 뻗고 숨을 내쉬며 양손으로 서클링을 모으고 시선은 배꼽을 바라보며 척추를 굴리듯 내려가 중간지점까지 내려갔을 때 링을 잡은 양손은 머리위로 뻗어 올리고 호흡을 마시면서 양손은 링을 모아주고 내쉬는 숨에 척추 분절을 하며 바닥으로 내려간다.
Tip	서클링을 잡은 양손을 위로 뻗어 올릴 때 어깨가 상승되지 않도록 하며 시선은 복부를 바라보며 머리와 척추의 정렬을 유지하고 목이 과도하게 숙여지지 않도록 하고 견갑골의 안정화를 유지하며 롤 업을 반복하며 상체를 들어 올라오고 내려갈 때 복부힘을 유지한다.

Roll Up Adding Rotation

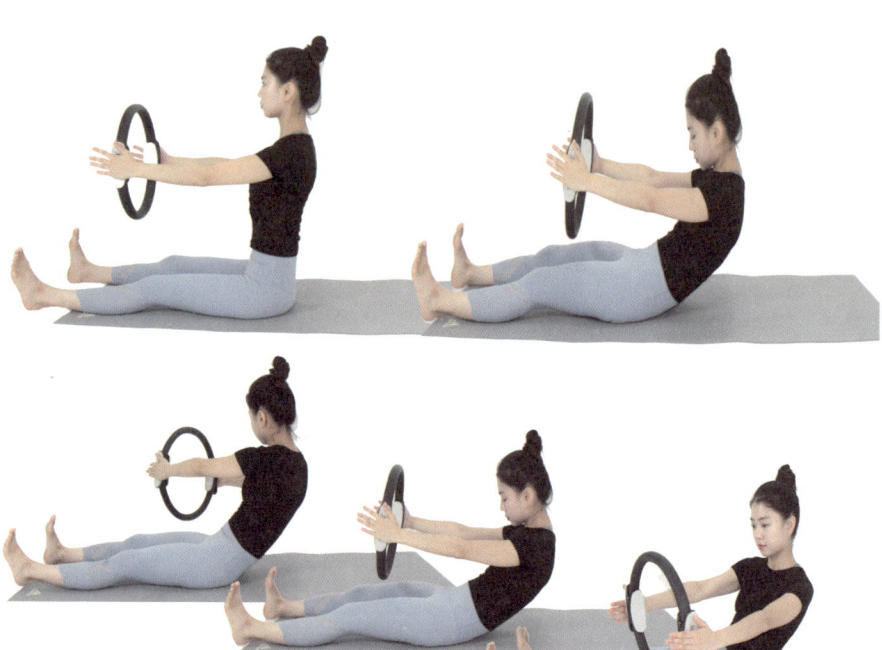

운동 목적	견갑골의 안정화 및 복사근과 코어, 척추 분절 기능 향상이 목적이다.
시작 자세	다리를 펴고 매트 위에 앉아 척추는 키가 커지는 느낌으로 곧게 펴고 두 손은 서클링을 잡아 어깨 높이에서 앞으로 뻗어 주며 두발은 굽혀서 골반 너비를 유지한다.
동작 설명	호흡을 마시며 척추는 길게하고 양손은 서클링을 모아주고 호흡을 내쉬며 시선은 복부를 바라보고 롤 백하며 마시며 척추와 어깨를 왼쪽으로 회전시키며 견갑골은 안정화 한다. 내쉬는 숨에 상체가 중앙으로 돌아오며 복부는 수축힌 상태를 유지하고 호흡을 마시며 오른쪽으로 회전하며 호흡을 내쉬며 링을 잡은 양손은 어깨 높이로 올리며 머리부터 목, 어깨, 순서로 상체를 말아올려 시작 자세로 돌아온다.
Tip	상체를 숙여 시선은 복부를 유지하고 턱이 과도하게 당겨지지 않도록 하며 상체를 회전 시 골반을 중립을 유지한 상태에서 상체를 반쯤 들어 올라오고 내려갈 때 복부 힘을 유지한다.

Knee Circle

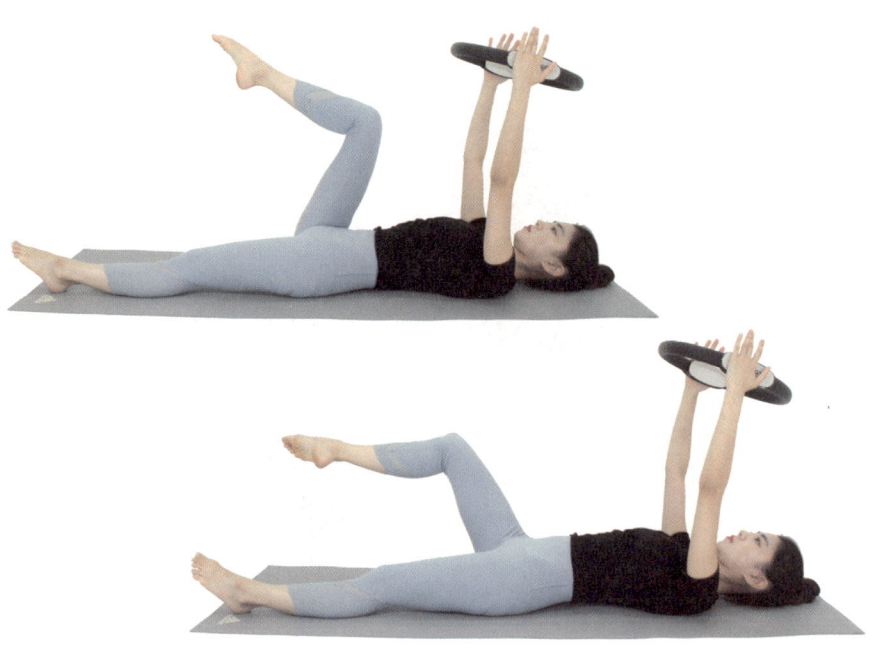

운동 목적	코어의 안정성을 유지하며 하지의 분리된 움직임 인지 능력 향상 목적이다.
시작 자세	매트에 등을 대고 누워 두 다리는 골반 넓이로 벌리고 양손으로는 서클링을 잡아 천장위로 뻗어 주며 견갑을 안정 시켜놓고 골반의 중립을 유지한 상태에서 한쪽 다리를 테이블 탑 해준다.
동작 설명	마시는 호흡에 양손으로 서클링을 살짝 눌러주며 견갑을 안정 시키고 내쉬는 호흡에 골반의 중립을 유지한 상태에서 무릎을 시계 방향으로 서클을 그려주며 이 때 골반이 흔들리지 않게 주의 하고 대퇴골이 골반에서 분리 되는 느낌을 갖는다.
Tip	척추와 골반의 중립을 유지하고 어깨의 긴장을 피하고 견갑의 안정을 유지하며 반대쪽 다리는 매트에 길게 뻗어 고정시켜 놓는다.

Spine Roll Back with Circle

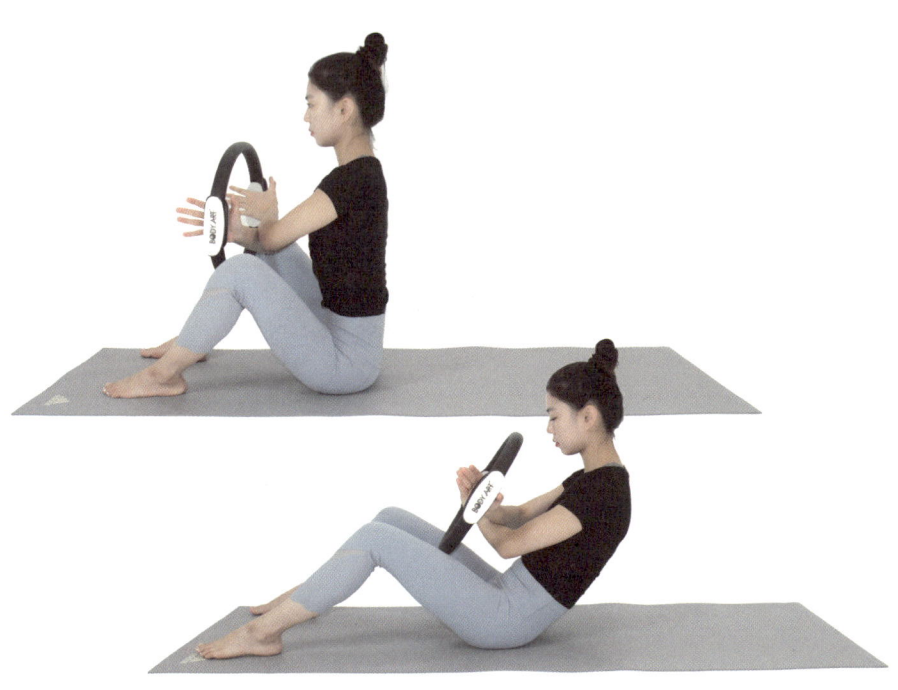

운동 목적	척추의 분절 및 복부의 신장성 수축 인지와 골반의 전후방 움직임에 대한 인지력 향상 목적이다.
시작 자세	엉덩이 좌골뼈에 무게를 싣고 앉아 두 다리는 골반 넓이로 벌려 무릎을 접어주고 척추와 골반은 중립으로 길게 늘려주며 양손으로는 서클링 안쪽을 크로스로 잡아 준다.
동작 설명	내쉬는 호흡에 복부를 수축하며 골반을 말아 후방경사 시키며 요추의 굴곡을 만들며 양 손으로는 서클링을 밀어내며 견갑의 안정을 유지하고 마시는 호흡에 시작 자세로 돌아온다.
Tip	복부의 수축으로 상체의 일정한 굴곡을 유지하고 경추와 흉추에서의 과한 굴곡은 피하며 다리에서부터 골반이 멀어진다 생각하며 골반을 말아 내려간다.

Spine Roll Back with Rotation

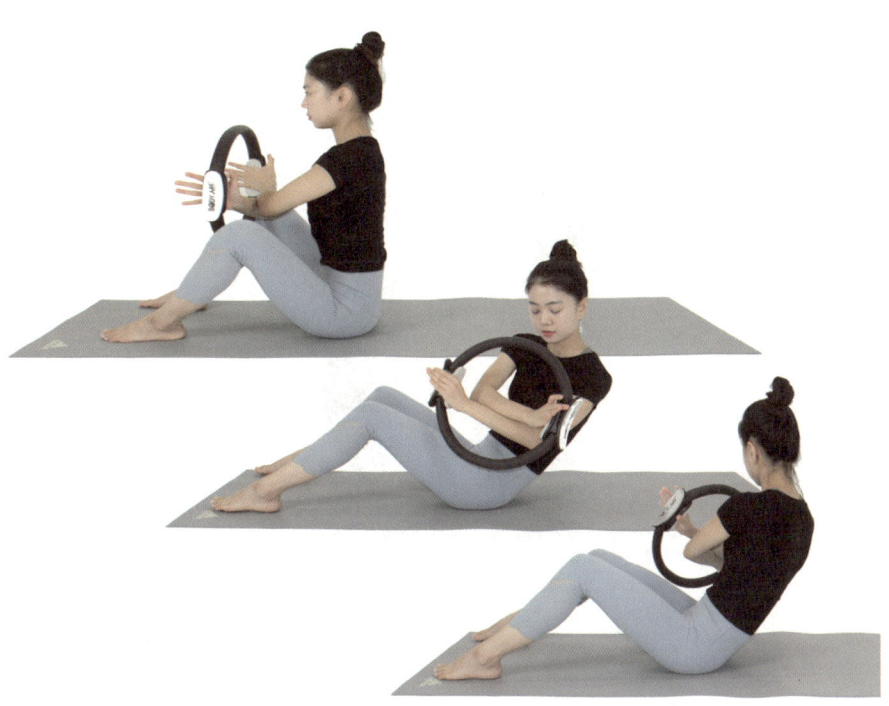

운동 목적	척추의 분절 및 복부의 신장성 수축과 골반의 움직임 인지력, 흉추의 가동성 향상 목적이다.
시작 자세	엉덩이 좌골뼈에 무게를 싣고 앉아 두 다리는 골반 넓이로 벌려 무릎을 접어주고 척추와 골반은 중립으로 길게 늘려주며 양손으로는 서클링 안쪽을 크로스로 잡아준다.
동작 설명	내쉬는 호흡에 복부를 수축하고 골반을 말아 후방경사 시켜 요추의 굴곡을 만들어 내려가고 내려가는 동시에 흉추를 회전시키며 마시며 제자리로 돌아오고 내쉬며 반대쪽도 실시한다.
Tip	복부의 긴장을 유지한다. 견갑의 안정을 유지하며 흉추에서 회전이 일어나게 하고 다리에서부터 골반이 멀어진다 생각하며 골반을 말아 내려가고, 요통 고객, 고관절의 유연성이 떨어지는 고객은 범위를 작게하고 목과 어깨에 긴장이 들어가는 고객은 서클을 놓고 진행한다.

Spine Roll Down with Scapula Movement

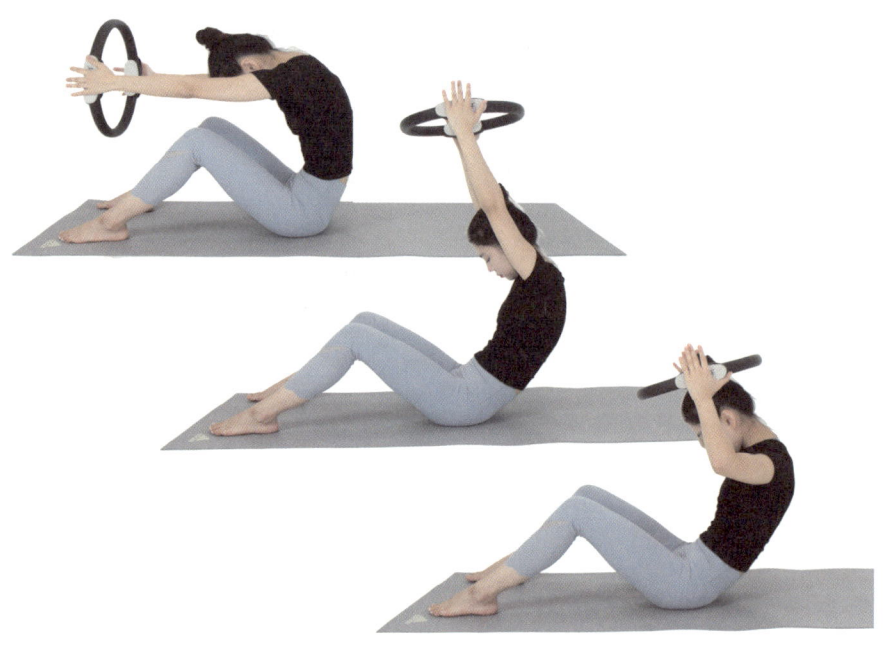

운동 목적	척추의 분절 및 복부의 신장성 수축과 골반, 견갑골 움직임에 대한 인지력 향상 목적이다.
시작 자세	엉덩이 좌골뼈에 무게를 싣고 앉아 두 다리는 골반 넓이로 벌려 무릎을 접어주고 양 손으로 서클링을 잡아 견갑을 안정시켜 상체를 앞으로 굴곡시켜 척추의 C커브를 만든다.
동작 설명	내쉬는 호흡에 척추의 C커브를 유지한 채 골반을 후방시켜 롤백 하며 롤백 상태에서 마시며 양손을 천장 위로 뻗고 내쉬며 복부의 C커브를 유지한 생태에서 팔꿈치만 접고 이때 상 승모근의 긴장이 들어가지 않게 견갑의 안정화는 유지하고 마시며 다시 팔꿈치를 펴고 내쉬는 호흡에 상체를 말아 올라온다.
Tip	견갑의 안정을 유지하고 경추가 과하게 굴곡 되지 않게 경추부터 요추까지의 C커브를 유지하며 복부의 신장성 수축을 유지한다.

Abdominal Curl Up with Circle

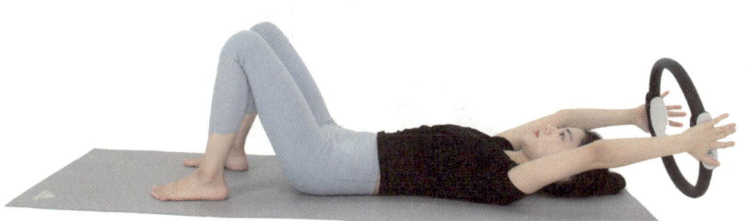

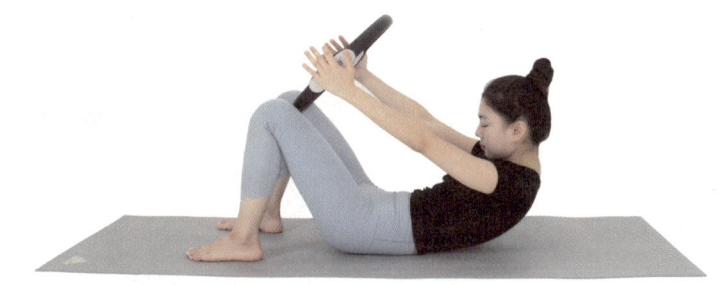

운동 목적	견갑골과 골반의 안정화 및 경추와 코어의 연결을 인지하며 파워하우스의 강화를 목적이다.
시작 자세	매트에 등을 대고 누워 두 다리를 골반 넓이, 산모양으로 세워 놓고 양손으로 서클링을 잡아 머리 위로 올려 견갑을 안정 시켜 놓는다.
동작 설명	마시는 호흡에 양손으로 서클링을 살짝 조여 견갑을 안정시키고 내쉬는 호흡에 턱 끝을 당겨 배꼽을 바라보며 양 팔을 길게 뻗으며 상체를 들어 올린다.
Tip	반동이 아닌 복부의 힘으로 상체를 컬 업 하며 어깨에 힘이 들어가지 않게 견갑의 안정화를 유지해야 하며 골반의 중립을 유지한다.

Abdominal Curls Around the World

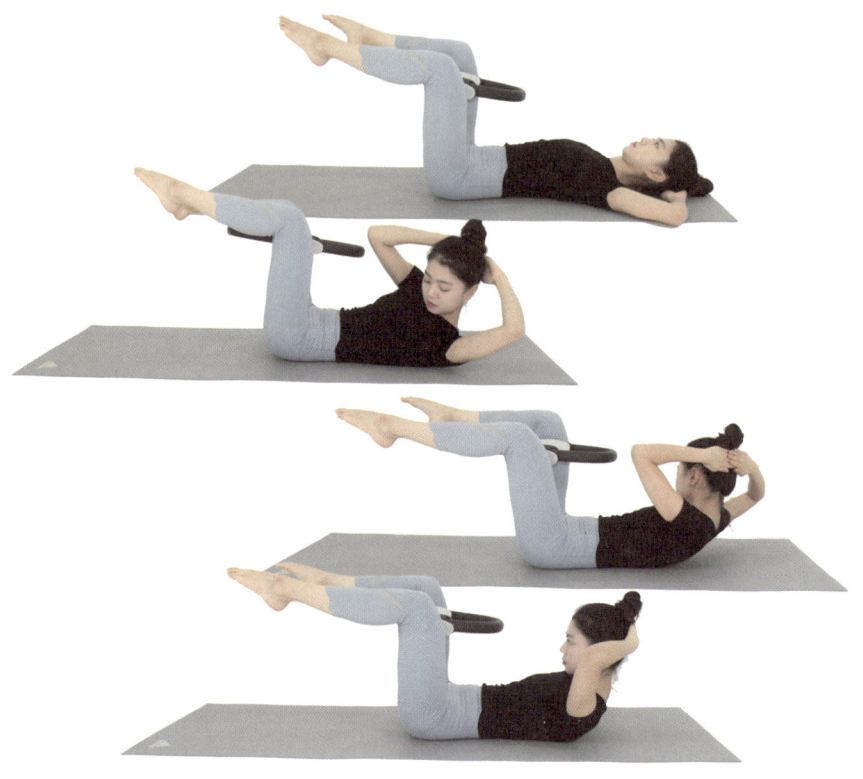

운동 목적	복부 및 복사근 근육을 강화하며 움직임의 제어 및 조정 능력 향상 목적이다.
시작 자세	한 번에 한 무릎을 들어 올리고, 무릎 사이에 원을 놓고 발을 함께 가져 와서 머리 뒤에 양손을 받치고 견갑골은 안정화 한다.
동작 설명	호흡을 내쉬며 상체를 왼쪽으로 회전하며 상체를 올리고 흉곽의 앞쪽을 닫아주고 꼬리뼈는 바닥으로 눌러준다.
Tip	팔을 위로 뻗을 때 요추 부분이 아치가 되지 않고 흉곽을 부드럽게 하려고 집중하며 동작을 하는 동안 목과 어깨를 편안하게 유지 하고 팔이 움직이는 동안 견관절을 편안하게 하며 충돌로 인한 통증을 느끼면 안되며 운동을 하는 동안 견갑골의 안정성과 복부 힘을 유지한다.

Hundred

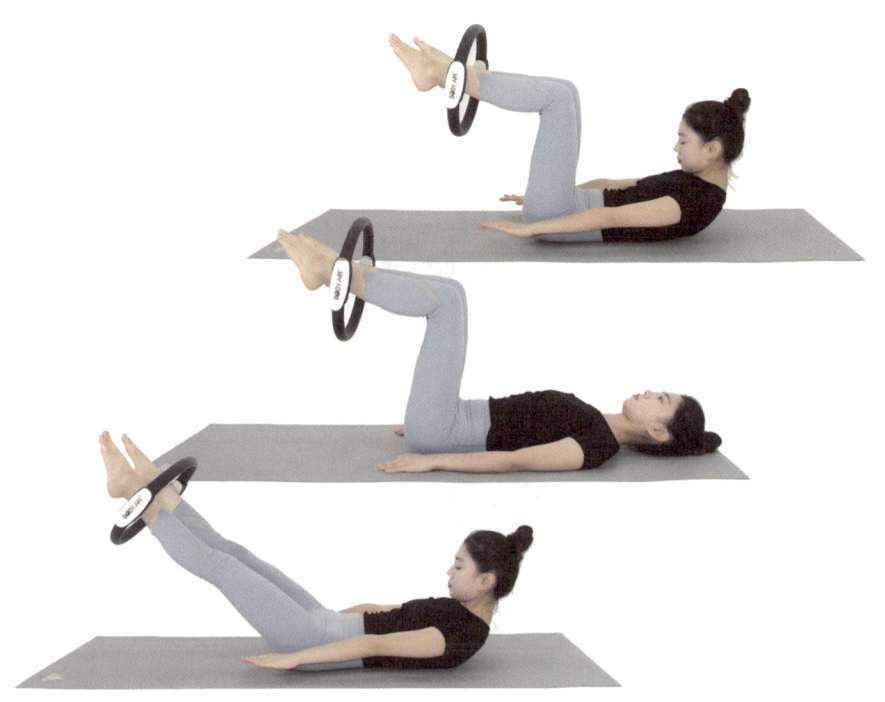

운동 목적	호흡과 움직임의 연결성을 향상시키고 파워하우스 강화 목적이다.
시작 자세	매트에 등을 대고 누워 골반과 척추는 중립으로 두고 두 다리를 접어 테이블 탑 상태로 들어 발목 바깥쪽에 서클링을 껴준다.
동작 설명	내쉬는 호흡에 고개를 당기며 흉추 상부까지 상체를 들어 올리고 양 팔은 어깨 높이까지 길게 뻗어주며 마시면서 5 카운트. 손을 위아래로 펌핑하고 내쉬면서 5 카운트 펌핑한다. 두 다리는 서클을 밀어내며 내쉴 때 임프린트가 유지되는 범위까지 뻗어주고 마시며 테이블 탑으로 접어준다.
Tip	상체의 긴장은 피하고 어깨를 안정화 하고 동작하는 동안 몸통이 흔들리지 않게 하며 호흡과 동작의 연결성을 유지한 상태에서 손바닥을 가볍게 펌핑 한다.

Double Leg Stretch (Out)

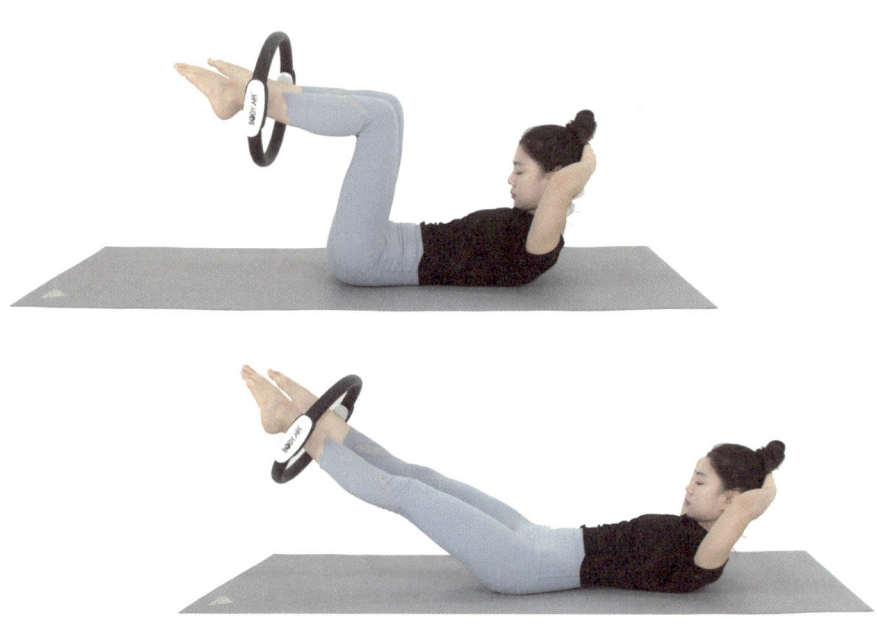

운동 목적	하지 근력 향상 및 복부 코어 근육의 지구력을 향상 목적이다.
시작 자세	매트에 등을 대고 누워 골반과 척추는 중립으로 두고 두 다리를 접어 테이블 탑 상태로 들어 발목 바깥쪽에 서클링을 껴준다.
동작 설명	양 손을 머리 뒤에 받쳐 내쉬는 호흡에 턱을 살짝 당겨 머리를 들어 흉추의 상부까지 상체를 들어주며 마시는 호흡에 두 다리를 골반의 임프린트 상태기 유지되는 범위까지 뻗어주고 내쉬는 호흡에 두 다리를 접어 다시 테이블 탑으로 돌아오고 이 때 두 다리는 서클링을 바깥쪽으로 계속 밀어내는 힘을 유지한다.
Tip	허리가 뜨지 않게 복부의 힘을 유지한다. 상체를 들어 올렸을 때 어깨와 목의 과한 긴장을 피하고, 경추와 코어 근육이 약한 고객은 머리를 내려놓고 진행한다.

Half Roll Over

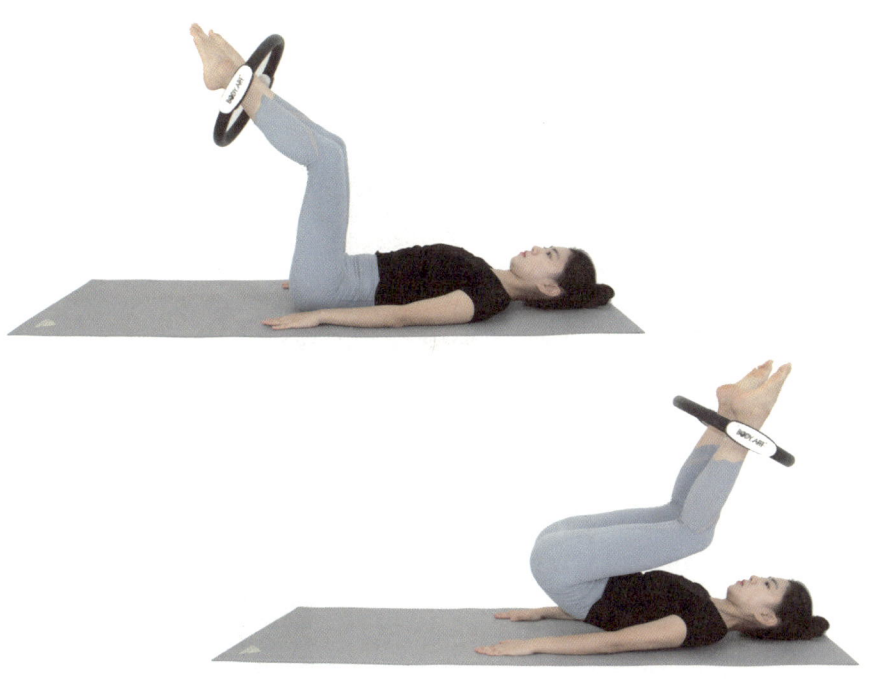

운동 목적	하복부의 수축을 통한 코어근육의 활성화 목적이다.
시작 자세	매트에 등을 대고 누워 두 다리를 테이블 탑으로 접어 발목 바깥쪽에 서클링을 걸어주고 골반을 임프린트 상태로 만들어 놓는다.
동작 설명	마시며 서클링을 살짝 바깥쪽으로 밀어내고 내쉬는 호흡에 상체는 고정한 상태에서 골반을 말아 하복부의 힘으로 엉덩이를 바닥에서 살짝 들어 올리며 호흡을 마시며 처음자세로 돌아온다.
Tip	손바닥으로 바닥을 꾹 눌러 어깨와 견갑의 안정화를 유지하고 반동이 아닌 복부의 힘으로 엉덩이를 들어 올린다.

Double Leg Stretch (In)

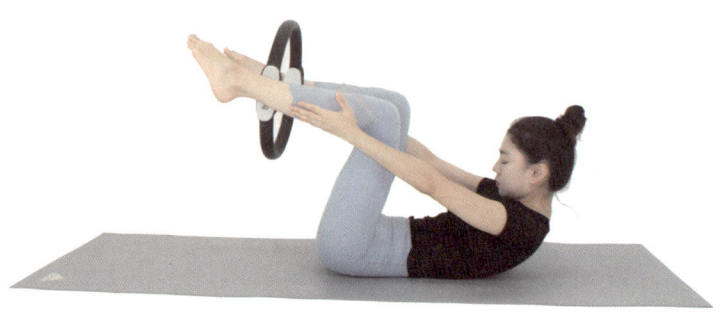

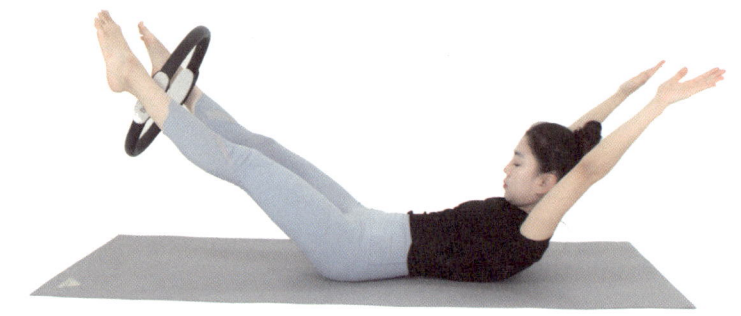

운동 목적	팔, 다리의 움직임에 대한 인지력과 복부 코어근육의 지구력 향상 목적이다.
시작 자세	매트에 등을 대고 누워 두 다리는 테이블 탑 상태를 만들어 발목 사이에 서클링을 끼고 고개를 숙이고 하며 흉추를 굴곡하여 올라와 양손으로 종아리의 바깥쪽을 잡아준다.
동작 설명	마시는 호흡에 흉추 굴곡을 유지한 상태에서 양팔은 머리 위로 뻗고 두 다리는 임프린트가 유지할 수 있는 범위까지 뻗어주고 내쉬는 호흡에 다리는 다시 테이블 탑으로 돌아오고 팔은 밖으로 원을 그려 시작자세로 돌아오며 이 때 서클링이 빠지지 않게 조여 놓은 상태를 유지한다.
Tip	양쪽 팔 다리를 균일하게 움직이며, 몸통이 흔들리지 않게 코어의 안정성을 유지한다.

Double Leg Circles

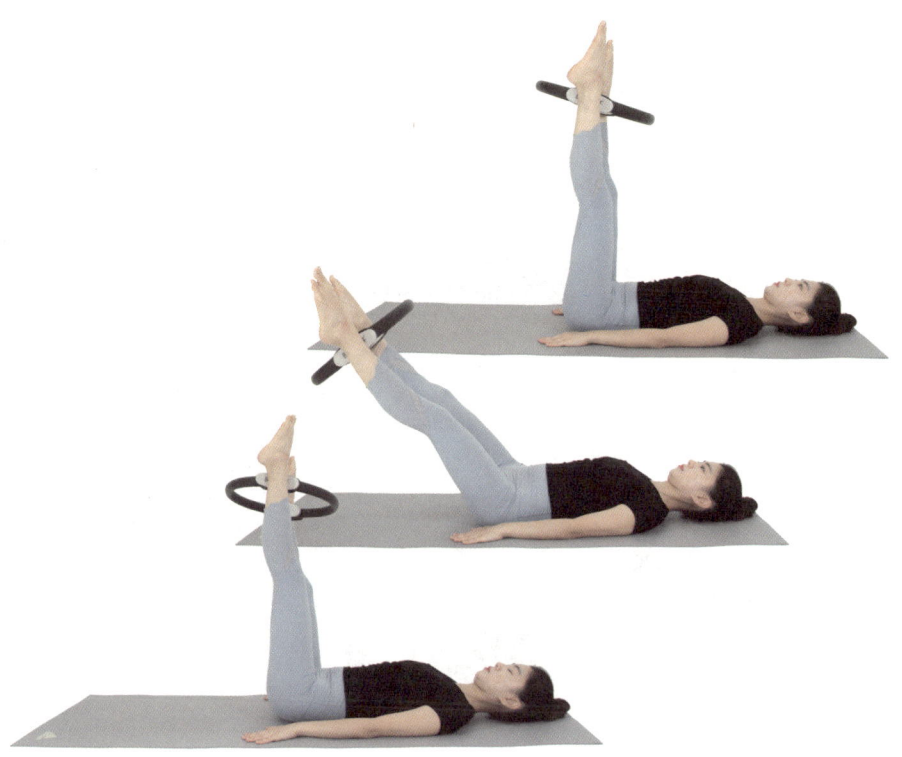

운동 목적	척추 스트레칭과 척추 회전력 증가 및 복부 힘을 강화 목적이다.
시작 자세	바닥에 누워 두 다리는 천장으로 뻗어 엉덩이 굴곡의 90°에서 서클링은 발목 사이에 두고 발끝은 길게 유지하며 꼬리뼈는 바닥으로 눌러주며 양손은 몸 측면 옆에 두고 목은 길게 유지하며 견갑골은 안정화 한다.
동작 설명	호흡을 마시면서 골반의중립은 유지하고 서클링을 모은 두 다리는 호흡을 내쉬며 한쪽으로 작은 원을 6번 반복 연습후 큰 원으로 2번 반복하고, 호흡을 마시며 시작 자세로 돌아와 반대 방향으로 반복한다.
Tip	운동을 위해 서클링을 가볍게 모아주고, 상체는 편안하게 바닥에 두며 목과 어깨가 바닥에서 뜨지 않도록 복부 힘은 계속 유지하며 호흡은 제어 및 조정하되 숨을 참지 않으려 노력한다.

Side To Side The Pendulum

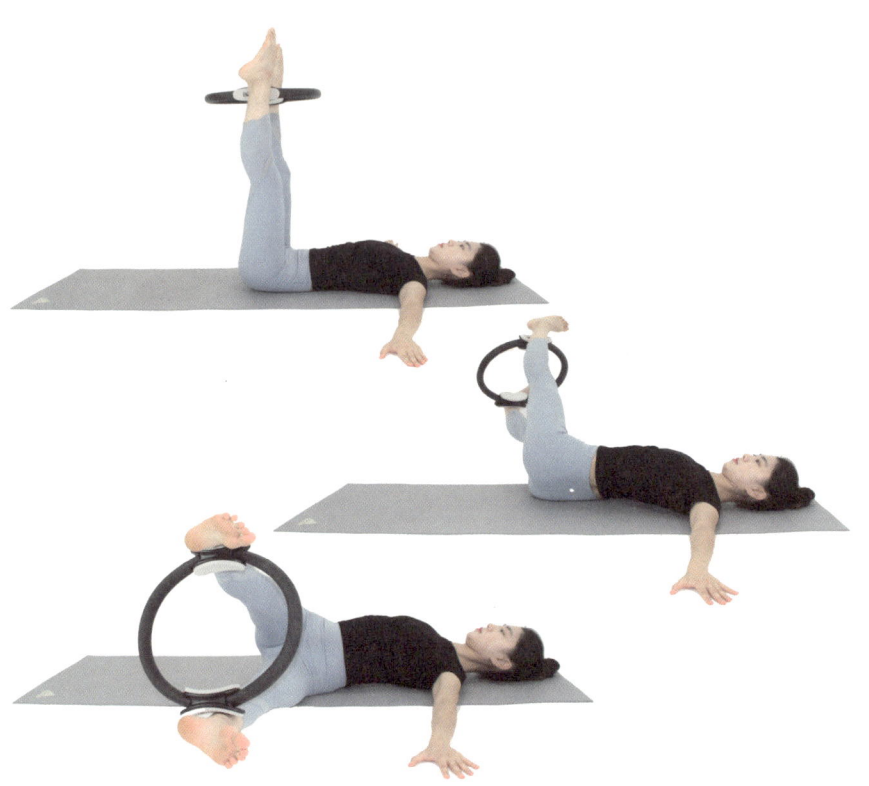

운동 목적	척추의 회전력 증가 및 몸통의 균형 조절과 복부 힘을 증가 목적이다.
시작 자세	바닥에 누워서 발목 사이에 서클링을 두고 다리는 천장으로 곧게 뻗어 발끝은 펴주며 팔은 어깨와 수평 옆으로 뻗어주고, 골반은 바닥에서 중립을 유지하며 두 다리는 엉덩이와 같은 위치에 둔다.
동작 설명	호흡을 마시면서 두 다리를 한쪽으로 밀어낼 때 목에 긴장을 풀어주며 두 어깨는 바닥으로 눌러주고 내쉬며 중앙으로 돌아와 반대쪽도 반복하며 두 팔을 바닥에 둔 상태에서 충분한 연습이 되었다면 양손을 천장으로 들어올려 다리를 동작을 반복한다.
Tip	다리가 너무 멀리 이동하지 않도록 주의하고 다리를 바닥에 닿지 않아야 하며 머리, 목, 어깨 전체에 편안함을 유지하며 움직여야 하고, 엉덩이가 과하게 들어올려지거나 회전되지 않도록 하며 다리 회전 시 척추는 움직이지 않는다.

Roll Overs Roll Over

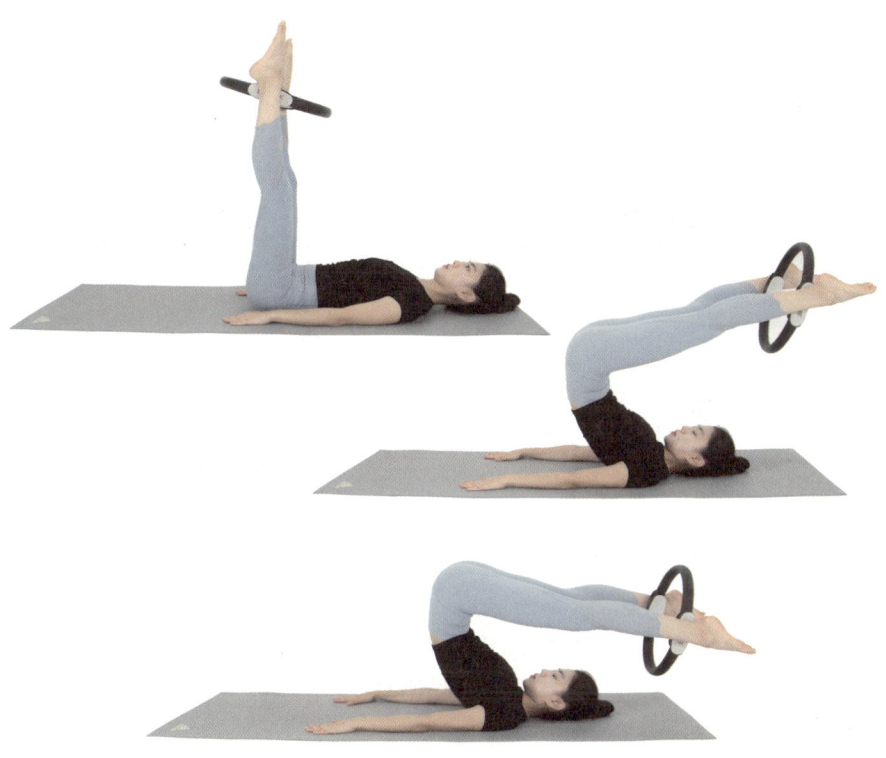

운동 목적	척추의 회전력 증가 및 햄스트링, 엉덩이 굴곡근과 복부 힘을 강화 목적이다.
시작 자세	바닥에 누워 다리를 곧게 뻗어 올리고 발목 사이에 서클링을 두고 양손은 엉덩이 양옆에 두며 견갑골의 안정화를 유지 하고 목과 어깨에 힘을 빼준다.
동작 설명	호흡을 마시며 써클링을 모아주고 내쉬면서 꼬리뼈, 천골, 골반을 매트에서 말아올려 발끝은 어깨 위를 지나 바닥과 수평이 되는 위치에 두고 호흡을 마시며 발끝을 어깨 위로 들어 올릴 때 팔과 어깨 힘을 사용하되 목의 긴장은 풀어주며 호흡을 내쉬면서 링을 모으는 힘을 유지하고 척추를 서서히 굴려서 바닥으로 돌아올 때 두 다리는 90도를 유지하며 동작을 반복 한다.
Tip	움직임을 반복하며 팔의 힘도 함께 사용하고 시선을 정면을 바라보며 목 뒤쪽에 무리가 되지 않도록 주의하며 척추를 굴리는데 집중한다.

Roll Over

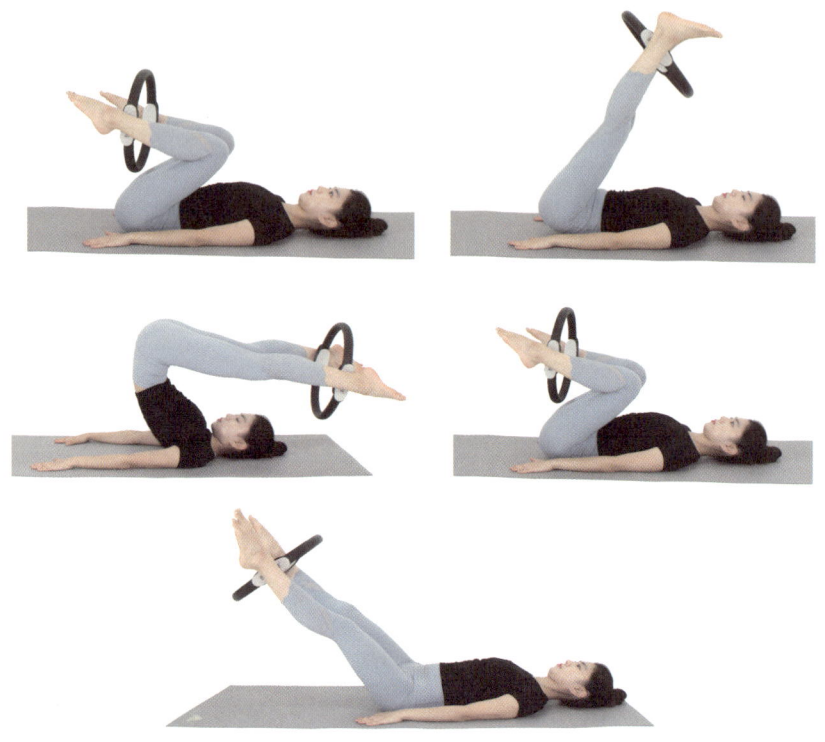

운동 목적	척추의 분절 및 복부의 수축에 대한 인지력과 골반의 전후방 움직임 개선 목적이다.
시작 자세	매트에 등을 대고 누워 발목 사이에 서클링을 끼고 두 다리는 테이블 탑 상태를 만들어 척추와 골반을 중립으로 두고 두 팔은 매트에 길게 뻗어 견갑을 안정시켜 놓는다.
동작 설명	마시는 호흡에 골반을 살짝 말아 두 다리를 천장으로 길게 뻗고 내쉬는 호흡에 하복부의 힘으로 꼬리뼈부터 척추를 마디마디 굴곡시켜 머리 뒤로 넘겨준다. 마시는 호흡에 서클링을 한번 조여주고 내쉬는 호흡에 흉추부터 꼬리뼈까지 척추를 매트에 마디마디 내려 놓는다.
Tip	허벅지와 몸통을 최대한 가깝게 하고 반동으로 다리를 넘기지 않게 한다. 어깨에 체중을 80%를 지지하며 팔과 손바닥은 매트에 편평하게 하고 계속 뻗어낸다.

Double Leg Lowers Hands Behind Head

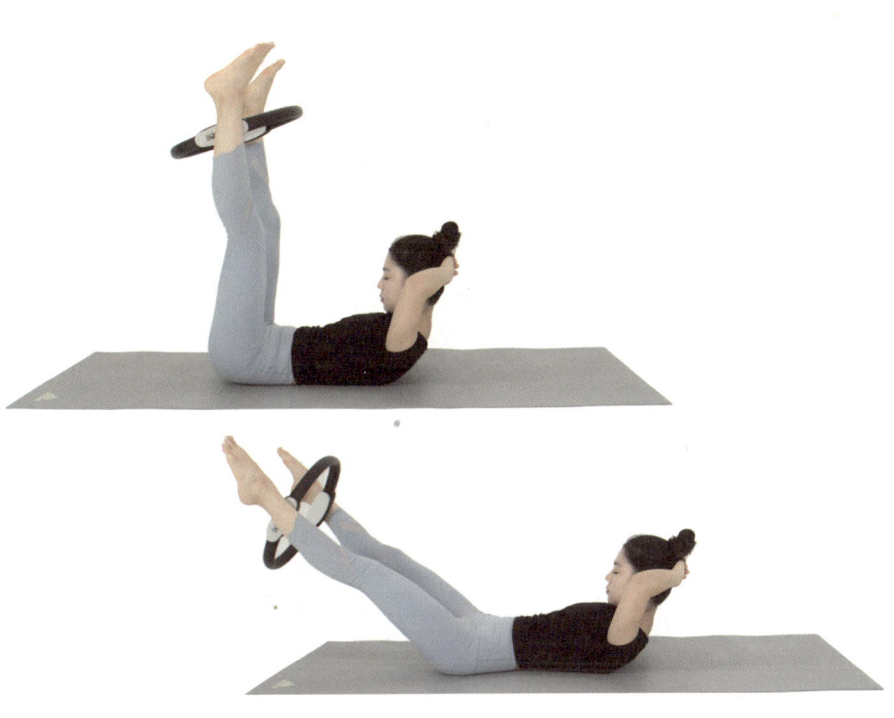

운동 목적	복부와 엉덩이 굴곡을 강화 및 골반에서 대퇴골을 분리하는 법을 배우는 것이 목적이다.
시작 자세	바닥에 누운 상태에서 두 다리를 천장으로 뻗어 발목 사이에 서클링을 두고, 양손은 머리 뒤에서 깍지를 껴서 받치고 견갑골은 안정화 한다.
동작 설명	호흡을 마시며 복부와 링을 모아주고 상체를 들어 다리는 45도로 내려주고 허리는 바닥에서 아치가 생기지 않도록 하며 호흡을 내쉬며 다리를 90도로 가져온다.
Tip	다리를 위로 움직이면서 안정된 척추를 유지하고 다리가 아래로 내려갈 때 아래 허리는 매트에서 아치가 생기지 않도록 하며, 머리, 목, 어깨는 편안하게 유지한다.

Rolling Like A Ball

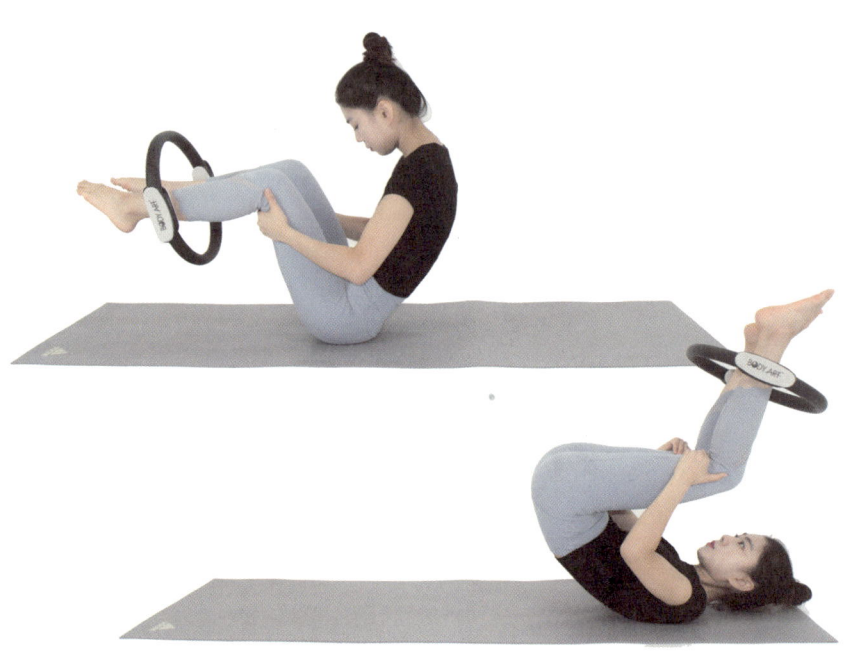

운동 목적	척추의 마사지 효과 및 분절 기능과 복부의 등척성 수축, 지구력 향상 목적이다.
시작 자세	엉덩이에 무게중심을 두고 두 다리를 테이블 탑으로 접어 서클링을 발목 바깥쪽에 걸어주고 척추를 C 커브로 만들어 복부의 수축을 유지하고 양손은 무릎 뒤를 감싸 준다.
동작 설명	마시면서 척추의 C 커브를 유지하면서 뒤로 구르고 내쉬면서 다리와 몸통의 간격을 유지하며 복부를 수축하여 처음 자세로 돌아온다.
Tip	시선은 복부나 허벅지 사이를 바라보고 복부의 긴장을 풀지 않으며 다리와 몸통의 간격을 유지해야 하고 공이 되었다 생각하면서 구른다.

Open Leg Rocker Full Open Leg Rocker

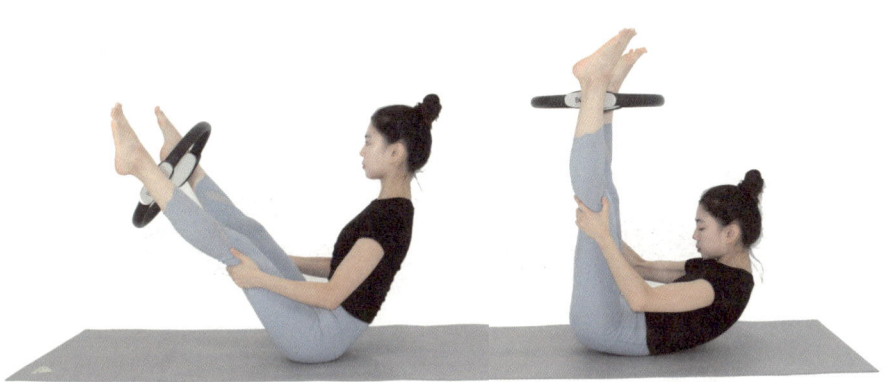

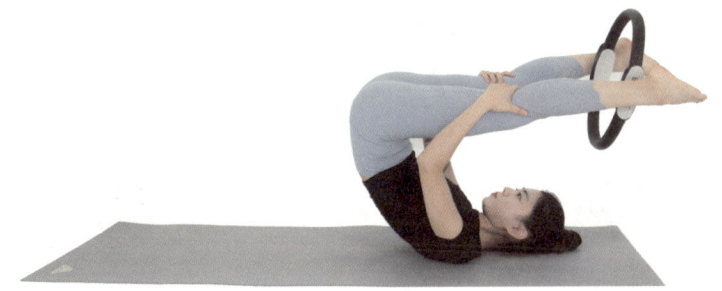

운동 목적	척추를 분절 및 견갑골의 안정성과 움직임 제어 능력 향상 목적이다.
시작 자세	엉치뼈로 앉아 양손으로 무릎 뒤쪽을 잡고 다리는 길게 뻗어 발목 사이에 서클링을 두며 발끝은 펴주며 척추는 길게 뻗어주고 견갑골은 안정화 한다.
동작 설명	호흡을 내쉬고 "C"를 유지하며 상체를 중간까지 내려가고 호흡을 마시며 시선은 복부를 바라보고 머리를 바닥으로 내릴 때 꼬리뼈를 들어올리며 다리는 바닥과 수평을 유지하며 호흡을 마시고 내쉬며 상체를 흉추까지 들어올리고 마시며 시작 자세로 돌아온다.
Tip	동작을 하는 동안 발끝은 바닥에 닿지 않고 엉덩이에서 무릎을 뻗어 자연스러운 회전을 유지하며 목 부위가 눌리지 않도록 하며 다리는 가능한 길게 뻗어 주어야 하고 가슴을 들어올려 견갑골을 안정화 한다.

Jackknife The Jackknife

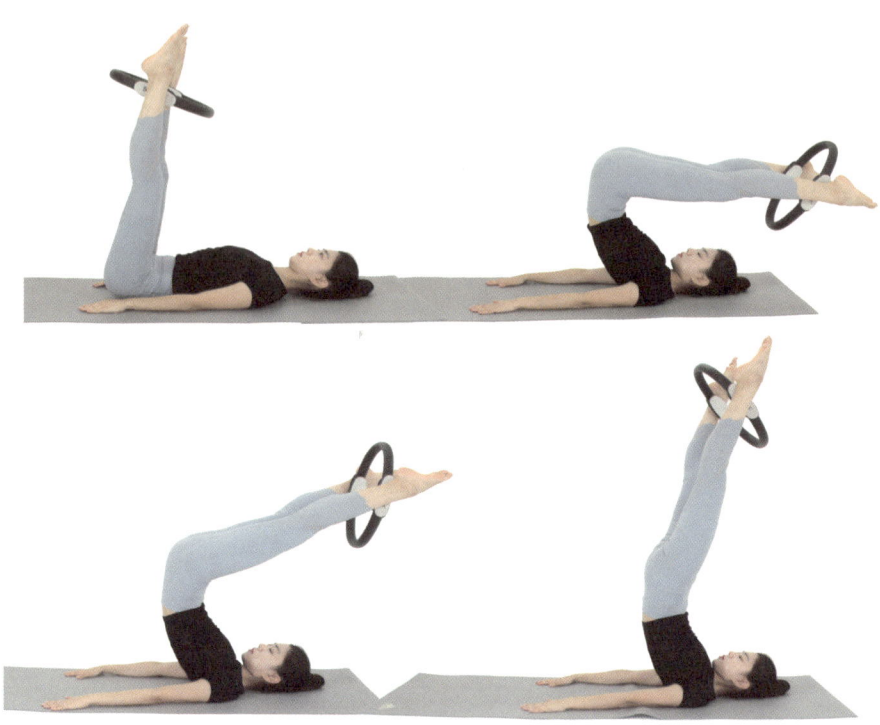

운동 목적	복부와 고관절 근육 기능 향상 및 햄스트링과 척추의 스트레칭 목적이다.
시작 자세	바닥에 등을 대고 누운상태에서 다리는 천장으로 곧게 뻗어 90도를 유지하고 발목 사이에 서클링을 두고 발끝은 펴주며 두 팔은 몸통 양 옆에 두고 두 손은 바닥을 눌러준다.
동작 설명	호흡을 마시고 내쉬면 서클링을 모아주고 꼬리뼈에서부터 말아 올리며 다리가 상체와 수평이 될 때까지 올려준다 호흡을 마시며 다리를 천장까지 뻗어 올리고 어깨와 팔로 지지해준다 동작은 할 수 있는 범위 까지만 다리를 뻗어주고 호흡을 내쉬며 링을 모은 상태를 유지하고 다리를 바닥과 수평이 될 때까지 내려 호흡을 마시며 척추를 분절하여 바닥으로 내리고 다리는 90도로 돌아온다.
Tip	복부의 힘을 유지하며 3번 마시고 3번 내쉬고, 다리를 들어올렸을 때 척추와 일렬로 유지하며 다리를 낮출 때 골반이 움직이지 않도록 하며 팔은 삼두근의 힘을 유지하며 받쳐 주며 롤 다운시 목에 무리가 가지 않도록 한다.

Teaser into Roll Over

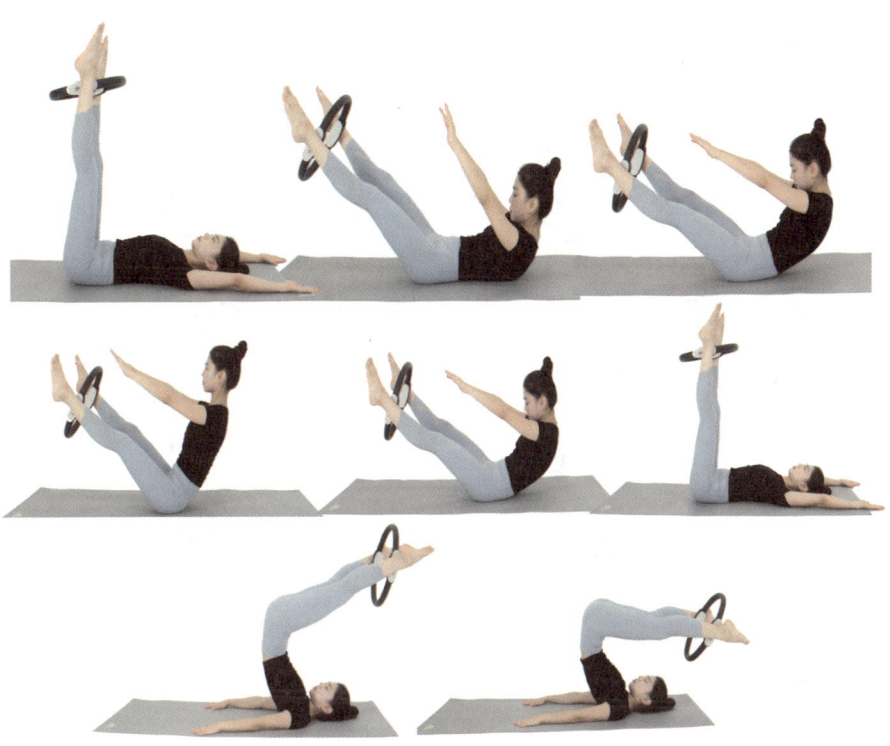

운동 목적	상체와 하체의 협응능력 향상 및 복부와 코어 강화 및 둔부 스트레칭 목적이다.
시작 자세	바닥에 등을 대고 누워 다리는 90도로 천장으로 곧게 뻗고 발목 사이에 서클링을 두고 두 팔은 머리위로 뻗어 귀 옆에 두고 허리는 아치가 생기지 않도록 골반의 중립을 유지한다.
동작 설명	호흡을 마시며 두 다리로 링을 조이고 두 팔은 어깨와 같은 위치에 수직으로 뻗어 머리도 들어주고 호흡을 내쉬며 시선은 배꼽을 바라보고 다리를 45도로 기울이며 상체도 말아 올리며 다리가 45도에 위치했을 때 두 손끝은 발끝 방향으로 펴주며 상체는 곧게 펴준다. 호흡을 마시며 상체와 다리는 "V"자 모양을 만들고 호흡을 내쉬며 복부를 수축하여 상체를 굴리듯이 반대로 내려 다리는 45도를 계속 유지하고 머리가 바닥에 닿으면 양손은 골반 옆 바닥에 두어 두 다리는 90도로 돌아온다. 호흡을 마시며 링의 힘을 살짝 풀었다가 다이 모아주고 내쉬며 꼬리뼈부터 들어올려 다리와 바닥이 수평상태까지 들어올리며 두 팔과 어깨는 바닥을 지지해주며 호흡을 마시고 내쉬면서 척추 분절을 이용하여 바닥으로 내려온다.
Tip	동작 내내 다리를 길게 유지하며 요추부위까지 올라오고 부드럽게 연속으로 움직여 주며 어깨를 아래로 유지하고 견갑골을 안정화 하며 동작하는 동안 복부 힘이 풀리지 않도록 하며 발끝은 펴주고 요추는 "C"곡선으로 유지하며 다리는 바닥으로 떨어뜨리지 않는다.

Hip Twist The Hip Twist

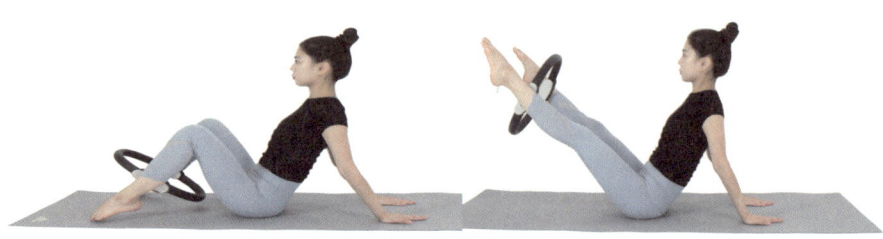

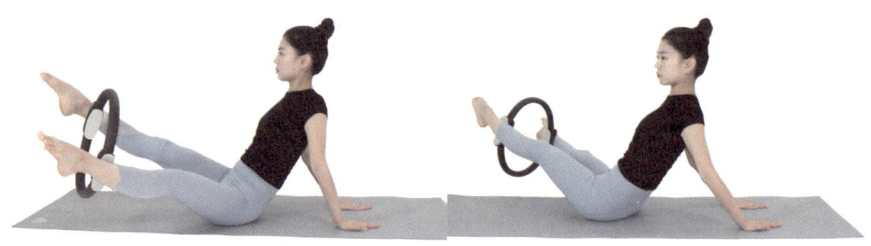

운동 목적	고관절 굴곡근과 코어의 하복부 및 복사근 강화 목적이다.
시작 자세	매트에 앉아 팔을 등뒤로 뻗어 손가락을 뒤로 향하여 손바닥을 바닥에 평평하게 두고 척추는 길게 뻗어 가슴을 펴며 발목 사이에 서클링을 두고 무릎을 세워주고 발끝은 길게 펴서 발가락을 바닥에 둔다.
동작 설명	호흡을 마시며 다리를 길게 뻗어 서클링을 모아주고 엉덩이는 바닥으로 눌러주며 내쉬면서 두 다리를 왼쪽으로 돌릴 때 상체가 움직이지 않도록 복부 힘으로 잡아주고 두 다리가 제자리로 돌아오면 오른쪽도 반복하며 각 방향으로 3번 반복하고 발끝을 바닥으로 내려 시작 자세로 돌아온다.
Tip	다리는 계속 서클링을 모아주며 어깨를 아래로 내리고 견갑골을 안정화 하고 척추를 길게 뻗어 흉추에서 무너지지 않도록 하며 다리를 뻗으며 다리를 뻗어 골반을 기울일 때 복부 힘을 유지하며 다리가 바닥에 닿지 않도록 하고 다리는 곧게 뻗어 발끝은 펴준다.

Can Can I think I can

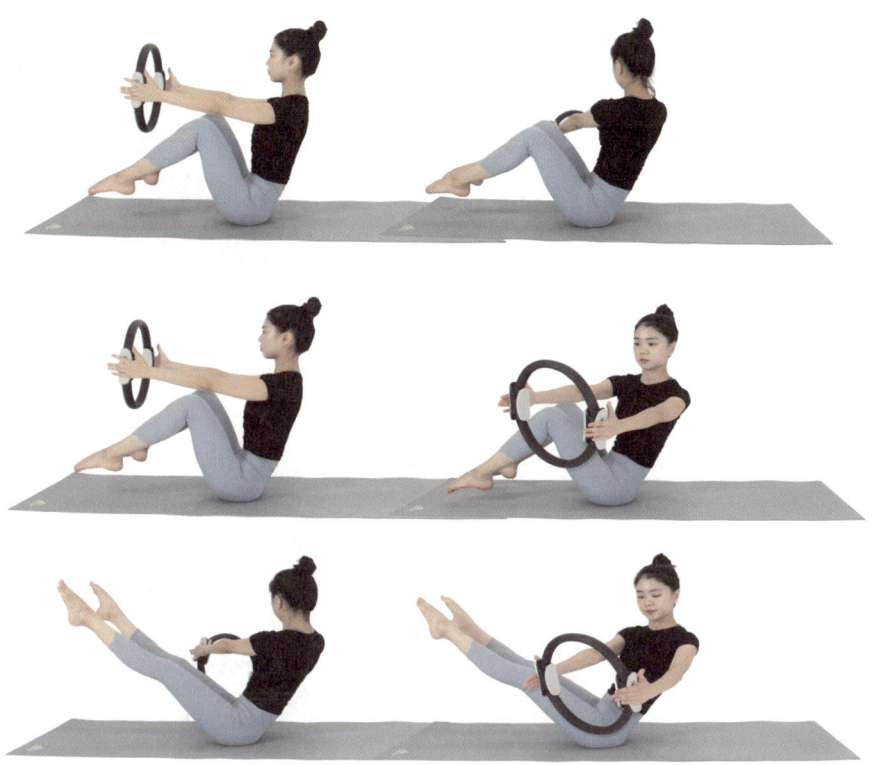

운동 목적	고관절 굴곡근과 코어의 하복부 및 복사근 강화와 상하체 협응력 향상 목적이다.
시작 자세	매트에 앉아 양손으로 서클링을 잡고 팔은 앞으로 뻗고 두 무릎은 접어 가슴쪽으로 당겨주고 발끝은 뻗어 띄워주고, 복부 수축을 유지하며 골반은 균형을 잡아준다.
동작 설명	호흡을 마시며 무릎은 오른쪽으로 보내고 내쉬며 상체는 왼쪽으로 회전하며 오른쪽에 있는 두 다리는 길게 뻗어준다. 두 손은 링을 모아주며 시선은 정면을 바라보며 다리는 무릎을 접어 주고 팔과 다리는 시작 자세로 돌아와 호흡을 내쉬면서 복부 수축을 유지하고 반대방향으로 동작을 반복한다.
Tip	다리를 평행하게 유지할 때 내전근의 힘을 주며 팔을 길게 뻗어 상체와 동시에 움직여 주며 어깨를 아래로 유지하며 견갑골을 안정화 하고 두 손은 서클링을 모으는 힘을 유지해야 하고, 다리가 확장될 때 척추가 요추에서 무너지지 않도록 척추를 길게 한다.

Leg Press Down Curl Up

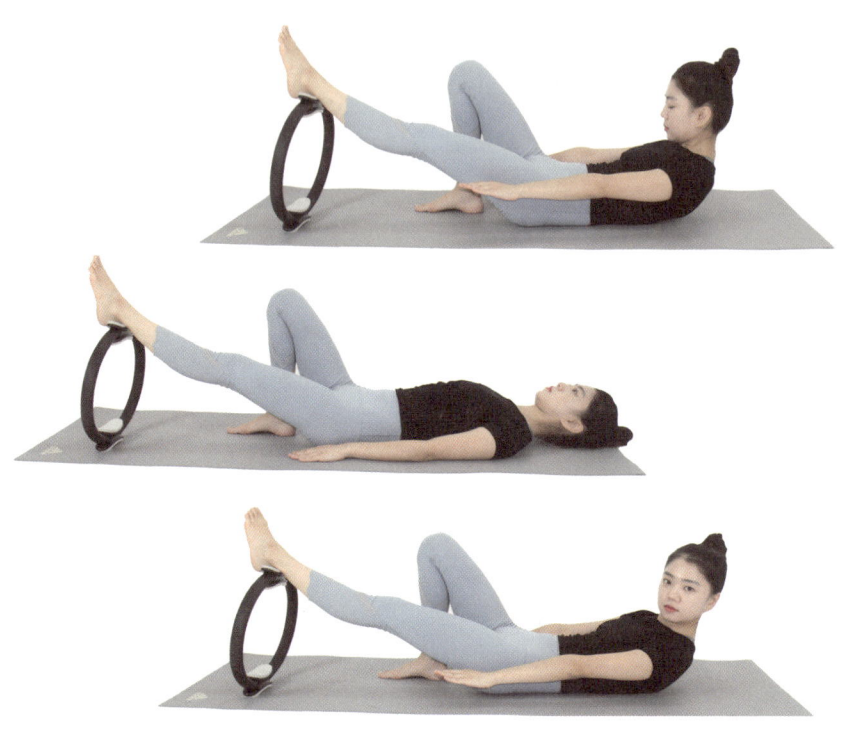

운동 목적	복부 코어 강화 및 하지의 정렬과 지구력을 향상 목적이다.
시작 자세	척추와 골반을 중립으로 두고 손바닥이 바닥을 향하게 내려놓고 한 다리는 산 모양으로 세워 놓고, 한 다리는 길게 뻗어 발목 밑에 서클을 세워서 허벅지의 힘으로 서클을 살짝 눌러 놓는다.
동작 설명	내쉬는 호흡에 고개를 당겨 상체를 들어올려 양손은 매트에서 살짝 들어 길게 뻗어내며 이때 서클링을 한쪽 다리의 힘으로 살짝 더 눌러내고, 마시며 시작자세로 돌아와 반대방향으로 동작을 반복한다.
Tip	골반의 중립 상태를 유지하며 복부를 수축하는 동시에 서클링을 허벅지의 힘으로 눌러내야 한다.

One Leg Bridge

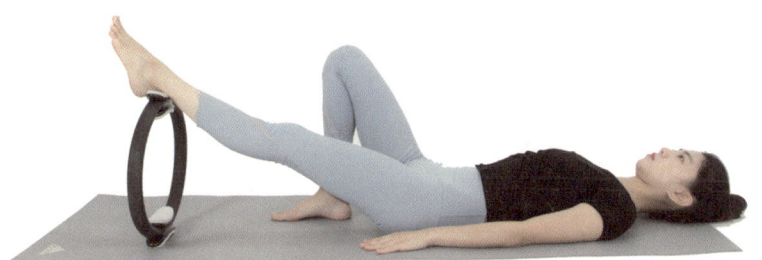

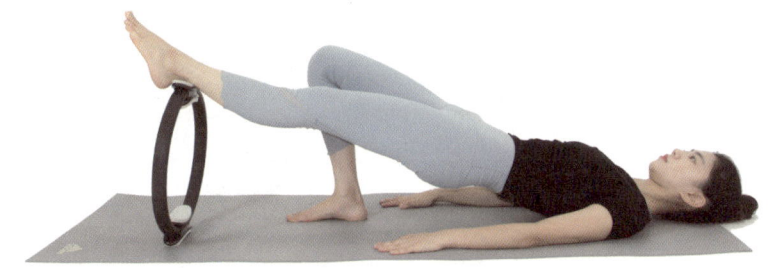

운동 목적	골반의 안정성과 하지의 조정력 및 둔근의 강화 목적이다.
시작 자세	척추와 골반을 중립상태로 두고 두 손은 몸통 옆에 손바닥이 아래를 향하게 내려 놓고 한 다리는 산모양으로 접어 놓고 한 다리는 길게 뻗어 서클링 위에 얹혀 놓는다.
동작 설명	내쉬는 호흡에 다리로 서클링을 살짝 눌러내며 골반의 중립을 유지한 상태에서 고관절을 신전하여 엉덩이를 바닥에서 들어 올리며 마시면서 척추를 마디마디 내려 놓는다.
Tip	골반이 기울어지지 않게 둔부에 동일한 힘을 주고 롤 다운시 척추를 마디마디 내려놓으며 견갑이 뜨지않게 안정시켜 놓는다.

Roll Over

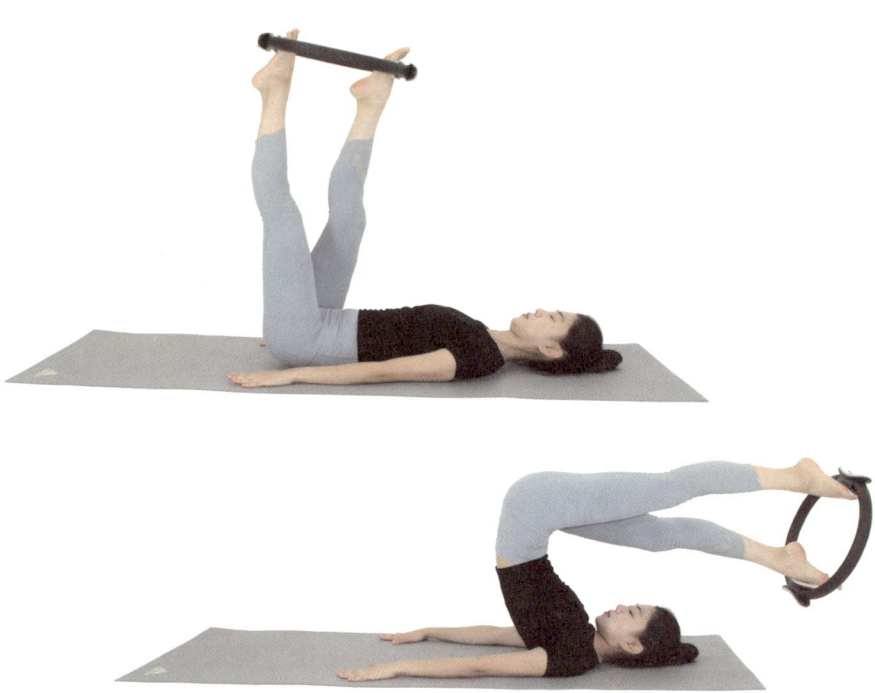

운동 목적	척추의 분절과 복부 코어근육의 강화, 하지의 안정성과 조정력 향상 목적이다.
시작 자세	척추를 중립으로 두고 양 손바닥은 바닥에 길게 뻗어 내려놓는다. 두 다리를 천장으로 길게 뻗어 한쪽 다리는 발등, 한쪽은 발바닥 앞쪽 부분에 서클링을 걸어준다.
동작_설명	마시는 호흡에 두 다리로 서클링을 밀어내어 하지를 고정하고 내쉬는 호흡에 골반을 후방으로 말아 척추를 마디마디 굴곡 시켜 다리를 머리 뒤로 넘겨준다.
Tip	마시는 호흡에 두 다리로 서클링을 밀어내어 하지를 고정하고 내쉬는 호흡에 골반을 후방으로 말아 척추를 마디마디 굴곡 시켜 다리를 머리 뒤로 넘겨준다.

Single Leg Series Oyster

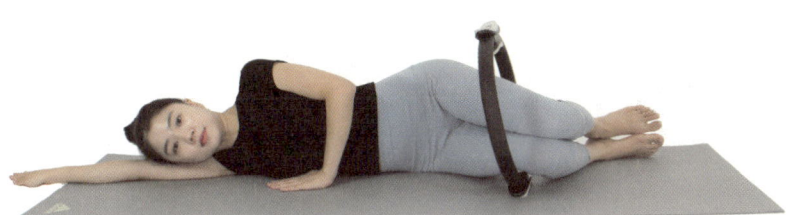

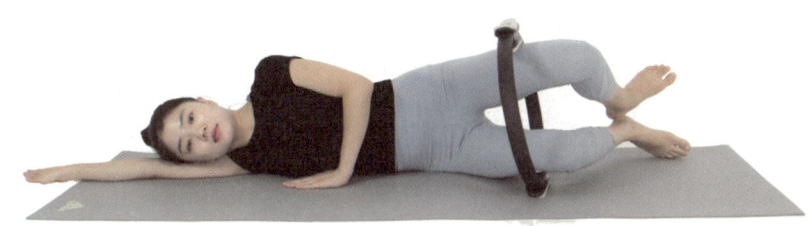

운동 목적	골반의 안정성 및 정렬을 향상시키는 외회전 근육을 강화 목적이다.
시작 자세	오른쪽 옆으로 누워 오른 팔은 길게 뻗어 머리를 대고, 왼손은 가슴 앞 바닥에 위치하고 척추와 골반은 중립 자세를 만들어 주고 두 다리는 서클링 안으로 넣어 무릎 바깥쪽에 두고 두 무릎은 접어 앞 바닥에 두고 발목은 겹쳐 둔다.
동작 설명	호흡을 마시며 어깨는 긴장되지않도록 하고 무릎을 모아 동작을 준비하고 호흡을 내쉬면서 왼쪽 무릎을 서클링을 밀어주며 동작을 반복할 때 골반이 움직이지 안도록 복부 힘을 주며 목과 어깨의 긴장을 풀어준다.
Tip	무릎 사이가 벌어질 때 골반이 롤백이 되지않는지 확인하고 골반을 약간 앞으로 유지하여 고관절 굴곡을 움직이도록 한다.

One Leg Lift

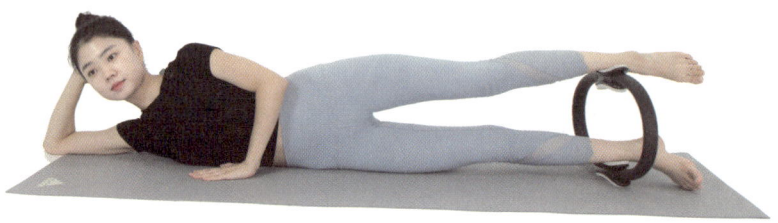

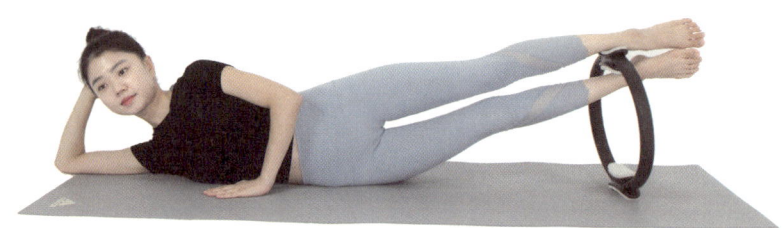

운동 목적	골반의 안정성을 향상시키는 동시에 내전근의 힘 강화 목적이다.
시작 자세	옆으로 누워 한쪽 팔은 팔꿈치를 접어 손바닥으로 머리를 받쳐주고 반대쪽 팔은 바닥을 짚어준다. 두 다리를 길게 뻗어 바닥에 있는 다리는 발목을 서클링 안쪽에 놓고 위에 있는 다리는 서클링 바깥쪽에 내려 놓는다.
동작 설명	마시는 호흡에 척추와 골반의 중립을 유지하고 다리를 길게 뽑으며 내쉬는 호흡에 바닥쪽에 있는 다리를 내전근의 힘으로 끌어 올리고 마시며 내려 놓는다.
Tip	골반의 중립이 무너지지 않게 균형을 유지한다. 복부의 힘이 풀리지 않으며 다리를 더 길게 뽑는다.

Side Lying Lift Adductor Press

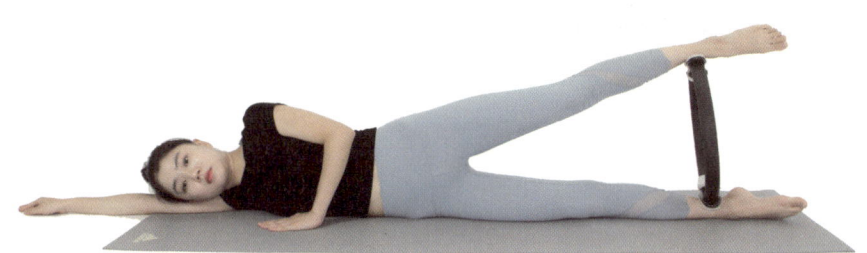

운동 목적	하체의 균형과 복부의 통제를 이용하여 내전근 힘 강화 목적이다.
시작 자세	오른쪽 옆으로 누워 오른팔은 어깨에서 뻗어 머리를 둔다 왼손은 몸의 앞에 두고 두 다리는 옆으로 길게 뻗어 발목 사이에 서클링을 두고 발끝은 길게 편다 .
동작 설명	호흡을 마시며 머리에서 발끝까지 길게 뻗어주고 호흡을 내쉬면서 내전근에 힘을 주어 서클링을 눌러주며 척추는 길게 뻗어 복부 힘으로 균형을 유지하며 동작을 반복한다.
Tip	골반이 매트에서 앞으로 움직이지 않도록 균형을 잡아주며 복부 힘으로 서클링을 모아준다. 옆으로 누웠을 때 어깨에 통증이나 천장관절, 허리통증이 있는 고객은 주의해야 한다.

Side Lying Lift Adductor Lift and Lower

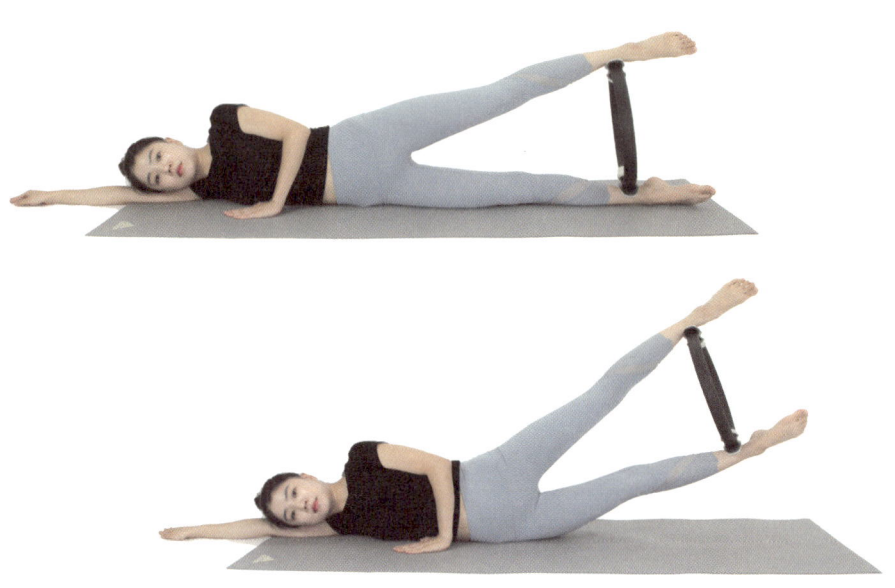

운동 목적	내전근과 척추 및 목의 측면 굴곡을 강화 목적이다.
시작 자세	오른쪽 옆으로 누워 오른팔은 어깨에서 뻗어 머리를 둔다 왼손은 몸의 앞에 두고 두 다리는 옆으로 길게 뻗어 발목 사이에 서클링을 두고 발끝은 길게 편다.
동작 설명	호흡을 마시면서 머리에서 발끝까지 길게 뻗어주고 내쉬면서 서클링을 가볍게 모아주며 두 다리를 매트에서 들어올린다 머리와 목은 척추에 맞게 팔에서 약간 들어올리며 마시면서 다리를 바닥에 내렸다가 내쉬며 다리를 들어올리고 다리 동작을 8회 반복 후 시작 자세로 돌아온다.
Tip	매트에서 다리를 들어올려 골반의 중립을 유지하고 골반이 앞으로 또는 뒤로 움직이지는 확인하고 척추의 정력에 맞춰 머리가 너무 높지않아야 한다.

Side Lying Lift Adductor Press Knees Bent

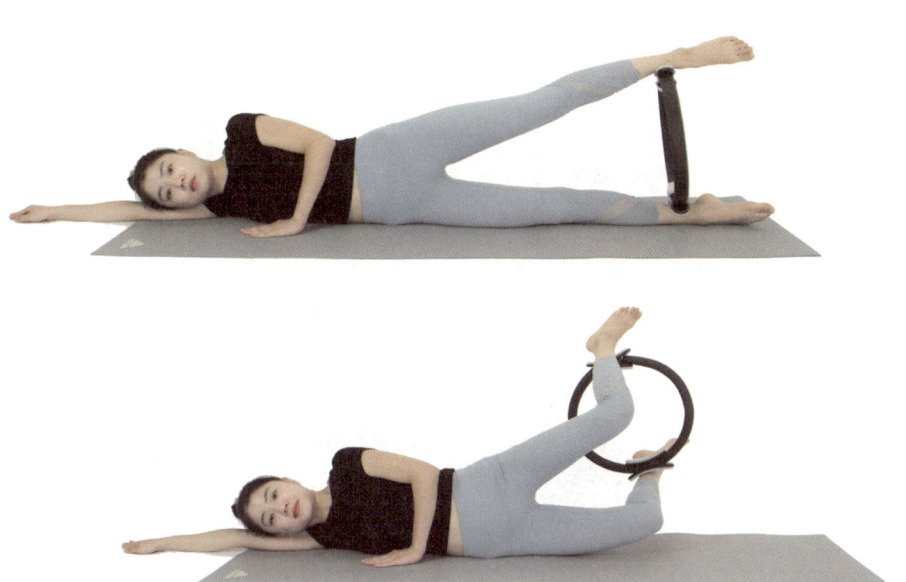

운동 목적	척추와 목의 측면 굴곡 및 햄스트링 근육과 척추의 안정성과 코어 강화 목적이다.
시작 자세	오른쪽 옆으로 누워 오른팔은 어깨에서 뻗어 머리를 둔다 왼손은 몸의 앞에 두고 두 다리는 옆으로 길게 뻗어 발목 사이에 서클링을 두고 발끝은 길게 편다 .
동작 설명	호흡을 마시며 다리와 머리를 들어주고 내쉬며 서클링을 모아주고 호흡을 마시며 몸의 균형을 잡고 내쉬며 복부 힘을 이용하여 무릎을 뒤로 접어주며 무릎 사이는 링과 같은 너비를 유지하며 내쉬는 숨에 링을 모아주고 마시며 다리를 펴고 내쉬며 시작 자세로 돌아온다.
Tip	골반의 중립을 유지하고 머리가 너무 높게 들리지않도록 하고 바닥에 있는 손은 지지해주고 안쪽 허벅지와 복부를 사용하여 다리를 들어올리며 무릎을 뒤로 접을 때 상체는 균형을 잡아준다.

Side Lying Lift Abductor Press

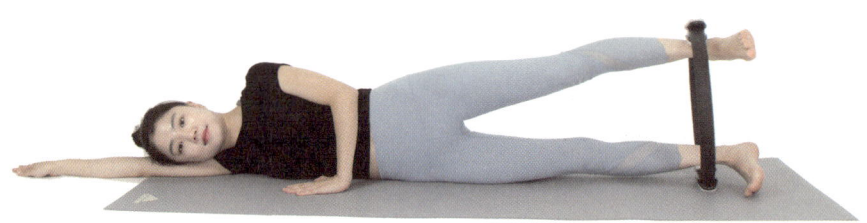

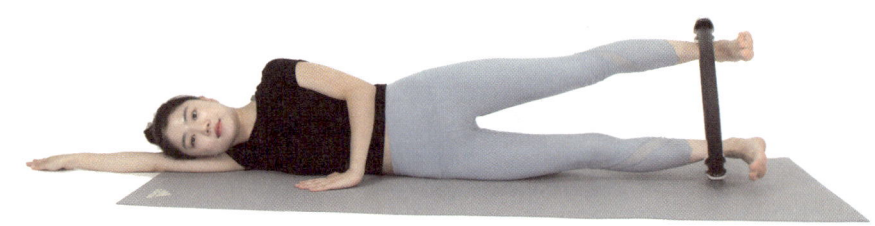

운동 목적	고관절 외회전근 및 비골근과 측면 신전근 강화 목적이다.
시작 자세	한쪽 옆으로 누워 아래 팔은 어깨에서 뻗어 머리를 두고, 반대쪽 손은 몸의 앞에 두고 두 다리는 옆으로 길게 뻗어 발목바깥쪽에 서클링을 두고 발끝은 당겨준다.
동작 설명	호흡을 마시며 다리를 길게 뻗어 균형을 잡아주고 내쉬며 위쪽에 있는 다리에 힘을 주어 서클링을 밀어낼 때 밑에 있는 다리는 지지해주고 위에 있는 다리를 밀어낼 때 복부 힘을 유지하며 균형을 잡아준다.
Tip	척추, 복부, 골반저근 힘을 유지하며 다리는 바깥쪽 힘을 사용하고 머리는 편안하게 팔에 위치하고 위쪽 다리에 집중한다.

Leg Lift and Scissors

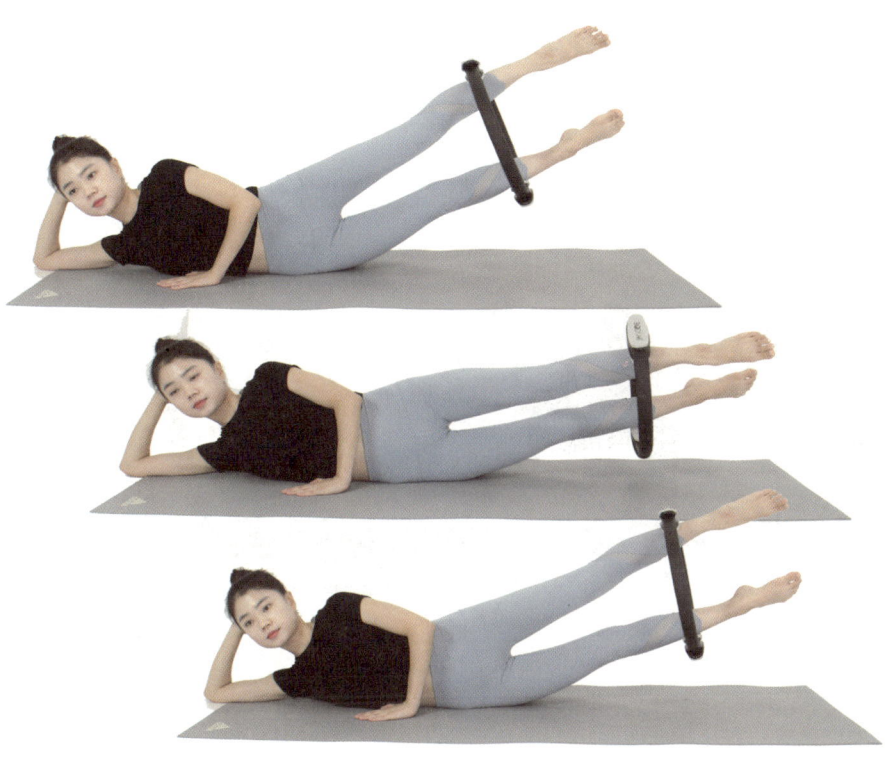

운동 목적	골반과 코어의 안정성과 측면 신전근의 강화 및 하지 조절능력 향상이 목적이다.
시작 자세	옆으로 누워 한쪽 팔은 팔꿈치를 접어 손바닥으로 머리를 받쳐주고 반대쪽 팔은 바닥을 짚어주고 두 다리를 길게 뻗어 서클링 안쪽에 발목을 걸어주고 골반의 중립을 유지하며 다리를 바닥에서 들어 올려준다.
동작 설명	내쉬는 호흡에 복부를 수축하여 골반이 앞뒤로 흔들리지 않게 한 다리는 앞으로 한 다리는 뒤로 보내주고 마시며 제자리로 돌아오고 내쉬며 반대 다리를 앞뒤로 보내준다.
Tip	측면 굴곡 상태에서 상체가 흔들리지 않게 고정한다. 골반이 앞뒤로 흔들리지 않게 균형을 잡으며 복부의 수축을 유지하고 다리를 길게 뻗으며 하지의 힘을 골고루 주어 앞뒤로 가로저어 준다.

Side One Arm Plank

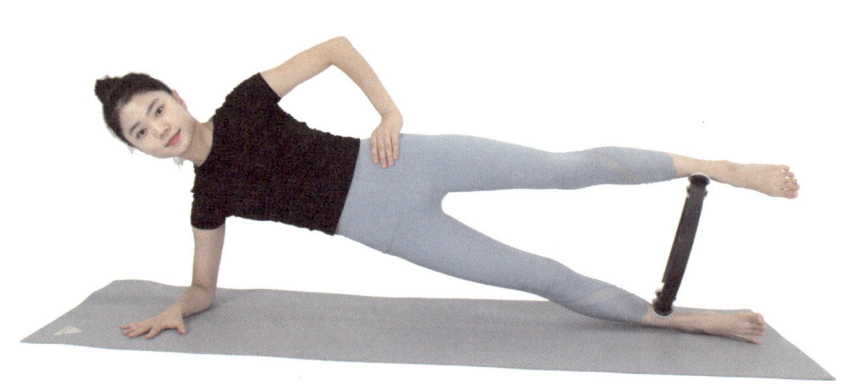

운동 목적	견갑의 안정성을 강화 및 상/하체 측면의 지구력을 향상 목적이다.

시작 자세	사이드로 누워 척추와 골반은 중립으로 두고 다리 사이에 서클링을 끼고 한쪽 팔로 지지하여 몸통을 들어 준다.

동작 설명	머리부터 발끝까지 일직선을 만들며 호흡을 유지하며 버티고 발 사이에 끼운 서클링이 빠지지 않게 내전하는 힘을 유지한다.

Tip	몸통이 흔들리지 않게 유지하고 어깨의 안정성을 유지하며 목이 떨어지지 않도록 일직선을 유지해야 하며 골반이 앞뒤로 기울지 않도록 한다.

Side One Arm Plank −Star Prep

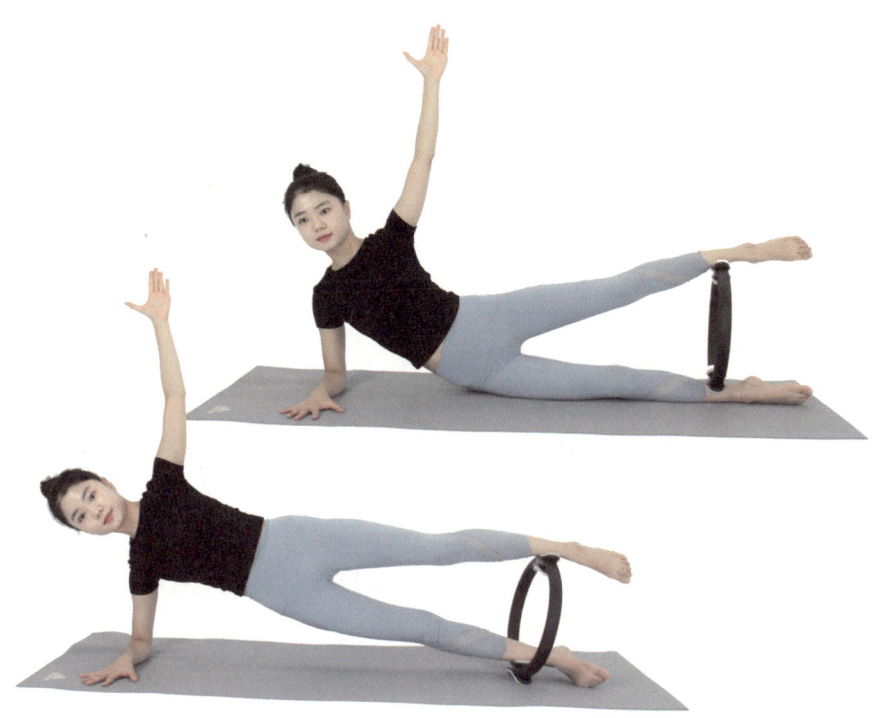

운동 목적	견갑의 안정성과 측면 둔근 강화 및 상/하체 측면의 협응력 향상 목적이다.
시작 자세	사이드로 누워 척추와 골반은 중립으로 두고 다리 사이에 서클링을 끼고 한쪽 팔로 지지하여 몸통을 들어 준다.
동작 설명	마시면서 머리부터 발끝까지 일직선을 만들고 반대쪽 손은 천장 위로 길게 뻗어내며 내쉬는 호흡에 골반을 바닥에 살짝 내려 놓는다.
Tip	몸통이 흔들리지 않게 유지한다. 어깨의 안정성을 유지하고 목이 떨어지지 않도록 일직선을 유지하며 골반이 앞뒤로 기울지 않도록 한다.

Side One Arm Plank -Star

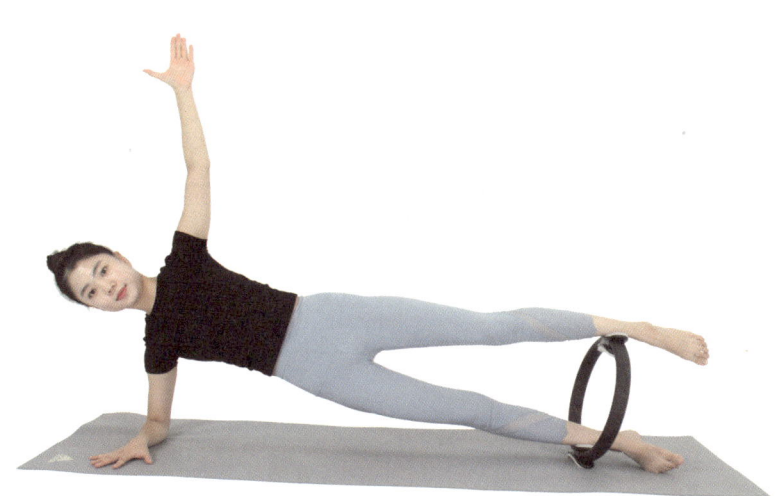

운동 목적	견갑의 안정성을 강화 및 상/하체 측면의 지구력을 향상 목적이다.
시작 자세	사이드로 누워 척추와 골반은 중립으로 두고 다리 사이에 서클링을 끼고 한쪽 팔로 지지하여 몸통을 들어 준다.
동작 설명	머리부터 발끝까지 일직선을 만들어 반대쪽 손은 천장으로 길게 뻗어주고 호흡을 유지하며 버티며 발 사이에 끼운 서클링이 빠지지 않게 내전하는 힘을 유지한다.
Tip	몸통이 흔들리지 않게 하고 어깨의 안정성을 유지하며 목이 떨어지지 않도록 일직선을 되도록 골반이 앞뒤로 기울지 않도록 한다.

Neck Extension

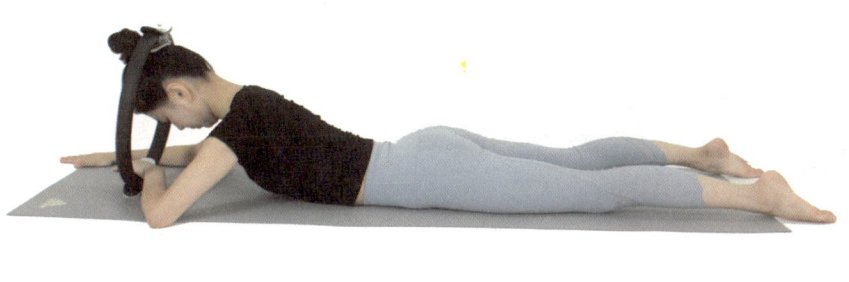

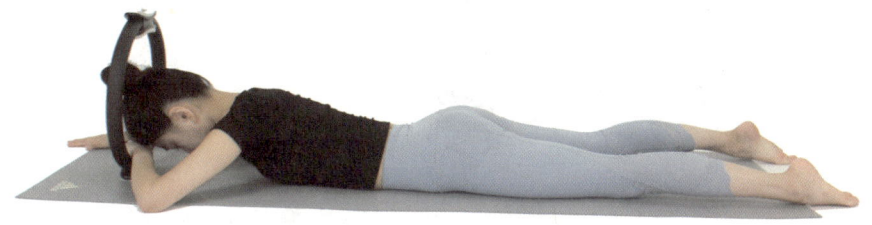

운동 목적	경추의 정렬 개선 및 지구력 향상과 기능 향상 목적이다.
시작 자세	배를 바닥에 대고 엎드린 상태에서 두 다리는 골반 너비로 벌려 발등을 바닥에 내려놓고 서클링 안쪽에 머리를 넣어서 양 팔꿈치를 바깥쪽으로 접어 손으로 서클링 손잡이를 잡고 손등을 포개어 이마를 손등에 내려 놓는다.
동작 설명	마시는 호흡에 어깨를 끌어내리며 견갑을 안정시켜 놓고 내쉬는 호흡에 뒷목을 길게 뽑으며 들어올려 뒤통수로 서클링의 반대쪽 손잡이 부분을 천장 쪽으로 밀어준다.
Tip	손바닥은 바닥을 눌러내며 견갑의 안정을 유지하고 어깨를 끌어 내리며 뒷목이 길어진다는 느낌을 유지하며 허리를 꺾으면 올라오지 않는다.

Swan Small Pulses with Leg Bent

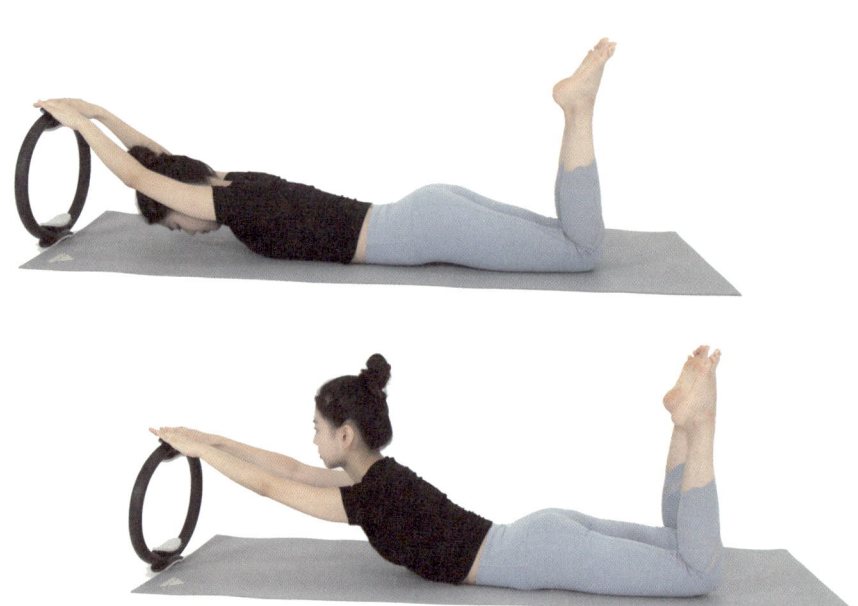

운동 목적	견갑의 안정성과 상/하체의 협응력 및 후면 근육을 강화 목적이다.
시작 자세	배를 대고 엎드린 상태에서 두 다리는 무릎을 접어 발을 붙여 놓고 무릎은 골반 너비로 벌려 놓고 상체는 살짝 들어올려 흉추를 신전한 상태에서 서클링을 세워. 양 팔을 길게 뻗어서 손바닥을 포개어 얹혀 놓는다.
동작 설명	마시면서 어깨를 끌어내려 견갑을 안정시켜 놓고 복부와 힙에 힘을 주고 내쉬는 호흡에 서클링을 손으로 살짝 눌러내며 가슴을 들어올려 흉추를 신전하며 이 때 시선이 떨어지지 않으며 경추도 같이 길게 뽑아낸다.
Tip	복부와 힙에 힘을 유지하고 귀와 어깨가 더 멀어진다고 상상하며 겨드랑이를 바닥 쪽으로 눌러내며 서클링을 누르며 가슴을 들어올려 요추가 아닌 흉추에서의 신전이 일어날 수 있게 해야 하며 요추에 압박이 심하거나 경추와 어깨에 무리가 가는 고객은 주의한다.

Swan Small Pulses

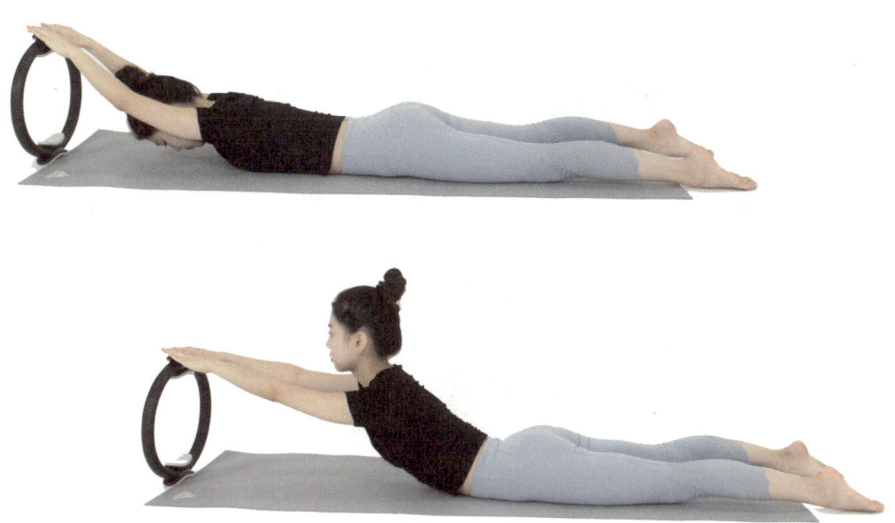

운동 목적	어깨의 움직임을 향상시키고 가슴 근육과 목의 근육을 스트레칭 하며 호흡을 개선 목적이다.
시작 자세	매트에 엎드려 서클링을 앞에 두고 양손은 서클링을 잡아주고 시선은 정면을 바라보며 서클링은 머리 방향으로 약간 기울이며 두 다리는 골반 너비로 길게 뻗어준다.
동작 설명	호흡을 마시면서 두 팔을 동시에 올려 주며 내쉬면서 두 팔을 머리 뒤로 넘겨 주고 팔을 넘기고 편안하게 5-6회 정도 호흡하며 천천히 팔을 올려 돌아온다.
Tip	팔을 위로 뻗을 때 요추 부분이 아치가 되지 않고 흉곽을 부드럽게 하려고 신경쓰며 동작을 하는 동안 목과 어깨를 편안하게 유지 하고 팔이 움직이는 동안 견관절을 편안하게 하며 충돌로 인한 통증을 느끼면 안되며 운동을 하는 동안 견갑골의 안정성과 복부 힘을 유지한다.

Swan Lift and Lower

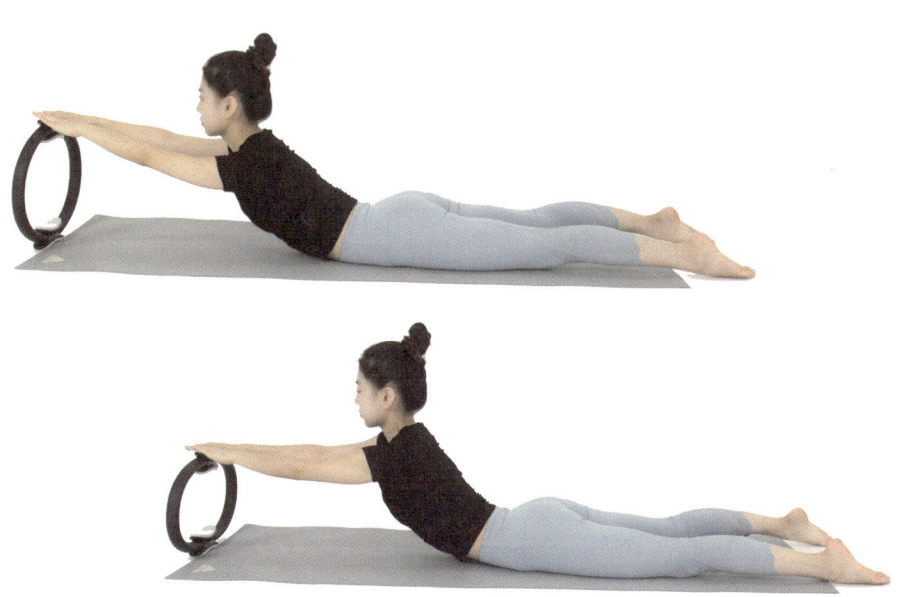

운동 목적	어깨의 움직임을 향상시키고 가슴 근육과 어깨의 안정성 강화 목적이다.
시작 자세	매트에 엎드려 서클링을 앞에 두고 양손은 서클링을 잡는다. 시선은 정면을 바라보며 두 다리는 골반 너비로 벌려 길게 뻗어준다.
동작 설명	호흡을 내쉬면서 서클링을 아래방향으로 눌러준다. 편안하게 5-6회 정도 호흡하고 마시면서 천천히 제자리로 돌아온다.
Tip	팔을 위로 뻗을 때 요추 부분이 아치가 되지 않고 흉곽을 부드럽게 하려고 신경쓰며 동작을 하는 동안 목과 어깨를 편안하게 유지 하고 팔이 움직이는 동안 견관절을 하강하여 안정화한 상태로 수행한다. 충돌로 인한 통증을 느끼면 안되고 운동을 하는 동안 견갑골의 안정성과 복부 힘을 유지한다.

Single Leg kick

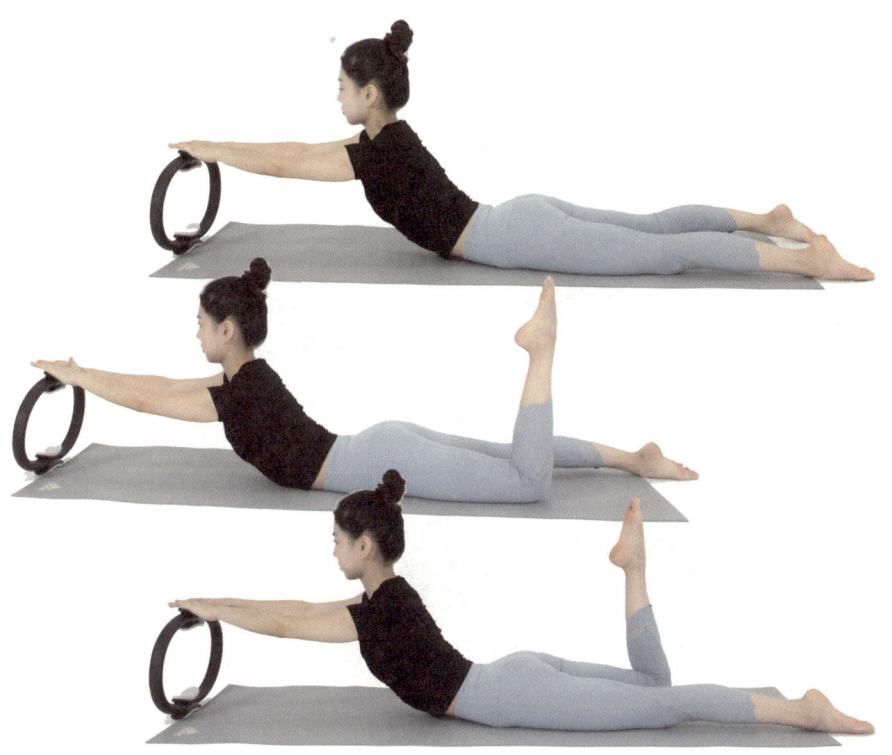

운동 목적	어깨의 안정성 및 상체의 신전 능력과 하지의 기능 향상 목적이다.
시작 자세	매트에 엎드려 서클링을 앞에 두고 양손은 서클링을 잡아주고 시선은 정면을 바라보며 서클링은 머리방향으로 약간 기울이며 두 다리는 골반 너비로 길게 뻗어준다.
동작 설명	호흡을 마시며 서클링을 가볍게 누르고 복부에 힘을 주어 치골을 바닥으로 가볍게 누르며 엉덩이에 힘을 주고 호흡을 내쉬며 상체를 들어올리고 마시면서 오른쪽 발로 뒤꿈치를 엉덩이를 향해 2번 찬다. 그리고 내쉬며 두 다리를 뻗어주고 왼쪽 다리 무릎을 굽혀 마시며 왼쪽 발로 뒤꿈치로 2번 차고 내쉬며 다리를 뻗어 제자리로 돌아온다.
Tip	ASIS 매트에서 들어주고 허리 곡선을 만들고, 이때 허리통증이 생기지 않도록 복부에 힘을 주어 치골을 눌러주고 무릎과 허벅지가 같은 라인을 유지하며 엉덩이까지 힘을 주며 어깨는 내리고 목을 길게 유지하며 다리를 움직일 때 몸이 움직이지 않도록 상체를 들어올려 균형을 잡아준다.

Double Leg Kick

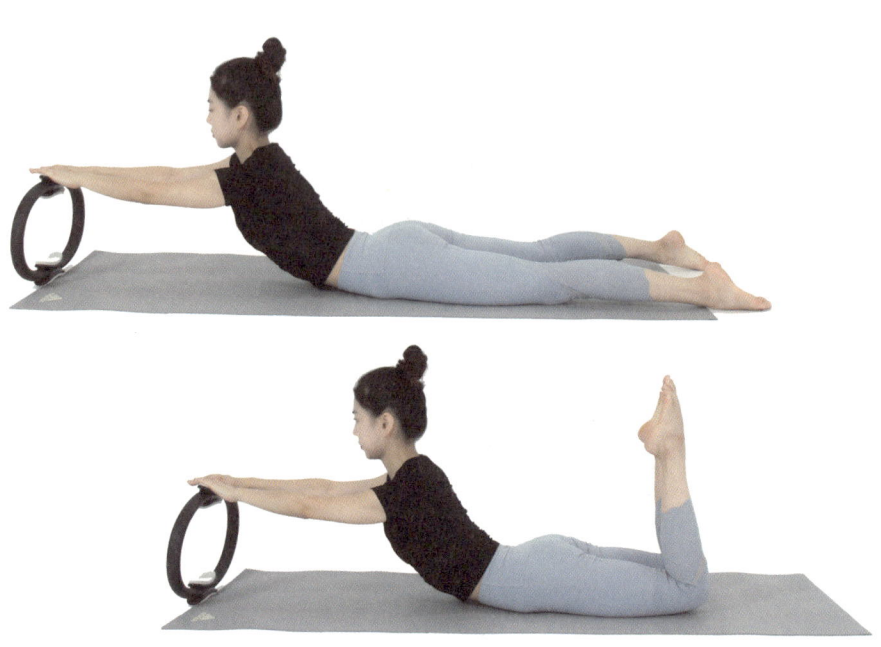

운동 목적	어깨의 안정성 및 상체의 신전 능력과 둔부와 하지의 기능 향상 목적이다.
시작 자세	매트에 엎드려 서클링을 앞에두고 양손은 서클링을 잡아주고 시선은 정면을 바라보며 서클링은 머리방향으로 약간 기울이며 두 다리는 골반 너비로 길게 뻗어준다.
동작 설명	호흡을 마시며 링을 가볍게 누르고 복부에 힘을 주어 치골을 바닥으로 가볍게 누르며 엉덩이에 힘을 주고 호흡을 내쉬며 두발 뒤꿈치를 엉덩이를 향해 3번 찬다. 그리고 호흡을 마시며 다리를 엉덩이에서 길게 뻗어 시작 자세로 돌아간다.
Tip	서클링을 누르며 동시에 두 다리의 무릎을 접어다가 상체의 힘을 빼면서 두 다리를 동시에 뻗어 주어야 한다.

Swimming Full Swimming

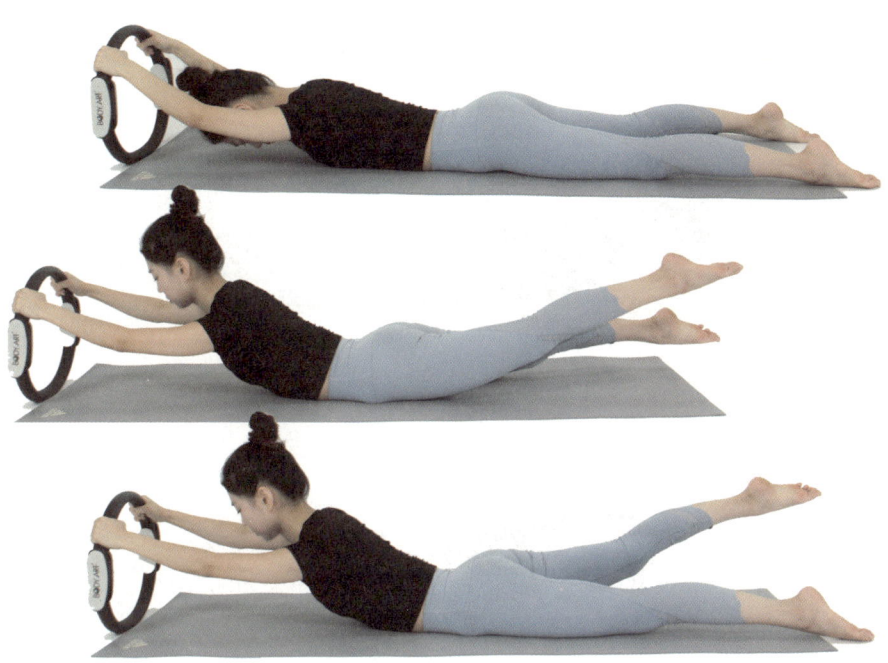

운동 목적	코어의 안정성과 다리의 움직일 때 속도와 조정력 향상이 목적이다.
시작 자세	매트에 엎드려 양손으로 서클링을 잡아 가볍게 눌러주고 두 다리는 골반 너비로 발등을 펴서 길게 뻗어주고 시선은 바닥을 바라보며 턱이 과도하게 들리지 않도록 하며 골반은 중립 자세를 취하고 견갑골은 안정화 한다.
동작 설명	호흡을 마시면서 두 다리를 바닥에서 동시에 들어올리고 내쉬면서 왼다리를 들어올리고 두 다리는 동일한 높이에서 시작하여 한 다리씩 들어올릴 때 복부 힘을 유지하여 상체 균형을 잡아주며 호흡에 맞춰 다리를 움직임을 조율한다.
Tip	치골뼈는 매트에 고정하되 척추가 너무 높게 상승되지 않도록 하고 요추부위의 척추를 사용하되 통증이 있는 경우 상체를 낮춰주며 다리와 팔은 길게 뻗어준 상태에서 복부는 척추쪽으로 당겨주고 견갑골은 안정화 하며 몸이 흔들리지 않은 상태로 리듬을 유지하며 속도를 높인다.

Y – Raise

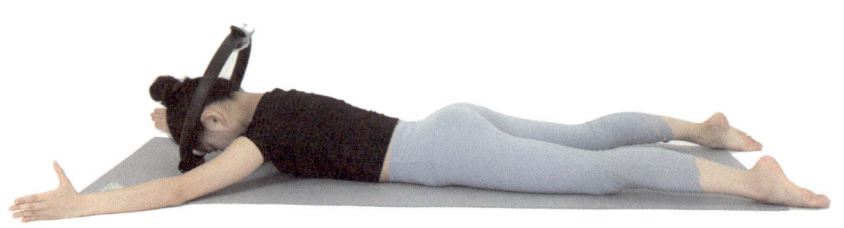

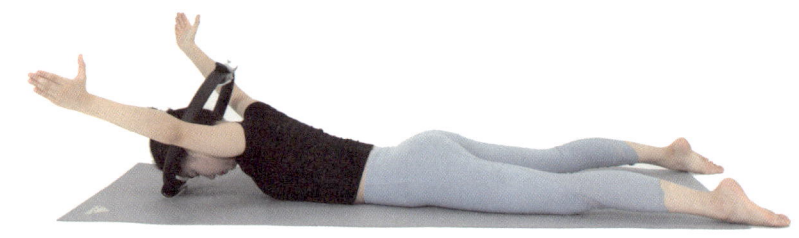

운동 목적	굽은 등, 거북목 개선과 하부 승모근의 강화, 견갑골 안정성 향상이 목적이다.
시작 자세	배를 대고 엎드린 상태에서 두 다리는 골반 너비로 벌려 놓고 이마에 서클링을 끼고 턱을 살짝 당겨 이마로 서클링을 살짝 눌러 놓고 양 팔은 Y자를 만들어 길게 뻗고 엄지손가락이 천장 쪽을 향하게 하여 바닥에 내려 놓는다.
동작 설명	마시면서 복부에 힘을 주고 내쉬는 호흡에 어깨가 올라가지 않게 주의하며 양 팔을 Y자를 유지하여 천장 쪽으로 들어 올려준다.
Tip	상승모근에 힘이 들어가지 않게 어깨를 끌어내린다. 팔꿈치가 접히지 않게 하고 복부에 힘을 풀지 않는다. 이마로 서클링을 눌러내며 경추를 안정시켜 놓는다.

W – Raise

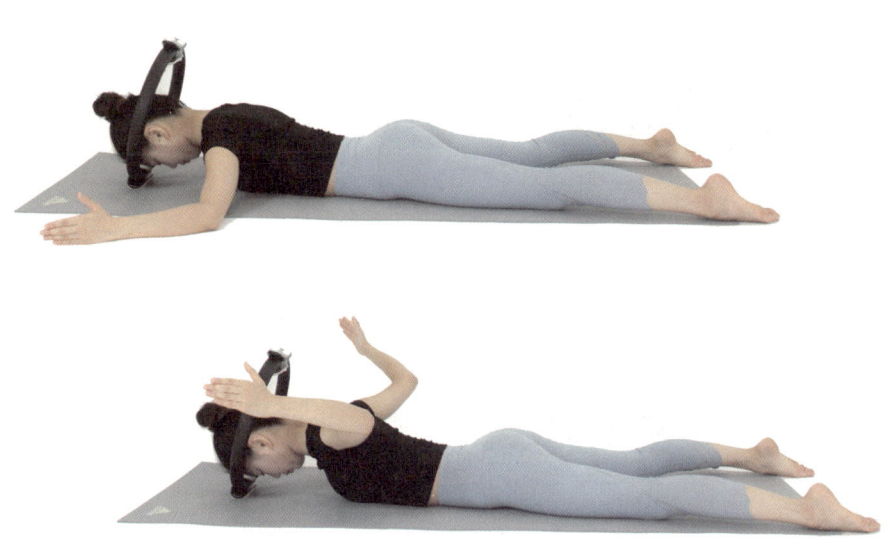

운동 목적	굽은 등, 거북목, 라운드숄더 개선과 능형근 강화 및 어깨 안정성 향상이 목적이다.
시작 자세	배를 대고 엎드린 상태에서 두 다리는 골반 너비로 벌려 놓고 이마에 서클링을 끼고 턱을 살짝 당겨 이마로 서클링을 살짝 눌러 놓고 양 팔은 팔꿈치를 접어 W자로 내려놓고 엄지손가락이 천장을 향하게 한다.
동작 설명	마시면서 서클링을 이마로 살짝 눌러내고 복부에 힘을 주고 내쉬는 호흡에 견갑골을 조이는 동시에 팔을 W형태를 유지하며 천장쪽으로 들어 올리며 이때 어깨에 과한 긴장이 들어가지 않게 주의한다.
Tip	허리가 꺾이지 않게 복부에 힘을 풀어 놓지 않고 어깨를 끌어내리며 견갑골을 조여낸다.

T – Raise

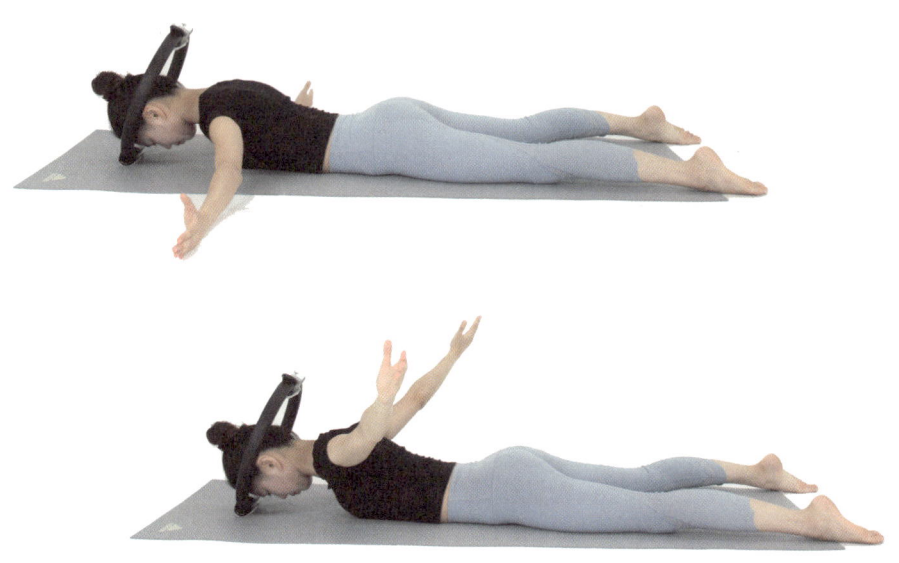

운동 목적	굽은 등. 거북목, 라운드숄더 개선과 중부 승모근 강화 및 어깨 안정성 향상이 목적이다.
시작 자세	배를 대고 엎드린 상태에서 두 다리는 골반 너비로 벌려 놓고 이마에 서클링을 끼고 턱을 살짝 당겨 이마로 서클링을 살짝 눌러 놓고 양 팔은 옆으로 길게 뻗어 T자 모양으로 만들고 엄지 손가락이 천장 쪽을 향하게 둔다.
동작 설명	마시면서 서클링을 이마로 살짝 눌러내고 복부에 힘을 주고 내쉬는 호흡에 견갑골을 조이는 동시에 팔을 T형태를 유지하며 천장 쪽으로 들어 올리며 이때 어깨에 과한 긴장이 들어가지 않게 주의한다.
Tip	허리가 꺾이지 않게 복부에 힘을 풀어 놓지 않고 어깨에 과한 긴장을 피하며 견갑골을 조여낸다.

A – Raise

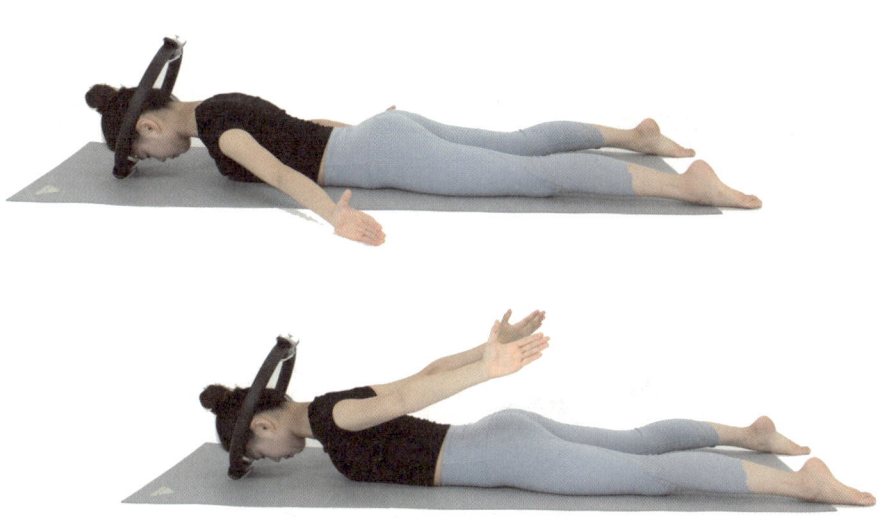

운동 목적	굽은 등, 거북목, 라운드숄더 개선과 소능형근과 어깨 안정성 향상이 목적이다.
시작 자세	배를 대고 엎드린 상태에서 두 다리는 골반 너비로 벌려 놓고 이마에 서클링을 끼고 턱을 살짝 당겨 이마로 서클링을 살짝 눌러 놓는다. 양 팔은 뒤로 뻗어 A자 모양으로 만들고 엄지 손가락이 천장 쪽을 향하게 둔다.
동작 설명	마시면서 서클링을 이마로 살짝 눌러내고 복부에 힘을 주며 내쉬는 호흡에 견갑골을 조이는 동시에 팔을 A형태로 만들며 천장위로 뻗어 올려준다.
Tip	견관절에 외회전 상태를 유지한다. 견갑을 조이는 동시에 끌어내리는 힘을 같이 주고 복부를 풀어놓지 않으며 턱이 들리지 않게 한다.

Prone Squeezes Extension

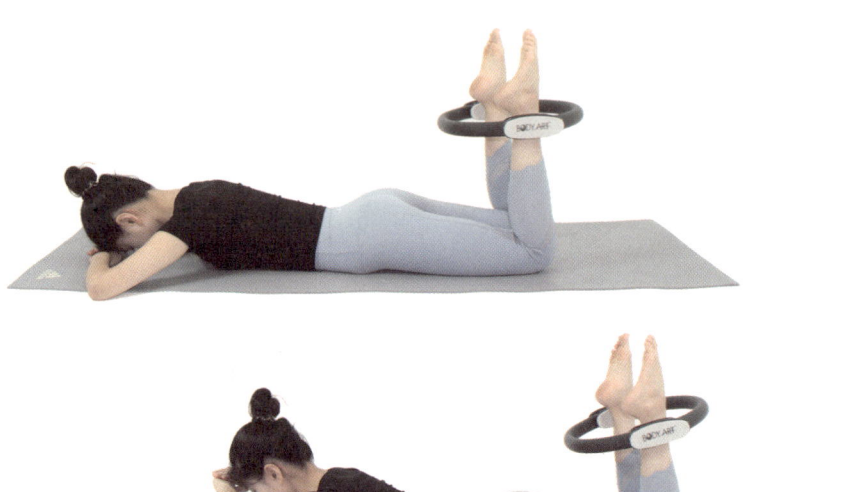

운동 목적	고관절 외회전근 및 둔부의 강화. 흉추의 신전을 통해 후면근육 활성화 목적이다.
시작 자세	배를 대고 엎드린 상태에서 양 팔꿈치를 바깥쪽으로 접어 손등을 이마에 받쳐주고 견갑을 안정시켜 놓고 두 다리는 무릎을 접어 발목 바깥쪽에 서클링을 걸어준다.
동작 설명	마시면서 서클링을 바깥쪽으로 밀어내며 둔부에 힘을 주고 복부를 수축시키고 내쉬면서 손바닥을 바닥에서 떼어 가슴을 들어 흉추에서 신전을 만든다.
Tip	견갑을 안정시켜 놓고 머리만 들어올리지 않으며 둔부에 힘이 풀리지 않게 서클링을 밀어내는 힘을 유지해야 하며 허리가 꺾이지 않게 복부에 힘을 풀지 않는다.

Prone Squeezes Legs Bent

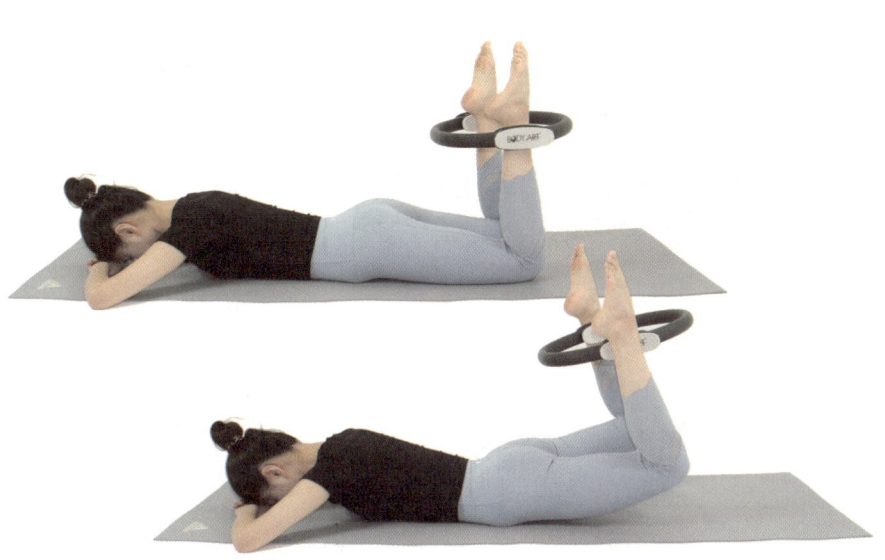

운동 목적	고관절 외회전근 및 둔부의 강화와 후면근육 활성화 목적이다.
시작 자세	매트에 엎드려 양손을 이마 밑에 포개어 두고, 견갑골안정화. 골반의 중립을 유지한 상태에서 다리는 90도로 구부려 서클링을 발목 사이에 끼고 발끝은 펴준다.
동작 설명	호흡을 마시면서 복부의 힘은 유지하고 내쉬는 숨에 무릎을 들어올려 서클링을 모아주고 마시며 위치를 유지하고 내쉬며 서클링을 모아주며 서클링을 모으는 힘은 유지하며 내쉴 때 무릎을 매트 위로 내리고 10회 반복한다.
Tip	동작하는 동안 상체는 편안하게 유지하고 어깨를 긴장시키거나 머리를 들어올리지 않으며 복부 힘은 유지하며 복부 밑에 쿠션이 있다 생각하며 허리 뒤쪽으로 과도한 곡선이 생기지 않도록 한다.

Prone Squeezes Les Straight

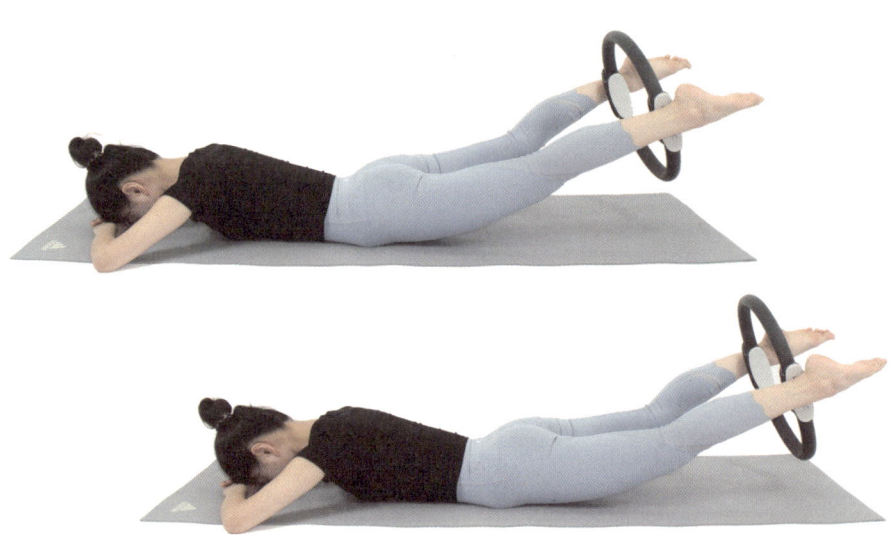

운동 목적	내전근과 고관절 외회전근 및 둔부의 강화와 후면근육 활성화 목적이다.
시작 자세	매트에 엎드려 양손을 이마 밑에 포개어 두고 견갑골은 안정화 하고 골반의 중립을 유지하며 다리는 길게 뻗어 외회전하고 바닥에서 띄운 상태에서 발목 사이에 서클링을 두고 발끝은 곧게 펴준다.
동작 설명	호흡은 반복해서 마시고 내쉬고 복부를 수축해서 올려서 매트에서 때고 서클링을 일정한 리듬으로 조여 조절하면서 동작을 반복한다.
Tip	상체를 편안하게 유지하며 복부 수축을 유지 하고 어깨를 긴장시키지않으며 머리는 들어올리지 않으며 복부 밑에 쿠션이 있다 생각하며 허리 뒤쪽으로 과도한 곡선이 생기지않도록 한다.

Hip Squeeze Arm Circle

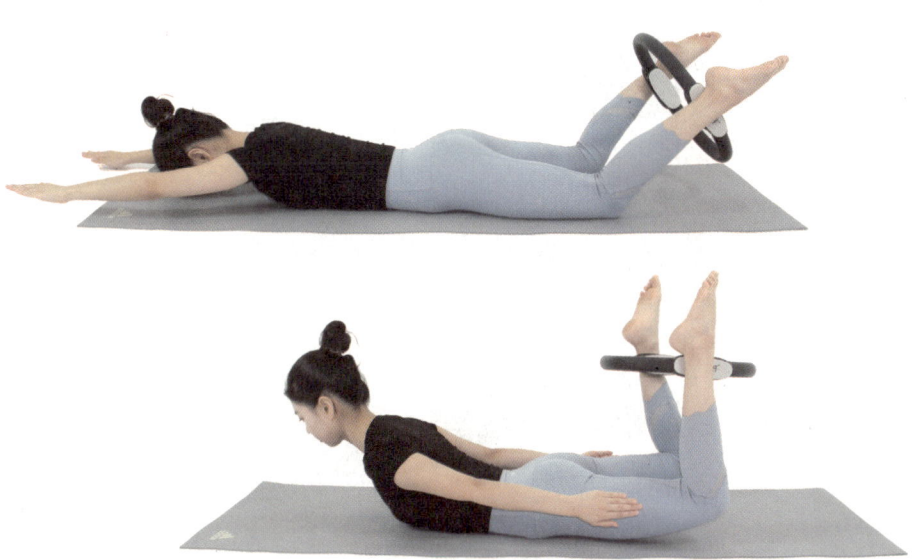

운동 목적	둔부의 강화와 흉추의 신전을 통해 굽은 등, 라운드 숄더 및 거북목 개선이 목적이다.
시작 자세	배를 대고 엎드린 상태에서 이마가 바닥을 향하게 뒷목을 길게 뽑고 다리사이에는 서클링을 끼고 양팔을 머리 위로 길게 뻗어 놓는다.
동작 설명	마시면서 복부에 힘을 주고 내쉬는 호흡에 두 다리를 접어내는 동시에 양손을 골반 옆으로 가져와 길게 뻗어내며 견갑을 조여내고, 다리로는 서클이 빠지지 않게 조여내며 둔근에 힘을 준다.
Tip	턱이 들리거나 뒷목에 과한 신전을 피한다. 허리가 꺾이지 않고 가슴을 들어 올리고 견갑을 조여내는 동시에 어깨를 끌어내리며 겨드랑이를 끌어 내리는 느낌을 주며 복부와 엉덩이는 힘을 풀어 놓지 않는다.

Push Up (Out)

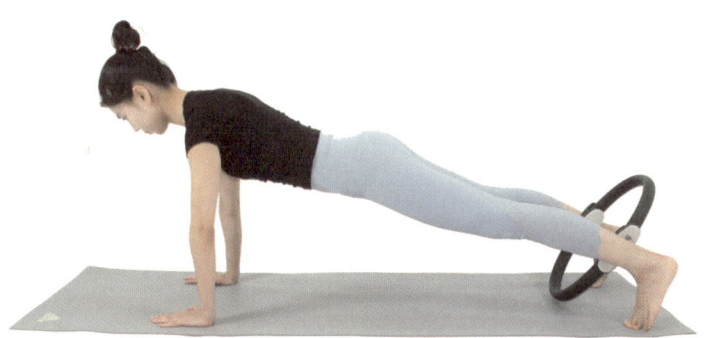

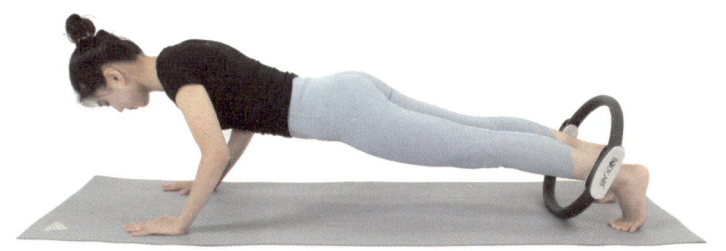

운동 목적	복부와 코어, 견갑의 안정화와 고관절 외회전근 및 상체의 근력 강화 목적이다.
시작 자세	골반과 척추를 중립으로 두고 다리를 평행하게 뻗어서 서클링을 발목 바깥쪽에 걸어주고 살짝 밀어내는 힘을 유지하며 팔은 어깨 아래에 놓고 견갑골을 안정시켜 놓고 머리부터 발끝까지 일직선을 유지한다.
동작 설명	마시면서 척추와 골반의 중립을 유지하며 팔꿈치를 접어 주고 내쉬면서 팔꿈치를 펴서 제자리로 돌아온다.
Tip	견갑골의 안정화와 척추 골반의 중립을 유지하며 서클링을 밀어내어 외전하는 힘을 주며 하체를 유지하며 실시한다.

Push Up (In)

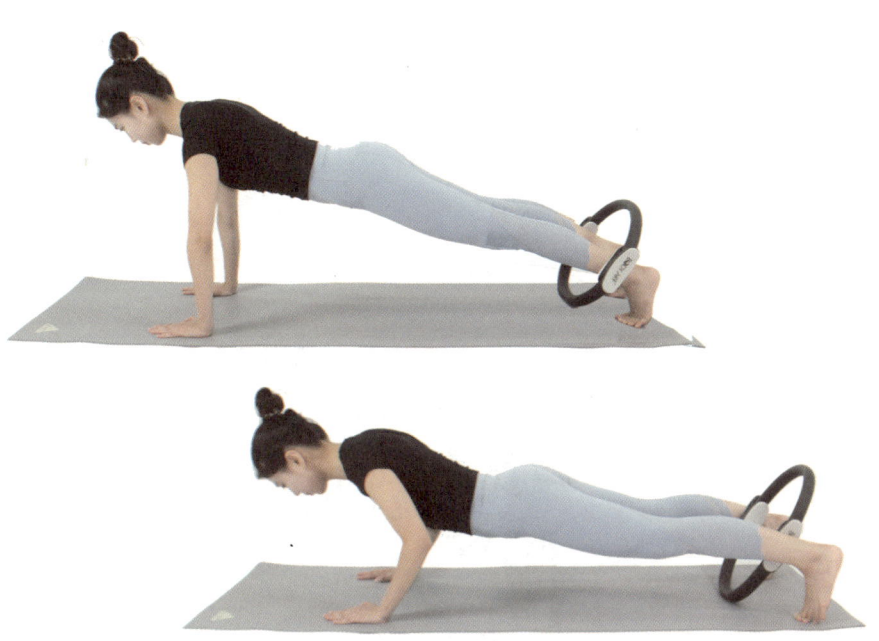

운동 목적	복부와 코어, 견갑의 안정화와 내전근 및 상체의 근력을 강화 목적이다.
시작 자세	골반과 척추를 중립으로 두고 다리를 평행하게 뻗어서 서클링을 발목 안쪽에 껴주고 살짝 조여내는 힘을 유지하고, 팔은 어깨 아래에 놓고 견갑골을 안정시켜 놓으며 머리부터 발끝까지 일직선을 유지한다.
동작 설명	마시면서 척추와 골반의 중립을 유지하며 팔꿈치를 접어주며 내쉬면서 팔꿈치를 펴서 제자리로 돌아온다.
Tip	견갑골의 안정화와 척추 골반의 중립을 유지하며 서클링을 모아주며 내전하는 힘을 주며 하체를 유지하며 실시한다.

Kneeling Press

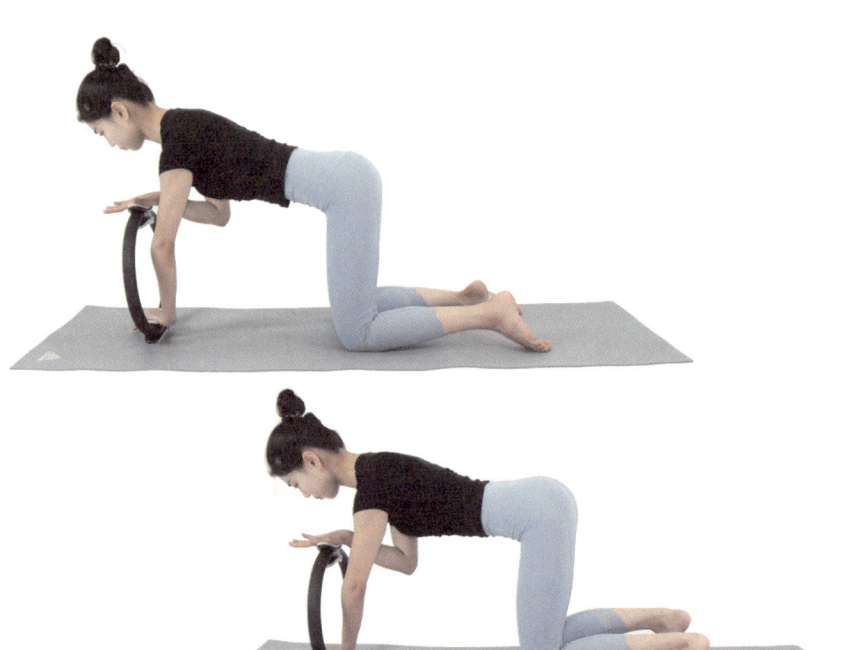

운동 목적	골반과 견갑의 안정성, 복부 코어를 강화 목적이다.
시작 자세	골반과 척추는 중립을 유지하고 어깨 아래 바닥에 서클링을 두고 한 손은 팔꿈치를 접어서 서클링 위에, 한 손은 팔꿈치를 펴서 서클링 아래에 얹혀 놓고 무릎은 고관절 바로 밑에 두고 발가락을 꺾어서 네발기기 자세를 유지한다.
동작 설명	마시는 호흡에 복부를 수축하고 내쉬는 호흡에 손바닥으로 서클링을 살짝 눌러내며 척추와 골반을 중립상태를 유지하여 무릎을 바닥에서 5CM정도 들어 올린다.
Tip	척추와 골반의 중립이 무너지지 않게 복부에 힘을 풀지 않으며 견갑의 안정화를 유지한다. 경추의 중립을 유지한다.

Kneeling Press Own Leg Raise

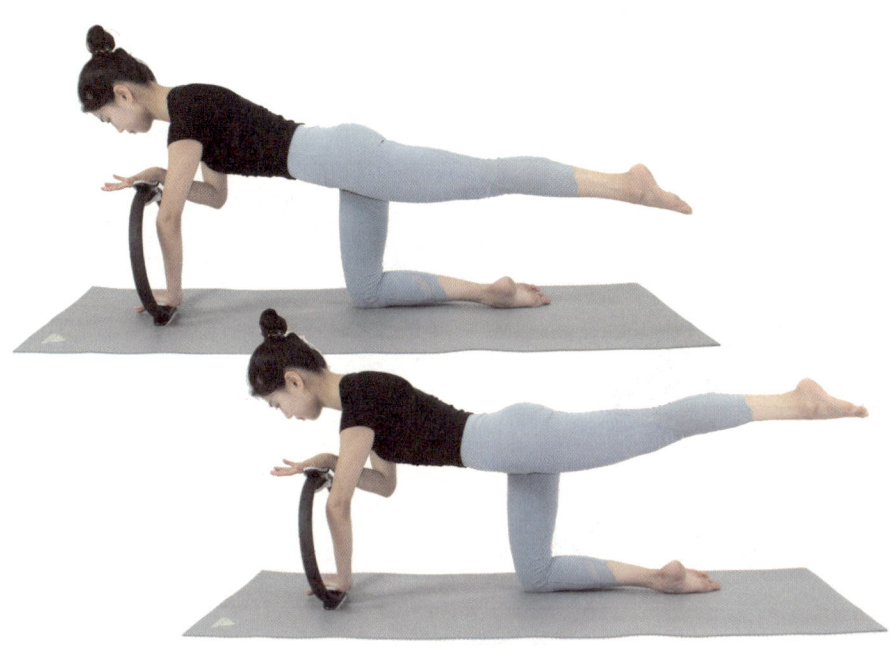

운동 목적	상/하체의 협응력 및 골반과 견갑의 안정성, 복부 코어를 강화 목적이다.
시작 자세	골반과 척추는 중립을 유지하고 어깨 아래 바닥에 서클링을 두고 한 손은 팔꿈치를 접어서 서클링 위에, 한 손은 팔꿈치를 펴서 서클링 아래에 얹혀 놓고 무릎은 고관절 바로 밑에 두고 네발기기 자세를 유지한다.
동작 설명	내쉬는 호흡에 척추 골반의 중립을 유지하며 서클링에 얹혀져 있는 손의 반대 다리를 무릎을 신전 하며 천장 쪽으로 길게 뻗으며 이 때 견갑의 안정을 유지한 상태로 서클을 손으로 살짝 눌러내며 마시며 제자리로 돌아온다.
Tip	척추와 골반의 중립이 무너지지 않게 유지하고 뻗은 다리는 엉덩이 높이 까지만 들며 경추의 중립을 유지해야 하며 복부의 수축이 풀리지 않게 하고 견갑의 안정을 유지한다.

Kneeling Side Press

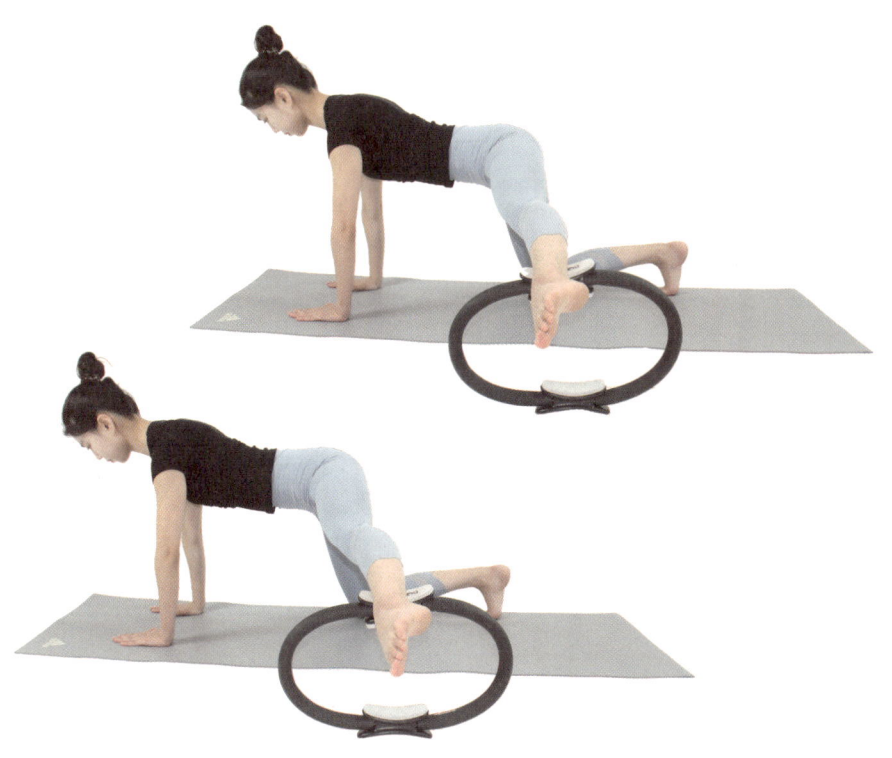

운동 목적	견갑골과 코어의 안정성, 하지의 내전근과 조정력 향상이 목적이다.
시작 자세	척추와 골반을 중립으로 둔 상태에서 양 손은 어깨 아래에 두고 고관절 바로 아래에 무릎을 두고 네발기기 자세를 만든다. 한쪽 다리는 외전하여 발목 안쪽에 서클링을 놓아준다.
동작 설명	마시면서 복부를 수축하고 견갑의 안정화를 유지하고 내쉬는 호흡에 골반이 흔들리지 않는 범위에서 허벅지 안쪽의 힘으로 서클링을 누르며 내전하는 힘을 준다.
Tip	골반이 한쪽으로 빠지지 않게 중립을 유지하고 경추와 척추의 중립을 유지하며 견갑의 안정화를 유지하고, 고관절의 가동범위가 제한되는 고객은 범위를 적게 하거나 스트레칭을 우선으로 하며 손목 통증 호소하는 고객은 주의한다.

Tall Kneeling Press with Rotation

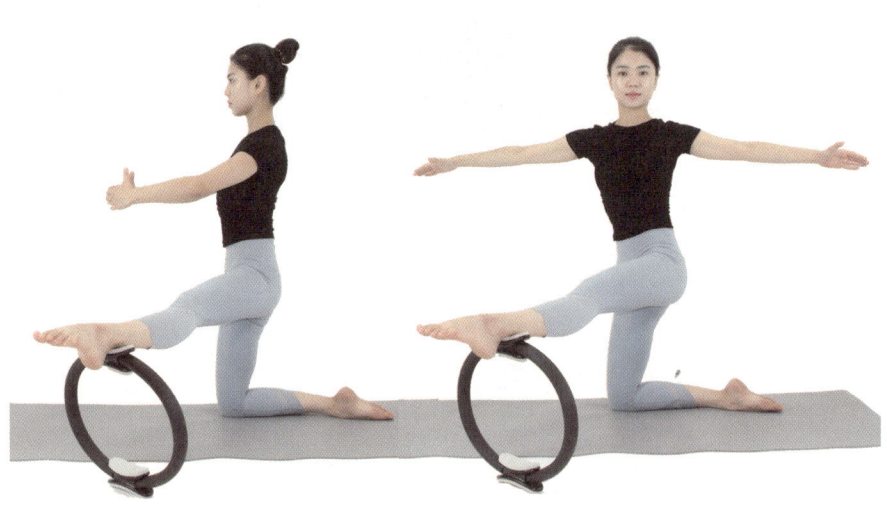

운동 목적	코어와 골반의 안정성, 흉추의 가동성 및 하체 내전근의 힘 강화 목적이다.
시작 자세	두 무릎을 구부린 상태에서 척추 골반을 중립으로 두고 한 다리를 사선으로 길게 뻗어 발목 바깥쪽에 서클링을 두고 양팔은 큰 통나무를 안고있다고 생각하며 가슴 앞으로 동그랗게 감싸 놓는다.
동작 설명	마시면서 척추를 길게 뽑고 내쉬면서 골반이 흔들리지 않게 내전근의 힘으로 서클링을 눌러주고, 동시에 양팔을 옆으로 길게 뻗으며, 흉추를 서클링이 있는 방향으로 회전 시켜준다.
Tip	양 옆구리가 찌그러지지 않게 척추를 길게 뽑아내며 골반의 중립이 무너지지 않게 유지하고, 복부의 수축한 상태에서 흉추를 회전 할 때 골반이 따라가지 않아야 한다.

Standing Press in Front

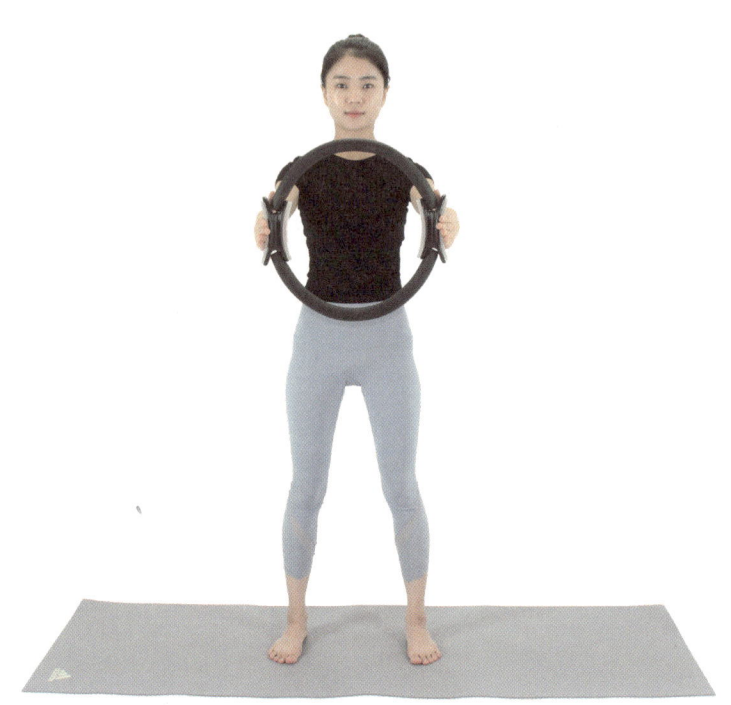

운동 목적	코어의 안정성과 어깨와 가슴 근육 강화 목적이다.
시작 자세	다리는 골반 너비에 두고 두발은 11자로 서서 서클링을 잡은 두 팔은 앞으로 길게 뻗어주고 무릎은 뒤로 밀리지 않도록 쌀짝 굽혀주고 척추와 골반은 중립에 두고 견갑골은 안정화 한다.
동작 설명	호흡을 내쉬면서 앞으로 뻗어 있는 두 손은 서클링을 모아주고, 마시며 힘을 빼고 호흡을 하면서 반복한다.
Tip	척추는 길게 유지하며 목의 근육은 긴장을 풀어 주며 팔은 앞으로 곧게 뻗어 어깨 높이를 유지한다.

Standing Press The Magic Crown

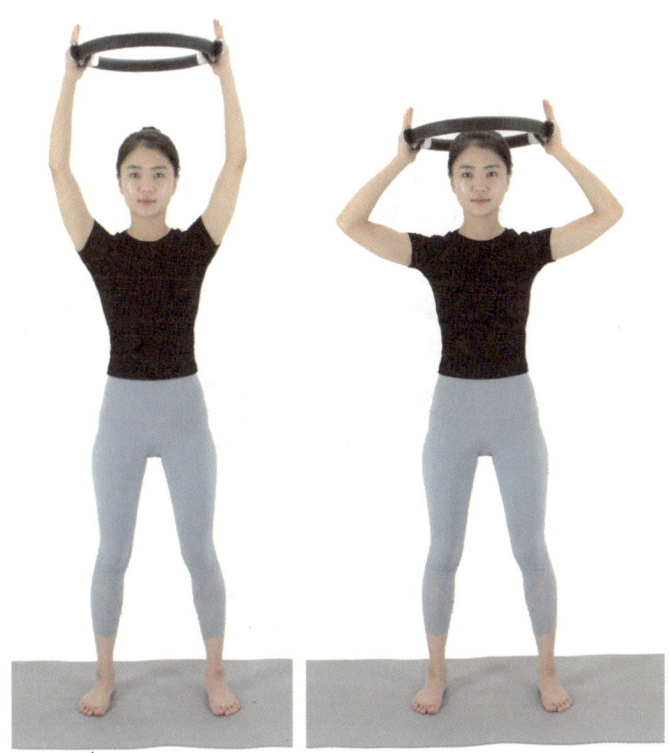

운동 목적	어깨의 근육을 강화하고 견갑골과 코어의 안정성 향상 목적이다.
시작 자세	두발은 골반 너비로 서서 서클링을 잡은 두 손은 머리위로 올려 팔꿈치를 접어 주고 척추와 골반은 중립자세를 유지하며 견갑골을 안정화하여 어깨는 상승되지 않도록 한다.
동작 설명	호흡을 마시며 척추를 길게 하고 양손으로 서클링을 가볍게 모아주고 호흡을 내쉬며 견갑골의 안정화를 유지하며 왕관을 벗듯이 두 팔을 천장으로 뻗어 서클링을 밀어 올리며 마시며 시작자세로 돌아온다.
Tip	척추는 길게 유지하며 목의 긴장은 풀어주고 서클링을 움직일 때 몸에서부터 길어질 수 있도록 균형을 유지한다

Standing Press Extension with Bend

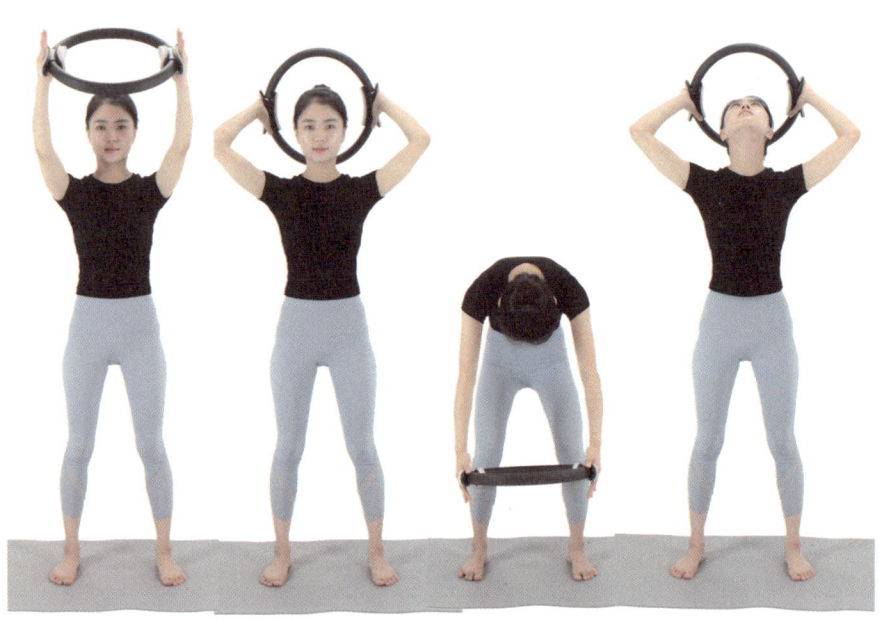

운동 목적	어깨 근육의 강화와 견갑의 안정성과 동시에 척추의 굴곡과 신전 및 척추의 유연성 향상 목적이다.
시작 자세	두 다리는 골반 너비로 벌리고 서클링을 두 손으로 잡고 머리 위로 팔을 뻗어 무릎, 척추 및 골반을 중립, 견갑골은 안정화 한다.
동작 설명	마시면서 척추를 길게 세워 복부의 힘을 유지하고 손으로 서클링을 살짝 눌러내며 견갑을 안정시키며 내쉬면서 양 팔꿈치를 바깥쪽으로 벌리며 서클링을 머리 뒤로 보내주고 마시면서 양팔을 길게 뻗어내며 상체를 앞으로 굴곡시켜 바닥을 바라본다. 다시 내쉬는 호흡에 상체를 일으켜 세우고 팔을 머리 뒤로 접어주며 천장을 바라보는 동시에 흉추를 신전 시킨다.
Tip	어깨가 올라가지 않게 견갑의 안정을 유지한다. 척추를 길게 세우며 복부의 힘이 풀리지 않게 하고 척추를 굴곡시켜 앞으로 상체를 뻗을 때 엉덩이가 뒤로 과하게 빠지지 않게 주의하며 흉추의 신전 시 요추에서 꺾이지 않게 주의한다.

Side Bend

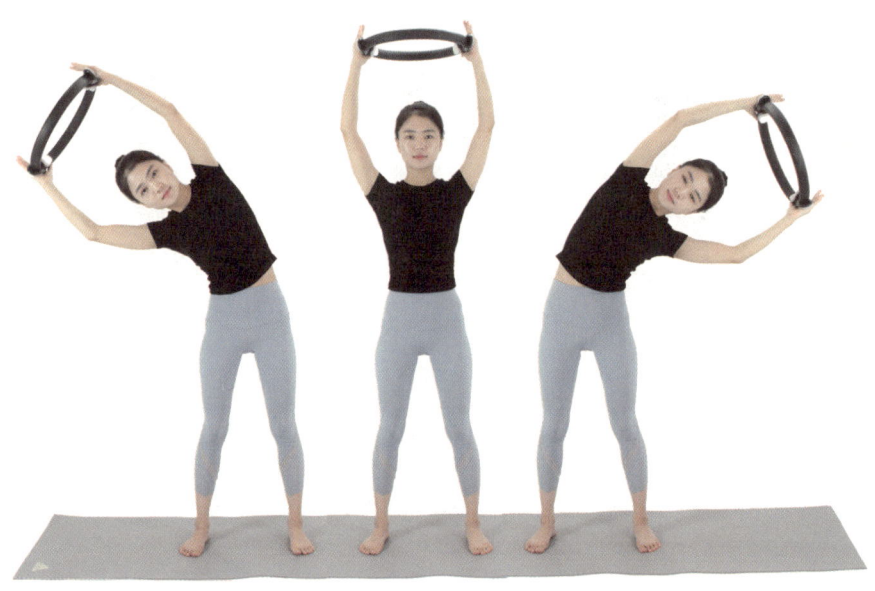

운동 목적	견갑을 안정시키고 척추를 측면 굴곡하여 옆구리 스트레칭 목적이다.
시작 자세	두 다리는 골반 너비로 벌리고 서클링을 두 손으로 잡고 머리 위로 팔을 뻗어 무릎, 척추 및 골반을 중립, 견갑골은 안정화 한다.
동작 설명	마시면서 서클링을 두손으로 살짝 눌러내고 척추를 길게 뽑으며 내쉬면서 복부를 수축하며 척추를 측면 굴곡 하여 반대쪽 옆구리를 길게 늘려주고 마시며 제자리로 돌아오고 내쉬며 반대쪽도 옆구리를 길게 늘려준다.
Tip	측면 굴곡시 골반이 한쪽으로 빠지지 않게 중립을 유지하고 어깨가 올라가지 않게 견갑의 안정을 유지하며 몸통이 기울지 않게 척추의 중립을 유지한다.

Standing Press Front Raise

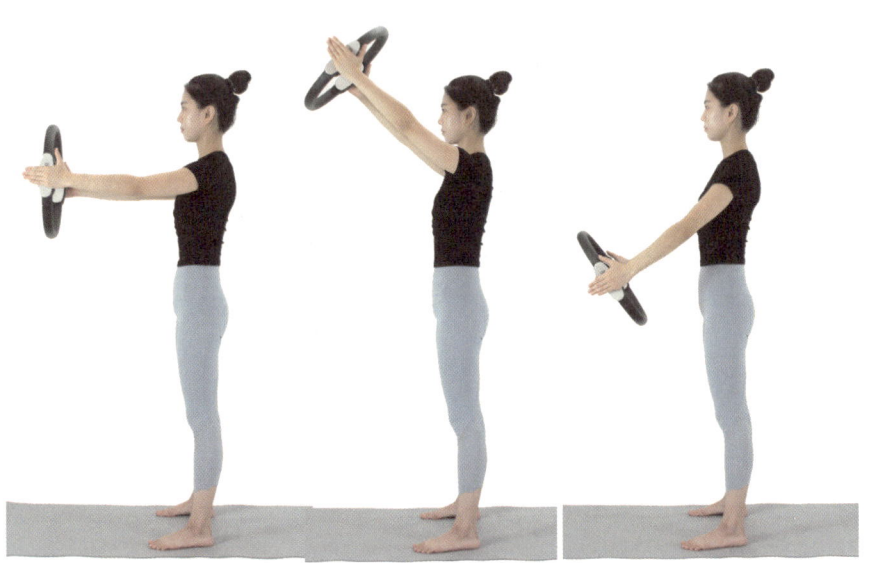

운동 목적	견갑을 안정화 하고 어깨 관절의 가동성을 증가시켜 주변 근육 강화 목적이다.
시작 자세	두 다리는 골반 너비로 벌리고 서클링을 두 손으로 잡고 가슴 앞으로 팔을 뻗어 무릎, 척추 및 골반을 중립, 견갑골은 안정화 한다.
동작 설명	마시면서 서클링을 살짝 눌러내어 견갑골의 안정을 유지하고 견관절(어깨관절)을 들어올려 머리 위로 뻗고 내쉬는 호흡에 팔을 길게 뻗어 견관절을 내린다.
Tip	척추 골반의 중립을 유지한다. 견갑골의 안정화를 유지하며 견관절에서의 움직임에 집중하고 상승모근의 개입을 최소화 한다.

Standing Pull Front Over Head

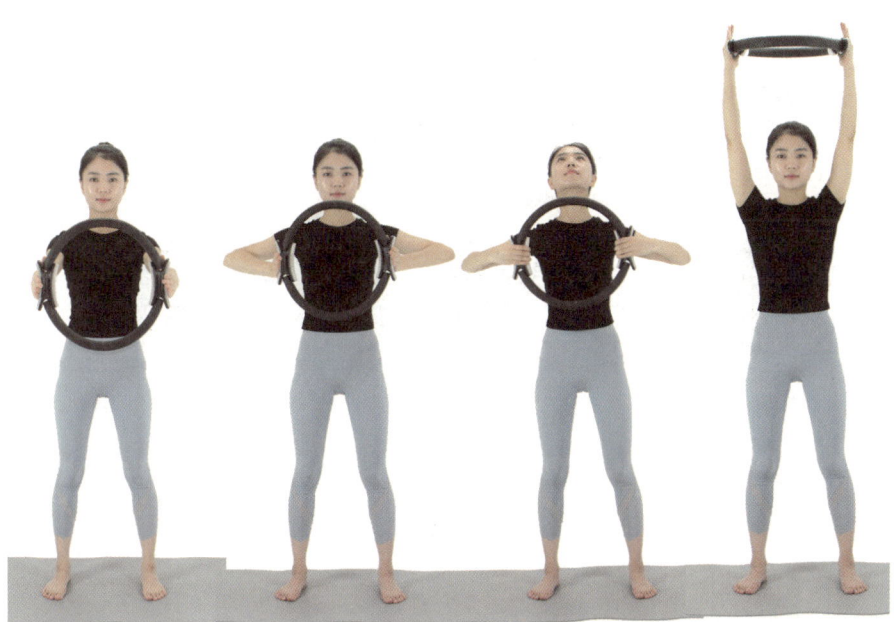

운동 목적	견갑을 안정화 및 가슴과 어깨 근육을 강화 목적이다.
시작 자세	두 다리는 골반 너비로 벌리고 서클링을 두 손으로 잡고 가슴 앞으로 팔을 뻗어 무릎, 척추 및 골반을 중립, 견갑골은 안정화 한다.
동작 설명	마시면서 서클링을 양손으로 벌려내고 가슴을 활짝펴 팔꿈치를 접으며 가슴 앞으로 서클링을 가져오고 내쉬면서 팔꿈치를 펴내며 양팔을 천장으로 뻗어준다.
Tip	척추 골반의 중립을 유지한다. 복부의 수축을 유지하며 견갑의 안정화를 유지한다.

Side Bend and Twist

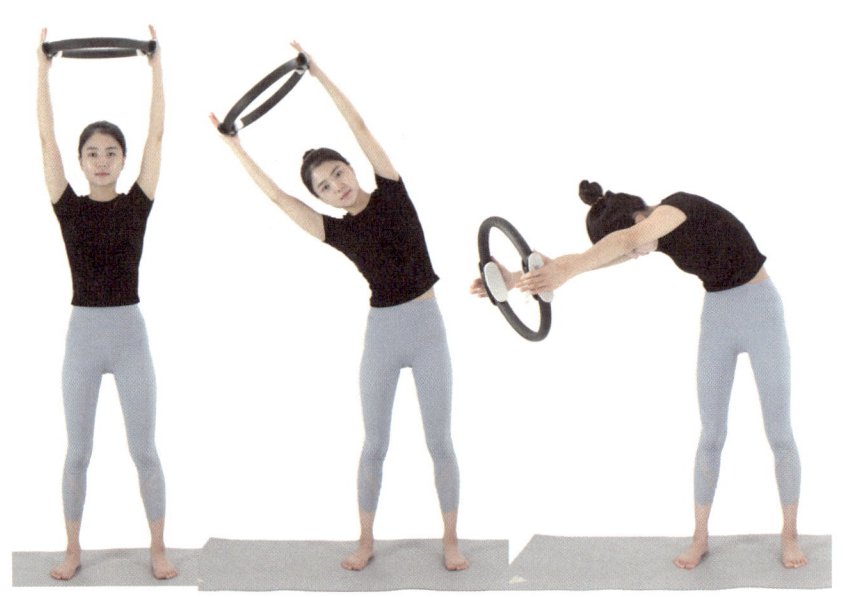

운동 목적	견갑을 안정화 하고 척추의 측면움직임과 회전 움직임을 통해 복부 코어의 강화 목적이다.
시작 자세	두 다리는 골반 너비로 벌리고 서클링을 두 손으로 잡고 머리 위로 팔을 뻗어 무릎, 척추 및 골반을 중립, 견갑골은 안정화 한다.
동작 설명	마시면서 척추를 길게 세우며 복부를 수축하여 측면 굴곡 시키며 내쉬면서 측면 굴곡 상태에서 흉추를 회전 하여 바닥을 바라보고 마시면서 정면을 바라보고 내쉬며 제자리로 돌아온다.
Tip	몸통이 기울지 않게 척추와 골반의 중립을 유지 한 상태에서 측면 굴곡 하고 견갑의 안정을 유지하며 흉추를 회전 할 때 요추와 골반은 틀어지지 않게 중립을 유지한다.

Standing Press and Single Leg Balance

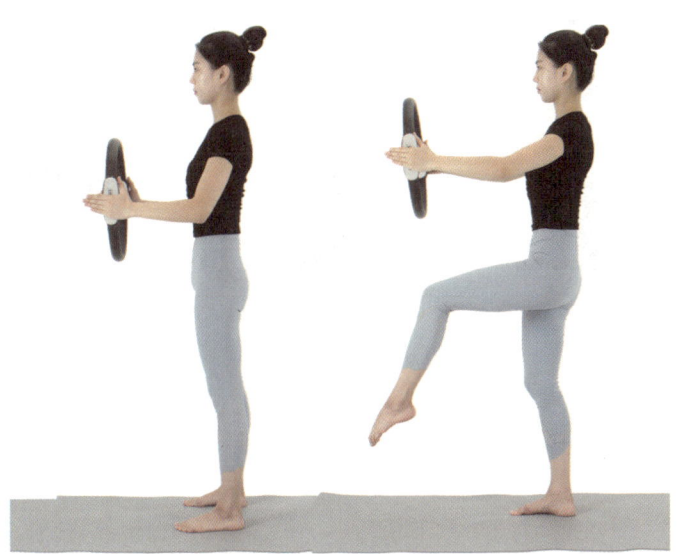

운동 목적	견갑을 안정화 하고 한 다리로 밸런스를 잡아 코어와 둔근의 지구력 강화 목적이다.
시작 자세	두 다리를 골반너비로 벌리고 두 손으로 서클링을 잡아 가슴 앞으로 뻗어내고 척추와 골반을 중립으로 두고 견갑을 안정시켜 놓는다.
동작 설명	마시면서 척추를 길게 세워 두 손으로 서클링을 눌러내고 고관절을 굴곡하여 무릎을 직각으로 들어 올리고 내쉬면서 척추와 골반의 중립을 유지하며 다리를 내려 놓는다.
Tip	다리를 들어 올릴 때 척추와 골반의 중립을 유지하고 어깨가 올라가지 않게 견갑의 안정을 유지하며 복부의 수축을 유지한다.

Standing Press and Walking

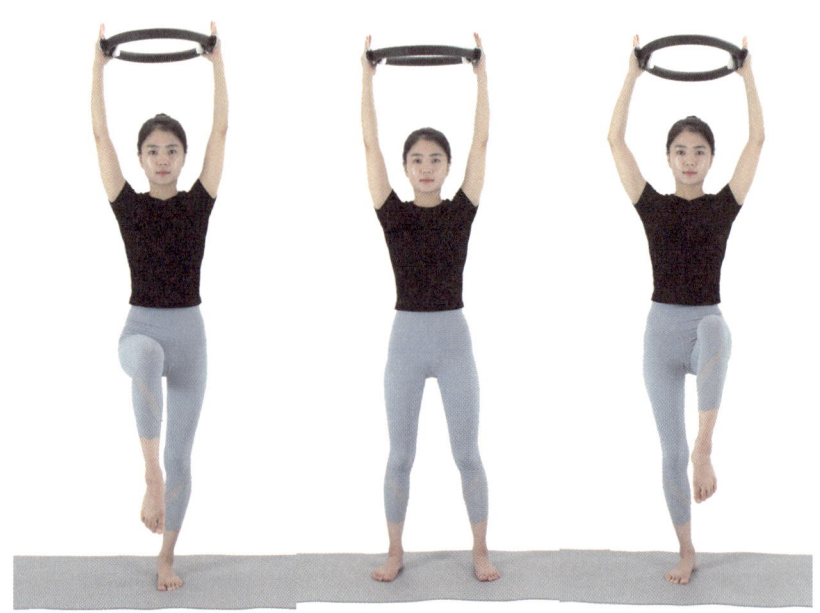

운동 목적	견갑을 안정화 하고 한 다리로 밸런스를 잡아 코어와 둔근의 지구력 강화 목적이다.
시작 자세	두 다리를 골반너비로 벌리고 두 손으로 서클링을 잡아 머리 위로 뻗어내며 척추와 골반을 중립으로 두고 견갑을 안정시켜 놓는다.
동작 설명	마시면서 척추를 길게 세워 두 손으로 서클링을 눌러내고 고관절을 굴곡하여 무릎을 직각으로 들어 올리며 내쉬면서 척추와 골반의 중립을 유지하며 다리를 내려 놓고 마시며 반대쪽 다리를 들어 올리고 내쉬며 제자리로 돌아온다.
Tip	다리를 들어 올릴 때 척추와 골반의 중립을 유지하고 어깨가 올라가지 않게 견갑의 안정을 유지하며 복부의 수축을 유지한 상태에서 무릎 관절 통증, 어깨 통증, 요추에서의 보상패턴이 일어나는 고객은 주의한다.

Standing Press and Single Leg Balance Front Raise

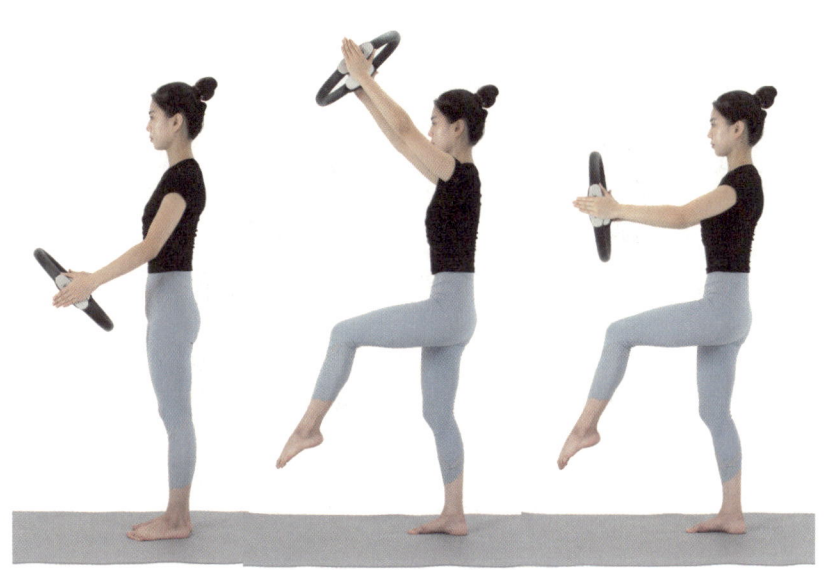

운동 목적	견갑을 안정화 하고 한 다리로 밸런스를 잡아 코어와 둔근의 지구력 강화 목적이다.
시작 자세	두 다리를 골반너비로 벌리고 두 손으로 서클링을 잡아 골반 앞으로 뻗어내며 척추와 골반을 중립으로 두고 견갑을 안정시켜 놓는다.
동작 설명	마시면서 양 손으로 서클링을 눌러내어 견갑을 안정시키고 척추, 골반을 중립으로 유지한 상태에서 한 다리를 고관절 굴곡하여 무릎을 직각으로 들어 올리고 내쉬면서 다리는 고정 한 상태에서 양 팔만 가슴 앞으로 뻗어내며 견갑을 안정 시킨다.
Tip	다리를 들어 올릴 때 척추와 골반의 중립을 유지한다. 어깨가 올라가지 않게 견갑의 안정을 유지하고 복부의 수축을 유지한다.

Standing Press Hinge

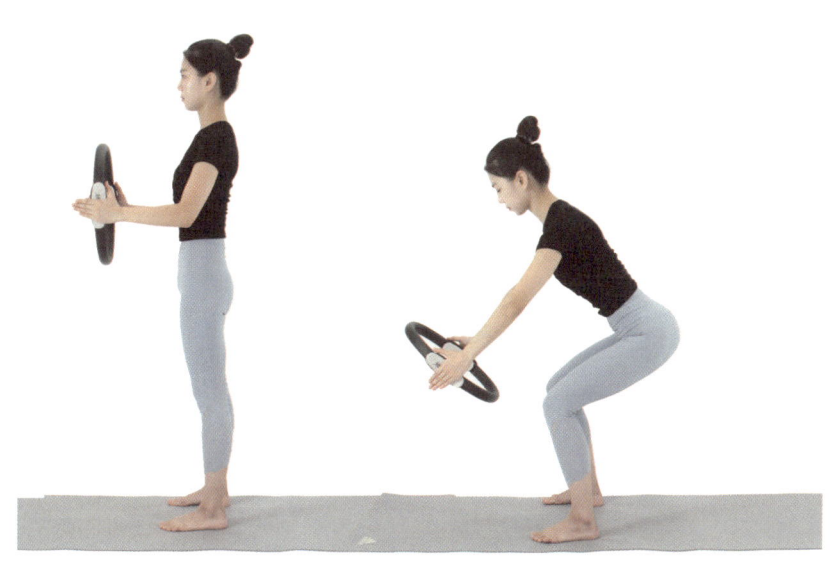

운동 목적	견갑을 안정화 하고 복부 코어와 둔근 및 하체의 지구력 강화 목적이다.
시작 자세	두 다리를 골반너비로 벌리고 척추와 골반을 중립으로 두고 두 손으로 서클링을 잡아 팔꿈치를 접어서 가슴 앞으로 가져오고 살짝 눌러내며 견갑을 안정시켜 놓는다.
동작 설명	내쉬는 호흡에 양 팔꿈치를 펴내며 고관절과 무릎을 접어서 엉덩이를 뒤로 빼며 앉고 마시며 제자리로 돌아온다.
Tip	견갑의 안정화를 유지하며 척추와 골반의 중립을 유지하고 무릎이 모아지거나 벌어지지 않게 한다.

Standing Press Hinge and Pront Raise

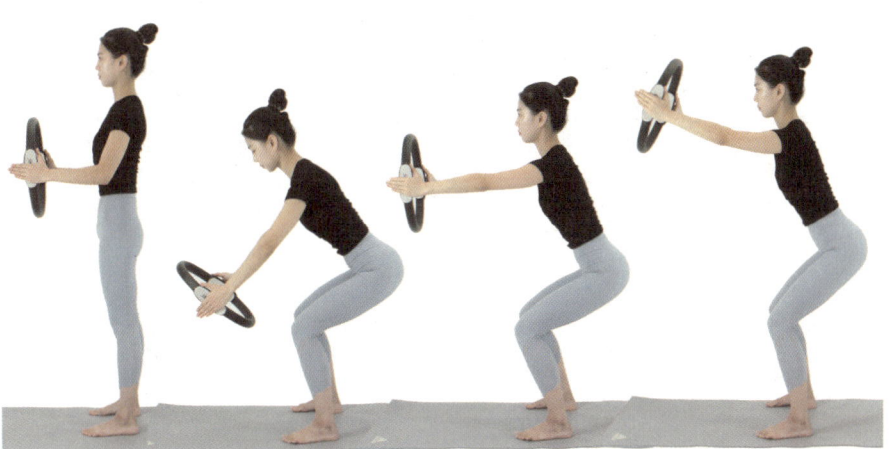

운동 목적	견갑을 안정화 하고 복부 코어와 둔근, 하체의 지구력 강화 목적이다.
시작 자세	두 다리를 골반너비로 벌리고 척추와 골반을 중립으로 두고 두 손으로 서클링을 잡아 팔꿈치를 접어서 가슴 앞으로 가져오고 살짝 눌러내며 견갑을 안정시켜 놓는다.
동작 설명	내쉬는 호흡에 척추의 중립을 유지한 상태에서 고관절과 무릎을 접으며 엉덩이를 뒤로 빼서 앉고 양 팔을 사선아래 방향으로 길게 뻗어주며 마시면서 하체는 고정한 상태에서 고관절을 펴며 척추를 곧게 세워 시선은 정면을 바라보고 내쉬면서 상,하체를 고정한 상태에서 팔만 천장으로 뻗어준다.
Tip	견갑의 안정을 유지하고 무릎이 모아지거나 벌어지지 않고 척추의 중립이 무너지지 않는 상태에서 동작을 하며 복부와 둔근, 허벅지에 힘을 유지한다.

Standing Press and Twist Squat

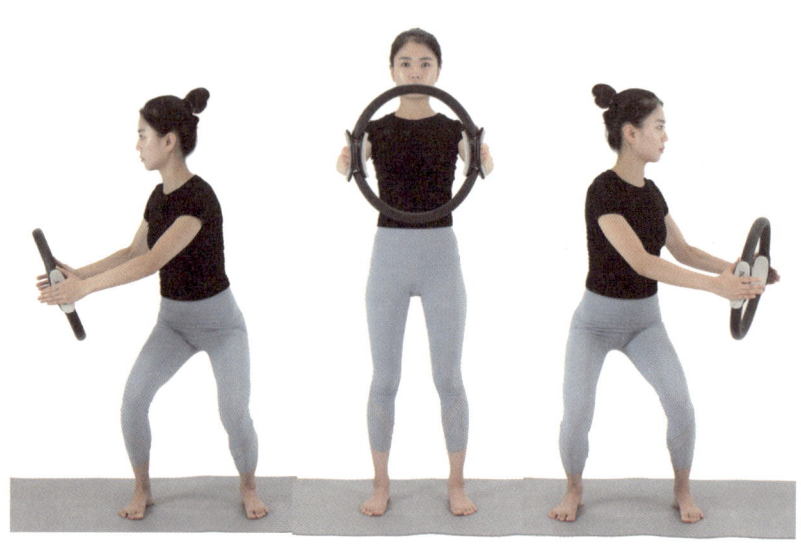

운동 목적	견갑을 안정화 하고 흉추의 가동성을 증가시켜 복부 코어와 둔근, 하체의 지구력 강화 목적이다.
시작 자세	두 다리를 골반너비로 벌리고 척추와 골반을 중립으로 둔다. 두손으로 서클링을 잡아 팔꿈치를 접어서 가슴 앞으로 가져오고 살짝 눌러내며 견갑을 안정시켜 놓는다.
동작 설명	마시며 서클링을 눌러내어 견갑의 안정을 유지하고 내쉬는 호흡에 고관절과 무릎을 접어 엉덩이를 뒤로 빼서 앉는 동시에 흉추를 회전 시키고 마시며 고관절과 무릎을 펴내어 양손을 가슴 앞으로 길게 뻗어 척추를 중립자세로 돌려놓고 내쉬며 반대방향으로 회전 하며 앉는다.
Tip	견갑의 안정을 유지하고 코어와 둔근에 힘을 유지하며 무릎이 모아지거나 벌어지지 않게 주의하며 골반이 틀어지지 않게 주의해야 하고 요추에서의 보상작용이 일어나지 않게 주의한다.

Standing Press and Lunge

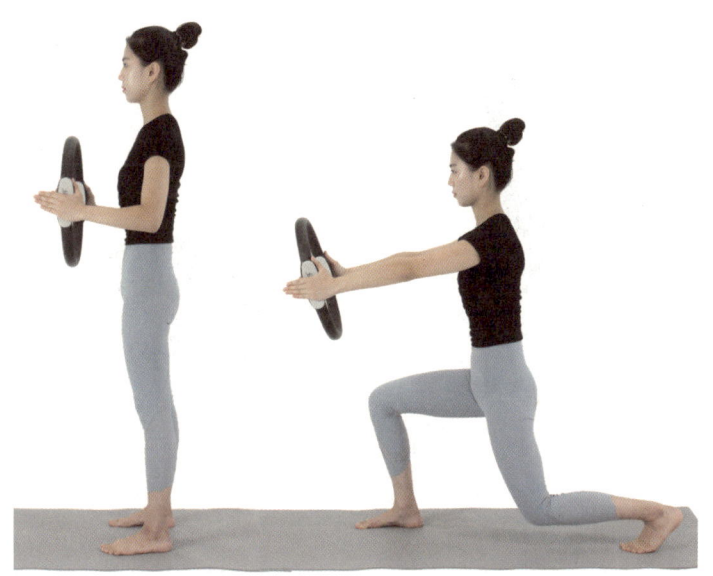

운동 목적	견갑을 안정화 하고 복부 코어와 둔근, 하체의 근력 강화 목적이다.
시작 자세	두 다리를 골반너비로 벌리고 척추와 골반을 중립으로 두고 두 손으로 서클링을 잡아 팔꿈치를 접어서 가슴 앞으로 가져오고 살짝 눌러내며 견갑을 안정시켜 놓는다.
동작 설명	마시면서 양손으로 서클링을 눌러내고 내쉬면서 양손을 앞으로 길게 뻗으며 한다리를 뒤로 보내어 두 무릎을 직각으로 접어 앉는다.
Tip	무릎이 모아지거나 벌어지지 않도록 주의하고 견갑의 안정을 유지하며 몸통이 한쪽으로 기울지 않도록 척추와 골반의 중립을 유지한 상태에서 뒷다리보다 앞다리에 집중해야 하며 복부의 수축을 유지한다.

Standing Press and Lunge Rotation

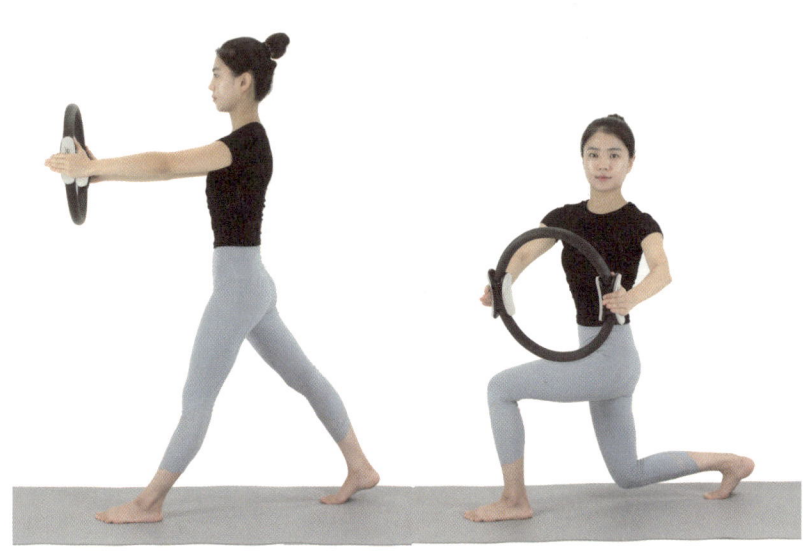

운동 목적	견갑을 안정화 하고 흉추를 회전하여 복부코어와 둔근, 하체의 근력 강화 목적이다.
시작 자세	두 다리를 골반너비로 벌린 상태에서 한쪽 다리를 뒤로 보내어 두 다리의 간격을 어깨너비의 두배 정도로 두고 뒷다리의 뒤꿈치를 들어주며 척추, 골반을 중립으로 세우며 두 손으로 서클링을 잡아 가슴 앞으로 팔꿈치를 펴내어 견갑을 안정시켜 놓는다.
동작 설명	마시면서 양손으로 서클링을 눌러내고 내쉬는 호흡에 무릎을 직각으로 접어 앉고 동시에 접은 쪽의 다리 방향으로 흉추를 회전한다.
Tip	척추 골반의 중립을 유지하고 견갑의 안정화를 유지하며 흉추를 회전할 때 골반이 같이 따라가지 않게 주의하며 뒷 다리보다 앞 다리쪽에 집중하고 무릎위치가 변하지 않게 중립을 유지한 상태에서 복부의 수축을 유지한다.

Standing Press and Over Head Side Lunge

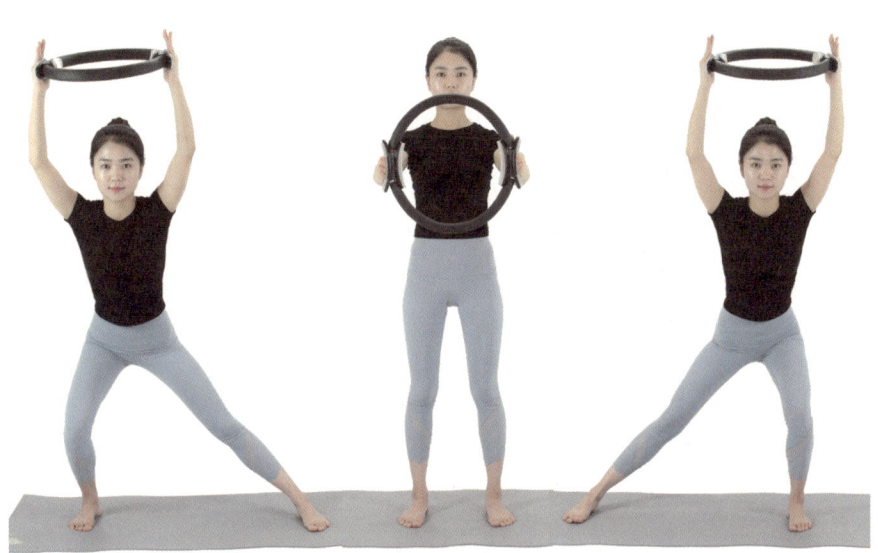

운동 목적	견갑을 안정화 하고 복부 코어와 둔근, 하체의 근력 강화 목적이다.
시작 자세	두 다리를 골반너비로 벌린 상태에서 양손은 팔꿈치를 접어 서클링을 살짝 눌러내어 견갑을 안정시키고 척추 골반을 중립 상태로 둔다.
동작 설명	내쉬면서 양손은 머리위로 뻗어 올리고 한다리는 무릎을 접고 반대 다리는 무릎을 펴내어 스케이트를 타듯이 엉덩이를 낮추며 앉고 마시며 제자리로 돌아오고 내쉬며 반대다리도 시행한다.
Tip	견갑의 안정화를 유지한다. 척추의 중립을 유지한다. 무릎에 무게가 실리지 않게 주의하고 무릎이 정면을 바라 보게 한다. 골반의 중립을 유지하며 고관절을 접어 엉덩이를 낮춘다.

Over Head Lunge Press

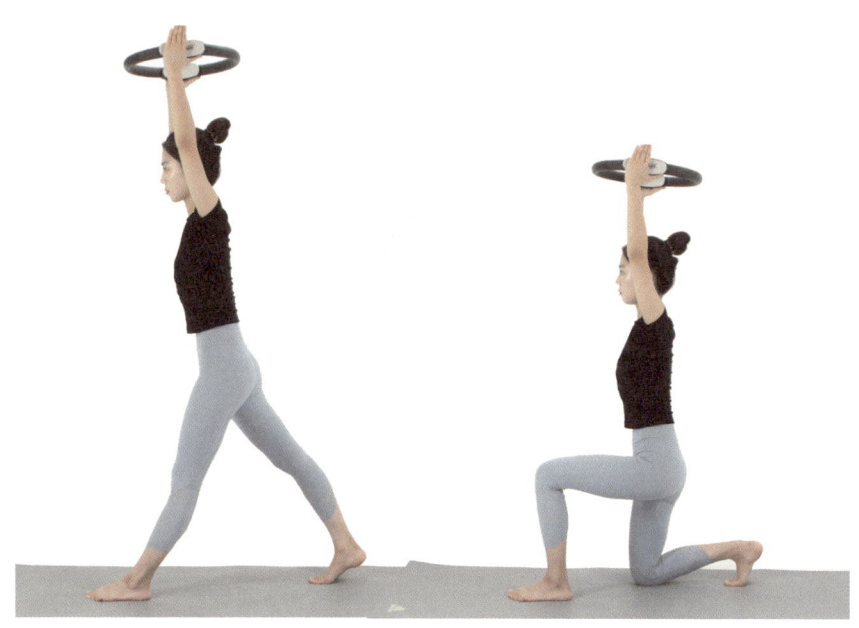

운동 목적	견갑을 안정화 하고 복부 코어와 둔근, 하체의 근력 강화 목적이다.
시작 자세	두 다리를 골반너비로 벌린 상태에서 한쪽 다리를 뒤로 보내어 두 다리의 간격을 어깨너비의 두배 정도로 두고 뒤꿈치를 들어주며 척추, 골반을 중립으로 세우며 두 손으로 서클링을 잡아 머리위로 길게 뻗어 견갑을 안정시켜 놓는다.
동작 설명	마시면서 척추 중립을 유지하며 두 무릎을 직각으로 접어 내려가고 내쉬며 무릎을 펴내어 허벅지 힘으로 올라온다.
Tip	무릎이 발끝보다 앞으로 나가지 않게 주의하고 척추의 중립을 유지하며 견갑의 안정화를 유지한 상태에서 골반이 돌아가지 않게 중립을 유지한다.

Lung Press and Single Leg Balance

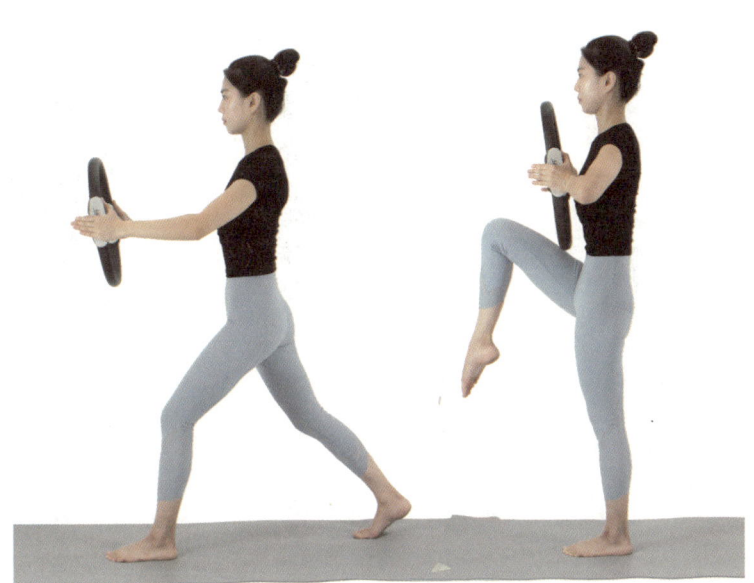

운동 목적	견갑을 안정화 하고 흉근, 코어와 둔근을 강화시키고 고관절 굴곡근의 인지력 향상이 목적이다.
시작 자세	두 다리를 골반너비로 벌린 상태에서 한쪽 다리를 뒤로 보내어 두 다리의 간격을 어깨너비 정도로 두고 뒤꿈치를 들어주며 척추, 골반을 중립으로 세우고 두 손으로 서클링을 잡아 가슴 앞으로 팔꿈치를 펴내어 견갑을 안정시켜 놓는다.
동작 설명	내쉬면서 서클링을 가슴 앞으로 가져와 눌러내는 동시에 뒷다리를 고관절과 무릎을 접으며 골반높이까지 들어준다.
Tip	척추와 골반, 무릎의 중립을 상태에서 견갑의 안정을 유지하고 복부에 힘이 풀리지 않게 수축을 유지한다.

Lung Press and Single Leg Balance Rotation

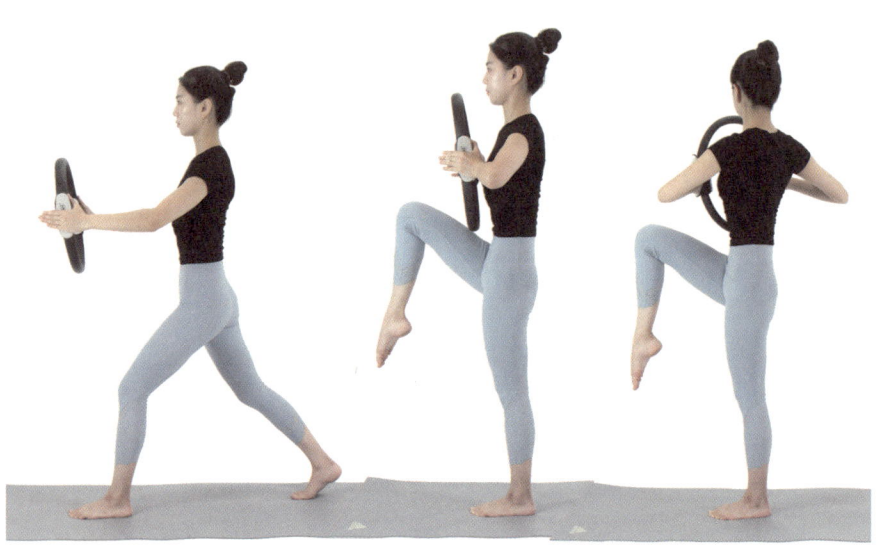

운동 목적	견갑 안정화 및 흉추를 회전하여 코어와 둔근을 강화하고 고관절 굴곡근의 인지력 향상이 목적이다.
시작 자세	두 다리를 골반 너비로 벌린 상태에서 한쪽 다리를 뒤로 보내어 두 다리의 간격을 어깨너비 정도로 두고 앞다리는 무릎을 살짝 접어내고 반대다리는 뒤꿈치를 들어 척추, 골반을 중립으로 세우고 두 손은 서클링을 잡아 가슴 앞으로 팔꿈치를 펴내어 견갑을 안정시켜 놓는다.
동작 설명	내쉬는 호흡에 서클링을 양손으로 눌러내며 뒤로 보낸 다리 쪽 방향으로 흉추를 회전 시키고 동시에 뒷다리의 고관절과 무릎을 굴곡하여 골반 높이까지 다리를 들어준다.
Tip	몸통이 기울지 않게 척추 축의 중립을 유지하고 요추에서 보상작용이 일어나지 않게 주의하며 골반의 중립을 유지한 상태에서 복부의 수축하고 견갑의 안정을 유지한다.

Squat Press and Rotation

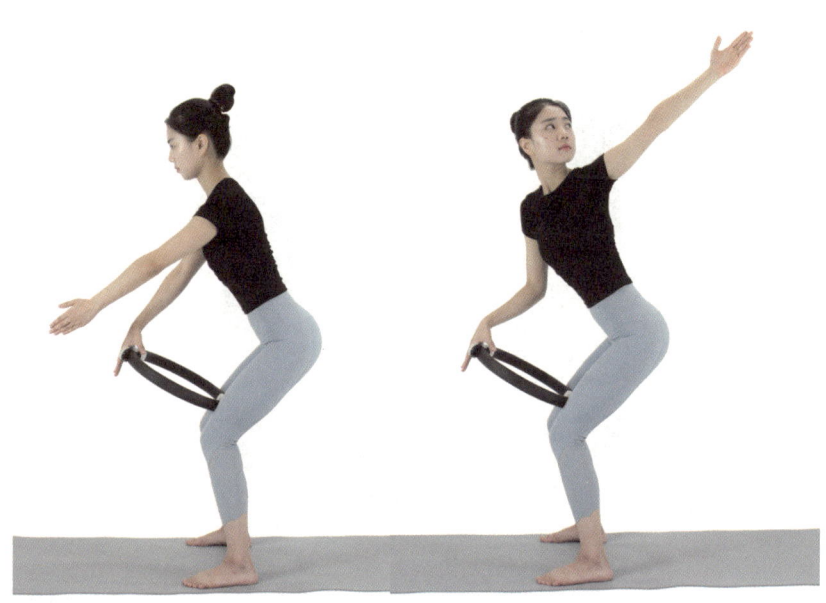

운동 목적	견갑의 안정화. 흉추를 회전하여 코어의 강화와 하지의 지구력을 근력 강화 목적이다.
시작 자세	두 다리를 골반너비로 벌려 고관절을 살짝 접어 굴곡한 자세를 만들어주고 시선은 사선 아래를 바라보며 허벅지에 서클링을 세워 한 손은 서클링 위에 얹혀 놓고 한 손은 사선 아래 방향으로 팔을 길게 뻗어 견갑을 안정시켜 놓는다.
동작 설명	마시면서 서클링을 살짝 눌러내고 내쉬면서 흉추를 회전하여 반대손을 뒤로 보내며 가슴을 열어준다.
Tip	척추 중립 축이 무너지지 않게 주의하며 견갑의 안정을 유지하고 고관절 굴곡을 유지하여 골반이 회전하지 않게 하며 흉추를 회전하여 손끝을 뒤로 보낼 때 시선도 같이 따라가며 무릎이 모아지지 않게 중립을 유지하고 복부의 수축을 유지한다.

Standing Press Between Knees

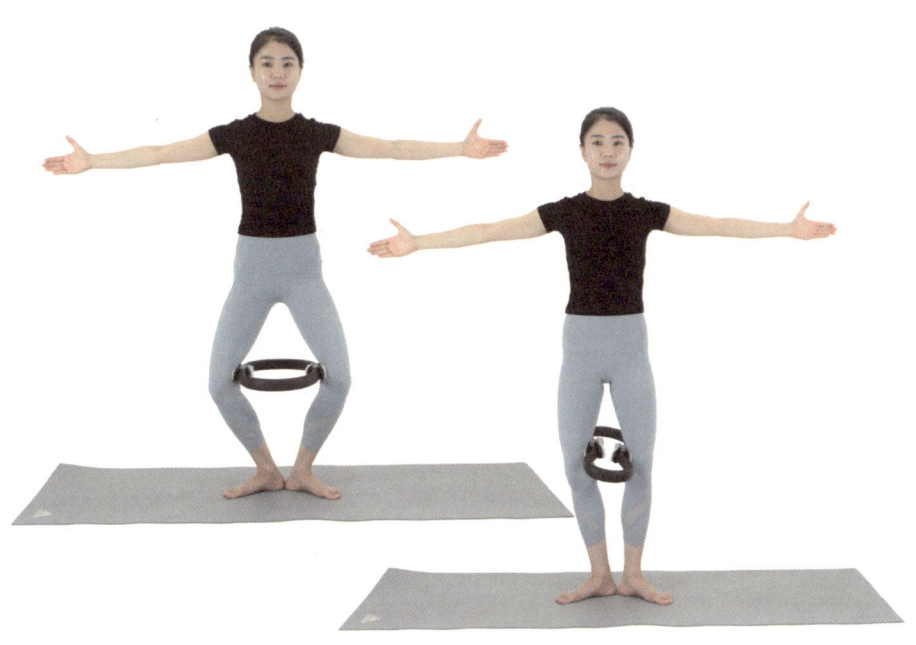

운동 목적	고관절의 내전근과 둔근 및 코어 근육 강화 목적이다.
시작 자세	발은 필라테스 "V"자세로 서서 무릎을 굽혀 무릎 사이에 서클링을 두고 척추와 골반은 중립자세를 유지하며 두팔은 어깨 높이 양 옆으로 뻗어 결갑골을 안정화 한다.
동작 설명	호흡을 내쉬며 다리 사이에 있는 서클링은 최대한 가까이 모아주고 호흡을 마시며 시작자세로 돌아온다.
Tip	척추를 길게 유지하며 상체를 앞으로 숙이지 않도록 하고 무릎을 구부릴 때 무릎 캡이 두번째 중족골의 힘으로 유지한다.

Standing Press Between Ankles Front and Side

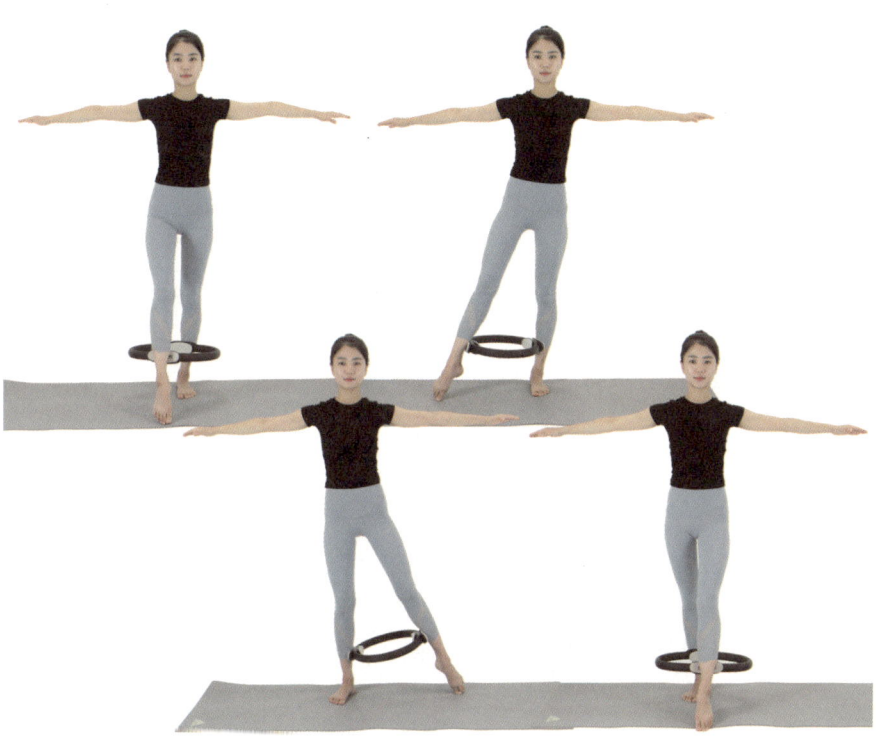

운동 목적	허벅지 안쪽을 강화하며 균형과 제어능력 향상 목적이다.
시작 자세	오른다리를 앞에 두고 발목 사이에 서클링을 놓고 발끝으로 바닥에 두어 균형을 잡고 팔은 양쪽 수평 옆으로 뻗어 어깨는 편안하게 유지한다.
동작 설명	호흡을 마시면서 척추를 바르게 세워주고 오른 발끝을 바닥에서 띄워 균형을 잡고 호흡을 내쉬면서 허벅지 안쪽 힘으로 서클링을 가볍게 모아주고 척추는 길게 유지하며 서클링과 오른다리는 오른쪽 측면으로 이동하여 서클링을 모아주며, 동작을 반복한 후 시작자세로 돌아와 왼다리로 이동한다.
Tip	척추는 길게 위로 뻗어 주며, 목의 힘을 빼고 실시하고 두 팔은 어깨 높이 양쪽 옆으로 길게 뻗어준다.

Standing Single Leg Press

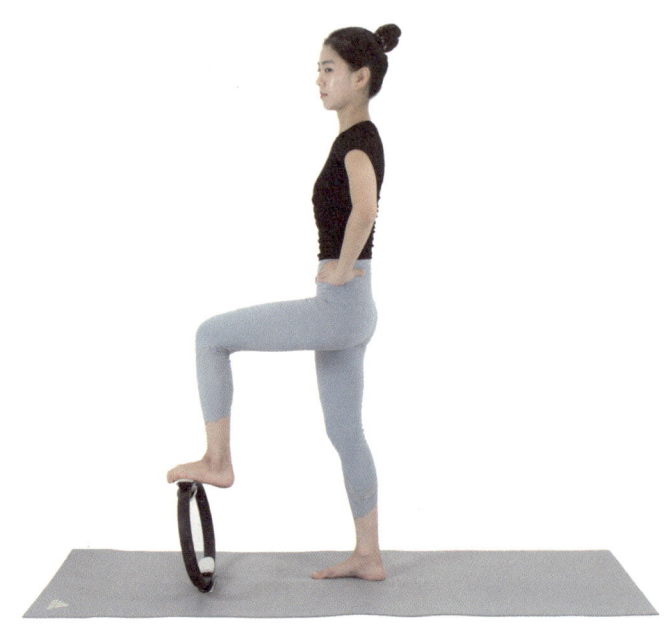

운동 목적	척추의 중립 인지시키고 둔근의 안정화와 다리의 근력과 균형 능력 향상이 목적이다.
시작 자세	척추를 중립으로 맞춰 두 손은 골반 위에 둔 후 시선은 정면으로 고정 시켜 놓고 한 다리는 지지 하고 한 다리는 서클링 손잡이에 발가락 부분에 올려두고 골반의 수평을 맞춘다.
동작 설명	호흡을 들이 마시고 내쉬면서 지탱 하고 있는 다리의 무릎을 구부리며 서클링에 올려둔 다리의 발로 서클링을 가볍게 눌러 내듯이 앉으며 호흡을 들이마시며 흉곽을 조이며 천천히 올라온다.
Tip	어깨가 말리지 않도록 가슴을 열어 주고 시선이 떨어지거나 올라가게 고정 시키며 복부와 둔근의 힘을 유지하도록 신경 쓴다.

Standing Single Leg Squat

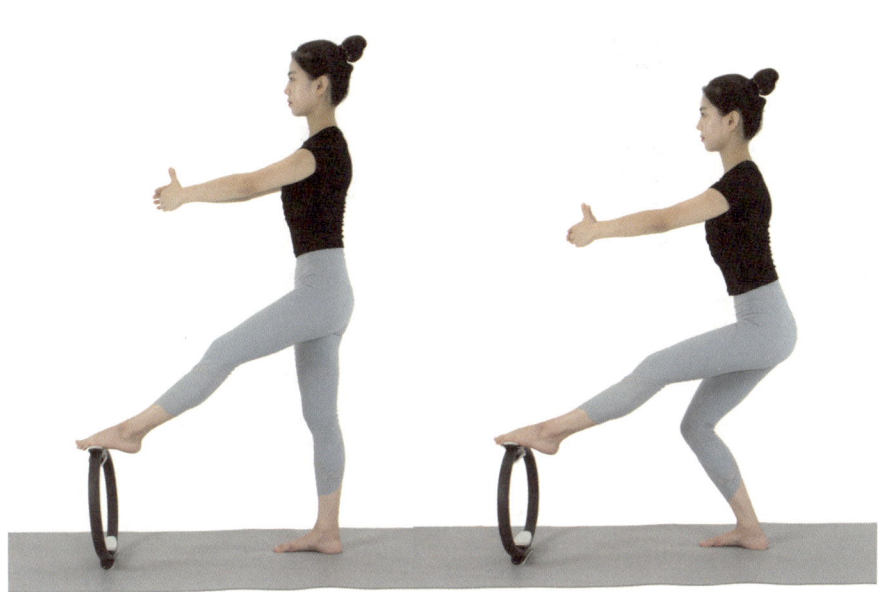

운동 목적	둔근 강화와 다리의 근력 향상 시키고 힙 힌지 인지 능력 향상 목적이다.
시작 자세	지탱하고 있는 다리의 발바닥에 힘을 주고 서주고 나머지 한 다리는 서클링을 한 걸음 앞에 두고 발가락 부분에 올려두고 두팔은 지니암 해주고 골반의 수평을 맞춰준다.
동작 설명	호흡을 들이마시고 내쉬면서 지탱 해주는 다리의 발바닥에 힘을 주어 엉덩이부터 늘리며 무릎을 구부리며 앉고 반대쪽 다리는 자연스럽게 발바닥을 가볍게 눌러 주며 들이 마시면서 천천히 겨드랑이 안쪽과 흉곽을 조여 내며 일어 선다.
Tip	시선이 떨어지거나 올라가지 않게 고정 시키고 겨드랑이 안쪽에 힘을 주며 팔이 떨어지지 않게 해주며 흉곽이 너무 열리지 않게 호흡을 신경 쓴다.

Standing Single Leg Stretch

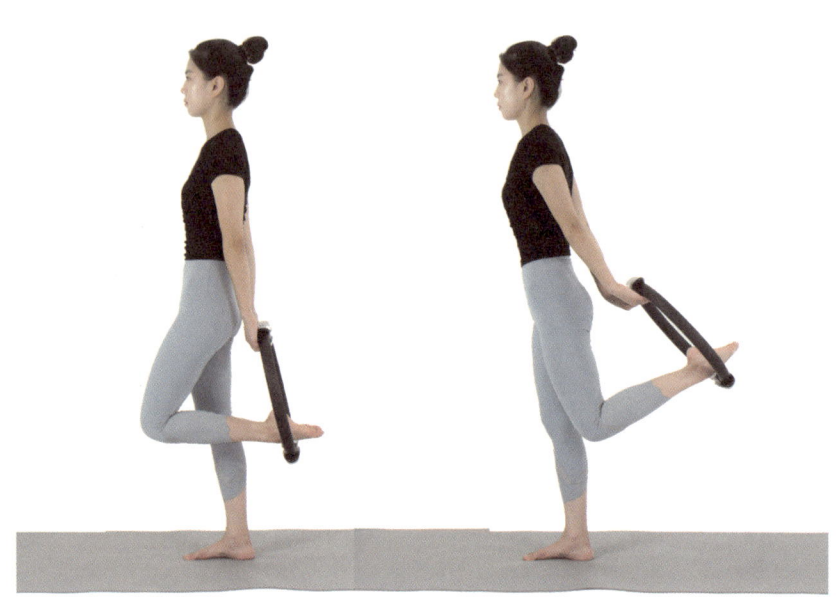

운동 목적	흉근 스트레칭과 균형능력 향상 및 대퇴사두근을 이완 목적이다.
시작 자세	시선을 정면으로 고정시켜놓는다. 한 다리는 지탱해주고 한 다리는 무릎을 접어 서클링 손잡이 부에을 발등에 걸어주고 나머지 손잡이는 두 손으로 잡아준다.
동작 설명	호흡을 들이 마시고 내쉬면서 잡고 있는 가슴을 앞으로 신전 시키며 서클링의 손잡이를 당기면서 허벅지 앞부분을 신전시키며 늘려준다.
Tip	호흡을 내쉬며 흉곽을 최대한 닫아주고 가슴을 끌어 올리며 어깨를 열어 주며 어깨와 귀가 멀어 질 수 있도록 견갑골을 끌어 내리고 팔꿈치를 편 상태로 삼두근에도 자극이 올 수 있도록 해준다.

Scapula Movement

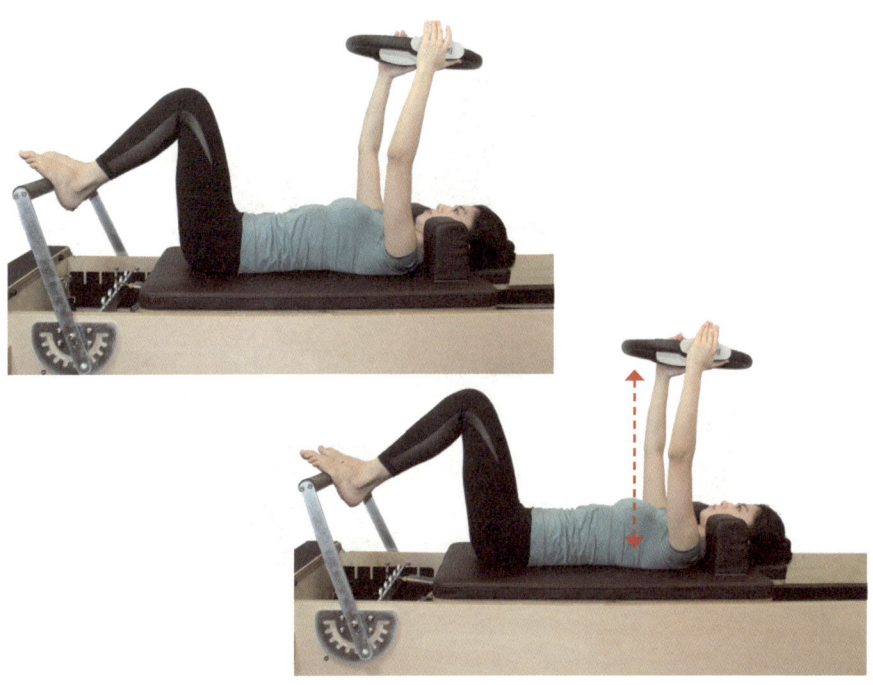

운동 목적	견갑골의 움직임 인지와 척추의 중립 능력 향상 목적이다.
시작 자세	두 다리를 골반 넓이만큼 벌려 발바닥의 아치에 대고 헤드 레스트 방향으로 눕고 척추의 중립을 잡고 누워 두 손바닥을 마주보게 앞으로 나란히 한 상태로 서클링의 손잡이 부분을 잡아준다.
동작 설명	호흡을 들이 마시고 내쉬면서 흉곽을 조이면서 등 뒤 날개뼈가 평평해질 수 있도록 손가락을 뻗으며 전인 시켜 주고 전인 시키면서 팔 안쪽에 힘이 들어 올 수 있도록 손잡이를 눌러 주며 천천히 마시면서 다시 제자리로 돌아온다.
Tip	동작을 하는 동안 목과 어깨를 편안하게 유지 하고 척추의 중립을 바르게 유지 할 수 있도록 신경 쓰며 턱 사이에 탁구공이 들어가 있을 정도의 공간을 줘야 하고 팔이 가슴보다 너무 위로 가지 않도록 해주어야 하며 호흡을 마시고 내실 때 가슴이 너무 올라 오지 않도록 하며 목이나 어깨의 보상 운동을 주의 한다.

Scapula Alternate Movement

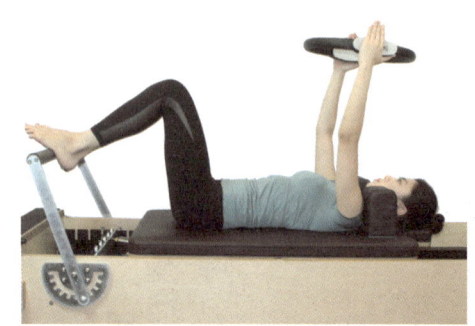

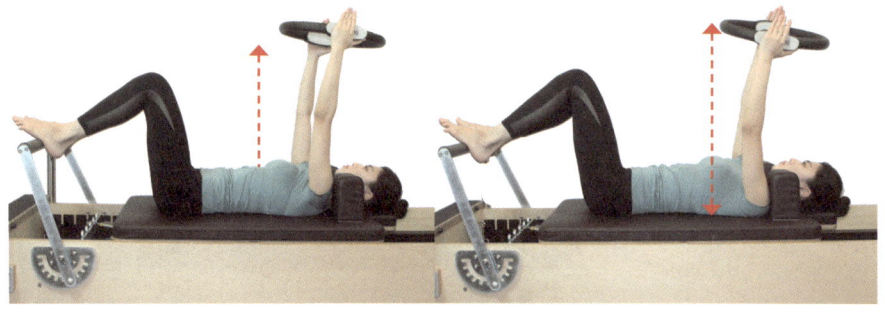

운동 목적	견갑골의 좌/우 움직임 인지와 협응력 및 척추의 중립 능력 향상 목적이다.
시작 자세	두 다리를 골반 넓이만큼 벌려 발바닥의 아치에 대고 헤드 레스트 방향으로 눕고 척추의 중립을 잡고 누워 두 손바닥을 마주보게 앞으로 나란히 한 상태로 서클링의 손잡이 부분을 잡아준다.
동작 설명	호흡을 들이 마시고 내쉬면서 흉곽을 조이며 등 뒤 날개뼈가 평평 해질 수 있도록 손가락을 뻗으며 전인 시켜주고 다시 내쉬면서 등과 엉덩이를 최대한 붙여 놓은 채로 한쪽 팔만 더 하늘 위로 뻗어 준다. 천천히 마시고 제자리로 왔다가 다시 내쉬면서 반대편 팔도 똑같이 진행 한다.
Tip	동작을 하는 동안 목과 어깨를 편안하게 유지 하고 시선을 한곳에 고정 시켜 움직임을 최소한 해야 하며 척추의 중립을 바르게 유지 할 수 있도록 신경 쓰며 팔이 움직이는 동안 견관절을 편안하게 하며 충돌로 인한 통증을 느끼면 안된다.

Scapula Movement with Frog

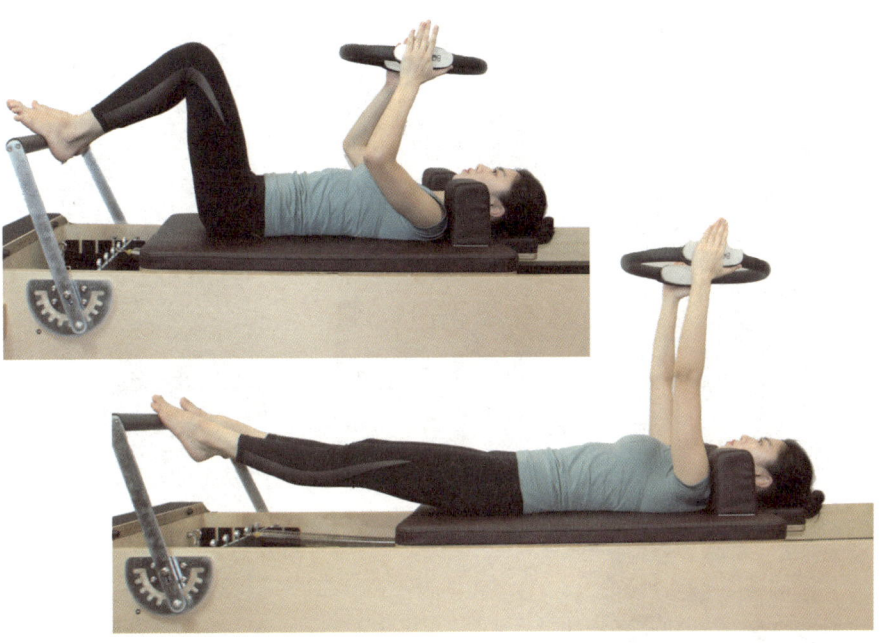

운동 목적	견갑골의 움직임 인지와 상/하지의 협응력 및 허벅지 내전근 강화 목적이다.
시작 자세	풋바에 다리를 골반 넓이로 발가락을 올려 두고 무릎을 벌리고 구부려 주고 서클링 손잡이를 양손으로 잡으며 꼬리뼈가 뜨지 않도록 눌러놓고 중립을 만들어준다.
동작 설명	호흡을 들이 마시고 내쉬며 풋바를 밀어 내며 무릎을 펴고 동시에 서클링을 손바닥으로 조여 내며 앞으로 나란히 하듯 전인 해주며 들이 마시며 꼬리뼈가 떨어지지 않게 중립을 유지 하며 허벅지의 힘을 유지하며 무릎을 접어 처음으로 돌아간다.
Tip	동작을 하는 동안 목과 어깨를 편안하게 유지 하고 시선을 한곳에 고정 시켜 움직임을 최소한 해야 하며 척추의 중립을 바르게 유지 할 수 있도록 신경 쓰며 꼬리뼈에 추를 달아 놓은거 처럼 무겁게 유지하며 회음부를 조인다.

Scapula Movement with Footwork (toe)

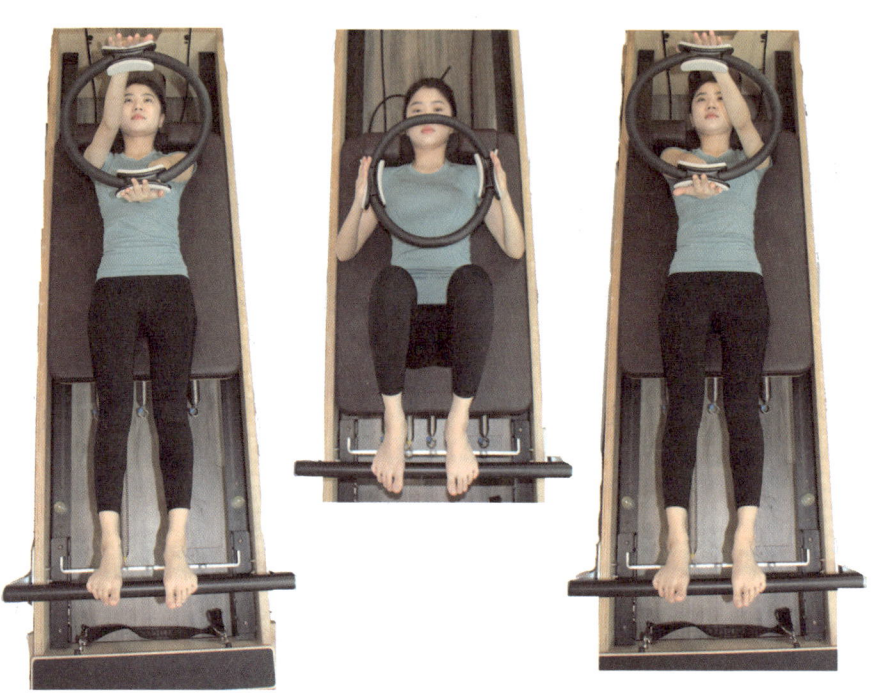

운동 목적	견관절 움직임 인지와 척추 중립 인지 및 다리의 바른 정렬 인지 능력 향상 목적이다.
시작 자세	풋바에 다리를 내전 하여 발은 발가락 부분에 대고 두발을 모으고 뒤꿈치를 들고 올려 놓고 척추의 중립을 맞춰놓고 서클링 손잡이를 양손으로 잡는다.
동작 설명	호흡을 들이 마시고 내쉬면서 팔을 앞으로 나란히 하면서 풋바를 밀어 내며 무릎을 펴고 다시 코로 마시고 내쉬면서 견관절을 오른쪽으로 한번 왼쪽으로 한번씩 회전 하고 마시면서 제자리로 돌아온다.
Tip	동작을 하는 동안 목과 어깨를 편안하게 유지 하고 시선을 한곳에 고정 시켜 움직임을 최소한 해야 하며 척추의 중립을 바르게 유지 할 수 있도록 신경 쓰고 꼬리뼈에 추를 달아 놓은거 처럼 무겁게 유지하며 회음부를 조인다.

Scapula Movement with Footwork (heel)

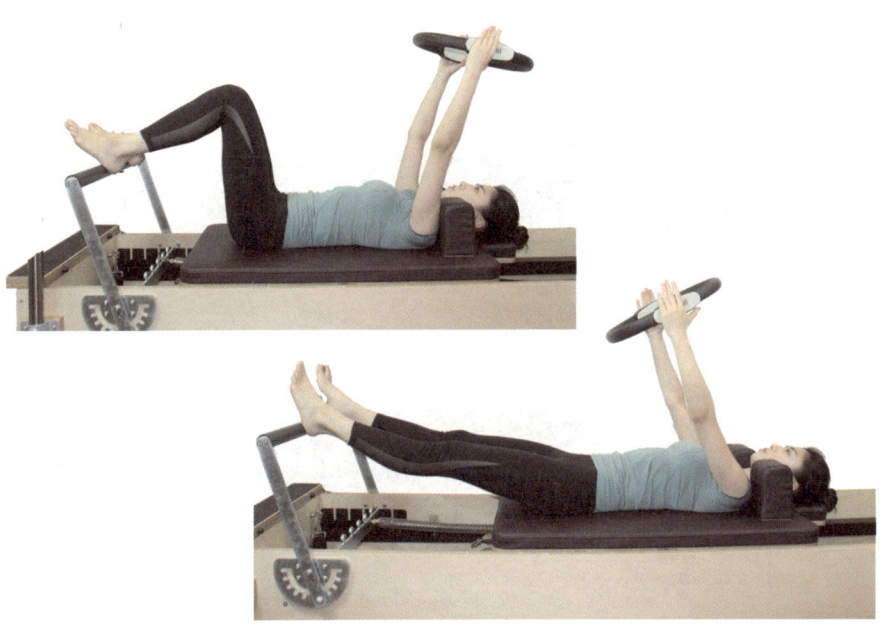

운동 목적	견관절의 움직임과 안정성 및 상/하지의 협응력과 척추 중립과 정렬 능력 향상 목적이다.
시작 자세	풋바에 다리를 내전 하여 발은 뒤꿈치 부분에 대고 발을 모아 올려 놓고 척추의 중립을 맞춰놓고 서클링 손잡이를 양손으로 잡아 팔꿈치를 편 상태로 만세 한다.
동작 설명	호흡을 들이 마시고 내쉬면서 흉곽을 조여 내며 팔을 가슴 앞으로 다운시킬 때 허리를 캐리지로 눌러내며 임프린트 해주고 동시에 천천히 풋바를 밀어 내며 무릎을 펴며 코로 마시면서 팔은 다시 제자리로 만세 하며 무릎을 구부려 원래 대로 돌아 간다.
Tip	동작을 하는 동안 목과 어깨를 편안하게 유지 하고 시선을 한곳에 고정 시켜 움직임을 최소한 해야 하며 등과 허리가 뜨지 않도록 호흡과 함께 갈비뼈를 닫으며 복부의 힘을 유지 한다.

Arm Cross with Tendon Stretch

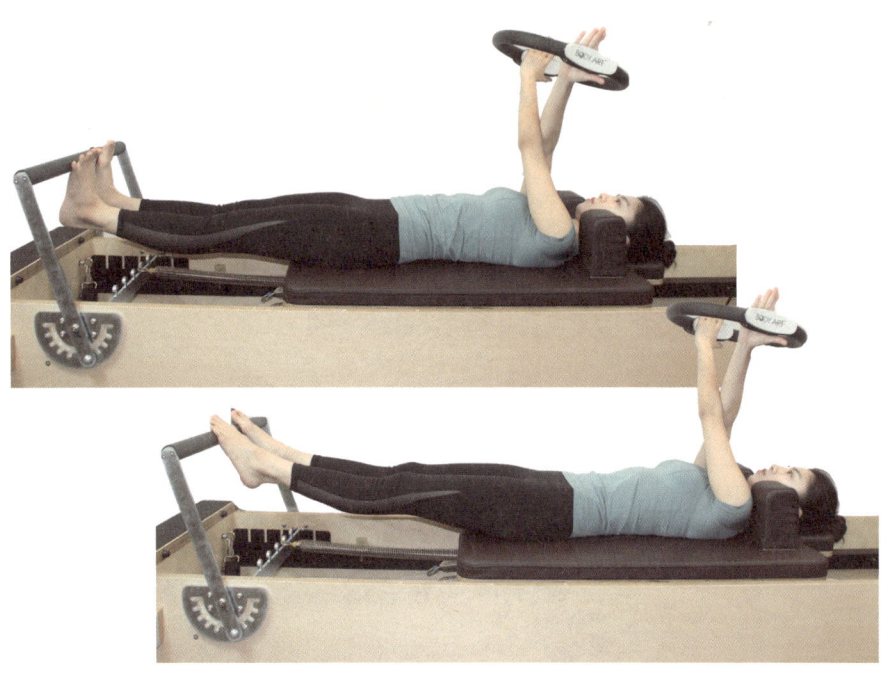

운동 목적	견관절의 교차 움직임과 척추 중립 및 다리 정렬을 인지 해주며 종아리 건. 근육 이완이 목적이다.
시작 자세	풋바에 다리를 내전 하여 발은 발가락 부분에 대고 발을 모아서 뒤꿈치를 들어 올리고 올려 놓고 척추의 중립을 맞춰놓고 서클링 손잡이를 양손을 가슴 앞에서 엇갈리게 서로 반대 방향으로 저항 하는 힘으로 밀어 준다.
동작 설명	호흡 들이 마시고 내쉬면서 서클링을 계속 손바닥으로 밀어 내면서 발목을 잡아 당기며 뒤꿈치를 밀어 내며 다시 내쉬면서 뒤꿈치를 들어 올리고 다시 마시면서 천천히 제자리로 돌아간다.
Tip	동작을 하는 동안 목과 어깨를 편안하게 유지 하고 시선을 한곳에 고정 시켜 움직임을 최소한 해야 하며 어깨가 너무 말리지 않도록 쇄골을 길게 유지 한다.

Arm Cross with Foot Work (toe)

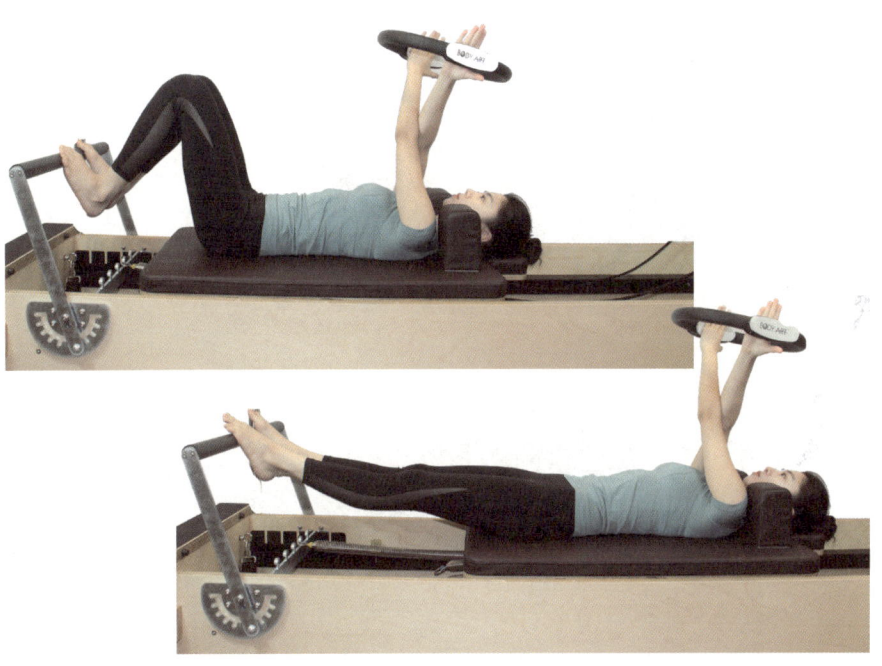

운동 목적	견관절의 교차 움직임과 척추 중립 및 다리 정렬을 인지 해주며 하지의 근력 향상 목적이다.
시작 자세	풋바에 다리를 내전 하여 발은 발가락 부분에 대고 발을 모아 뒤꿈치를 들어 올리고 올려 놓고 척추의 중립을 맞춰놓고 서클링 손잡이를 양손을 가슴 앞에서 엇갈리게 서로 반대 방향으로 저항하는 힘으로 밀어준다.
동작 설명	호흡 들이 마시고 내쉬면서 서클링을 계속 손바닥으로 밀어 내면서 뒤꿈치를 들어 올리고 무릎을 펴내고 나갔다가 코로 마시면서 천천히 무릎을 구부리며 제자리로 돌아간다.
Tip	동작을 하는 동안 목과 어깨를 편안하게 유지 하고 시선을 한곳에 고정 시켜 움직임을 최소한 해야 하며 어깨가 너무 말리지 않도록 쇄골을 길게 유지한 상태에서 척추의 중립을 바르게 유지 할 수 있도록 신경 쓴다.

Foot Work (heel)

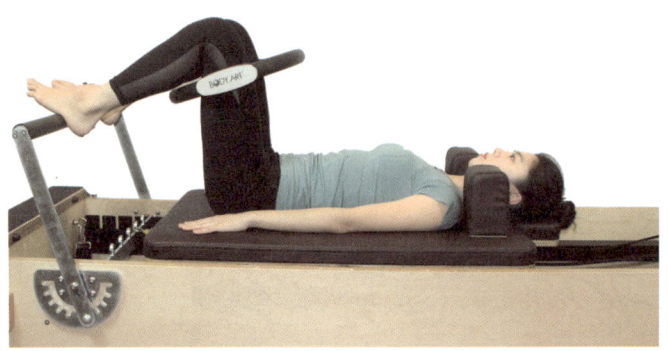

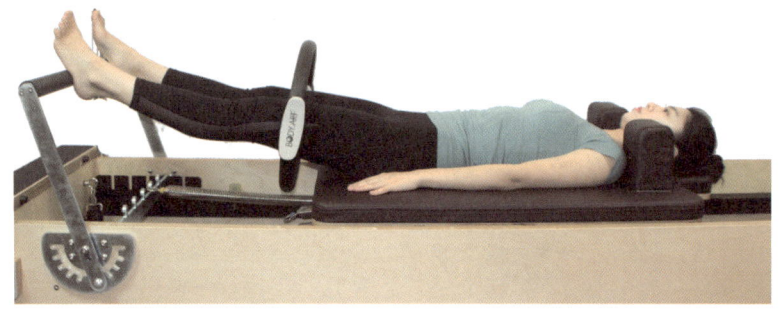

운동 목적	척추 중립 인지와 하체의 외회전근 강화 및 다리와 발목의 바른 정렬 인지 목적이다.
시작 자세	서클링을 무릎 바깥쪽 바로 위 허벅지까지 껴주고, 뒤꿈치를 풋바 위에 골반 넓이로 평행 하게 올려 두고 테이블 탑 자세로 서클링을 허벅지힘으로 더 외전 시키는 힘을 준다.
동작 설명	호흡을 들이 마시고 내쉬면서 서클링을 외전 하는 힘을 허벅지에 주면서 뒤꿈치로 풋바를 밀어 내면서 캐리지를 밀고 나간다. 마시면서 천천히 제자리로 돌아간다.
Tip	동작을 하는 동안 목과 어깨를 편안하게 유지 하고 시선을 한곳에 고정 시켜 움직임을 최소한 해야 하며 척추의 중립을 바르게 유지 할 수 있도록 신경 쓰며 허벅지 바깥쪽에 힘을 주어 외전하는 것을 유지 할 수 있도록 한다.

Abductor Hip Bridge (arch)

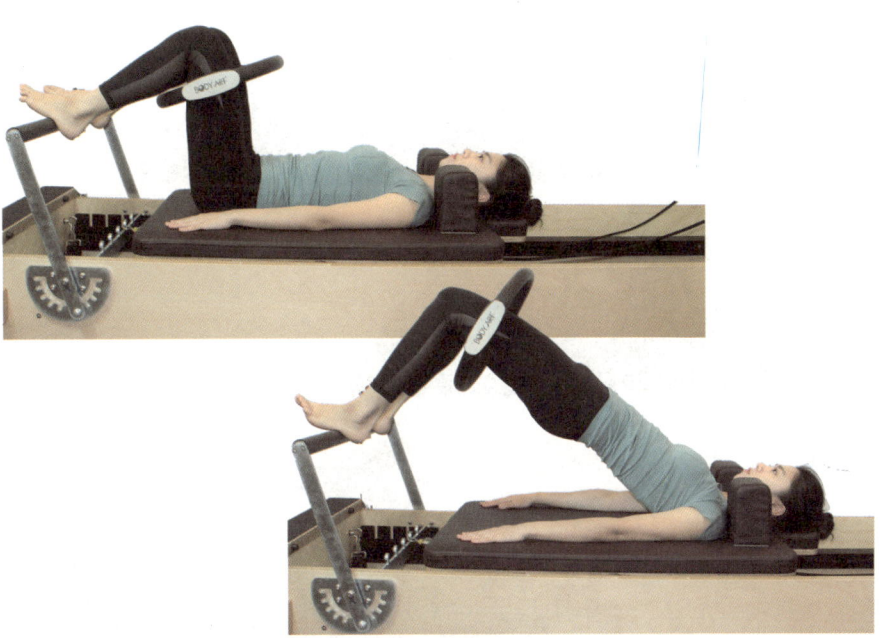

운동 목적	척추 중립 인지와 외전근 강화. 후방근육의 강화와 척추의 분절 기능 향상 목적이다.
시작 자세	서클링을 무릎 바깥쪽 바로 위 허벅지까지 껴준다. 발 아치를 풋바 위에 골반 넓이로 평행 하게 올려 두고 서클링을 허벅지힘으로 더 외전 시키는 힘을 준다.
동작 설명	호흡을 들이 마시고 내쉬면서 서클링을 외전 하는 힘을 허벅지에 주면서 꼬리뼈 부터 날개뼈 하각 까지 캐리지에서 떼어준다. 다시 마시면서 척추뼈 위에 부터 하나씩 차례로 내려 놓는다.
Tip	동작을 하는 동안 목과 어깨를 편안하게 유지 하고 시선을 한곳에 고정 시켜 움직임을 최소한 해야 하며 골반의 움직을 유연하게 하면서 중립과 임프린트를 하며 허벅지 바깥쪽에 힘을 주어 외전하는것을 유지 할 수 있도록 하고 둔근 위쪽을 더 자극 하고 싶다면 발을 외회전 시켜서 한다.

Abductor Spine Twist

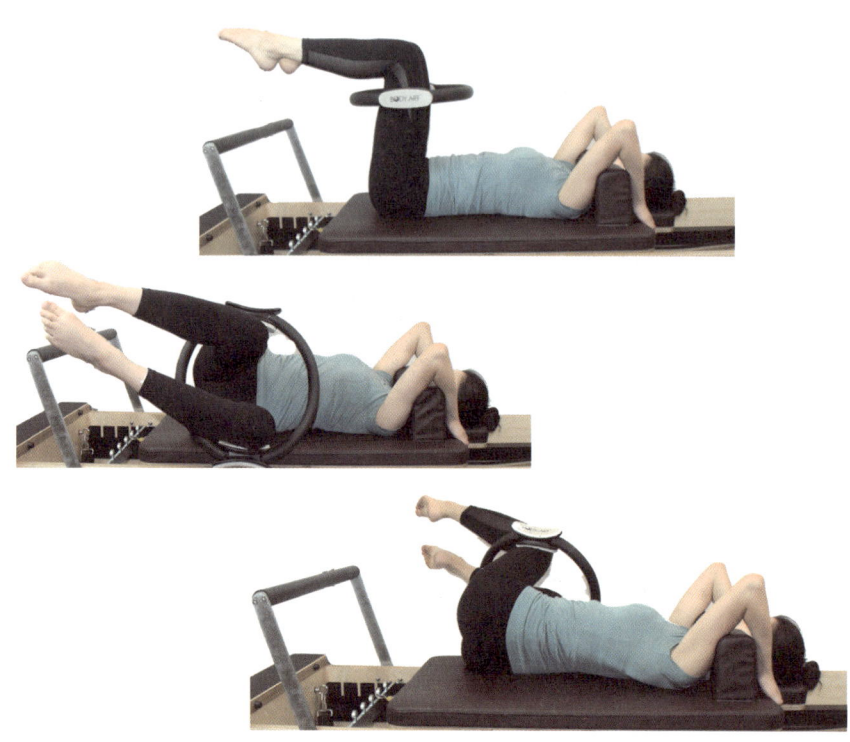

운동 목적	척추의 움직임 향상과 코어의 안정성 및 복사근 힘 강화 목적이다.
시작 자세	꼬리뼈를 눌러 놓은 상태로 두 다리는 테이블 탑 하고 서클링을 무릎 바로 위에 껴준 후 허벅지 힘으로 외전 해주고 발끝은 펴준 상태에서 손은 숄더 레스트보다 위 캐리지 엣지 부분을 잡아 준다.
동작 설명	호흡을 들이 마시고 내쉬면서 꼬리뼈를 살짝 오른쪽 방향으로 떼어내면서 몸통을 트위스트 시켜준다. 다시 마시면서 돌아 왔다가 반대쪽도 똑같이 해준다.
Tip	동작을 하는 동안 목과 어깨를 편안하게 유지 하고 엉덩이가 다 떼어지지 않도록 신경 써주며 운동을 하는 동안 흉추의 안정성과 복부힘을 유지한 상태에서 지속적으로 다리를 외전 하는 힘을 유지 한다.

Double Leg Stretch

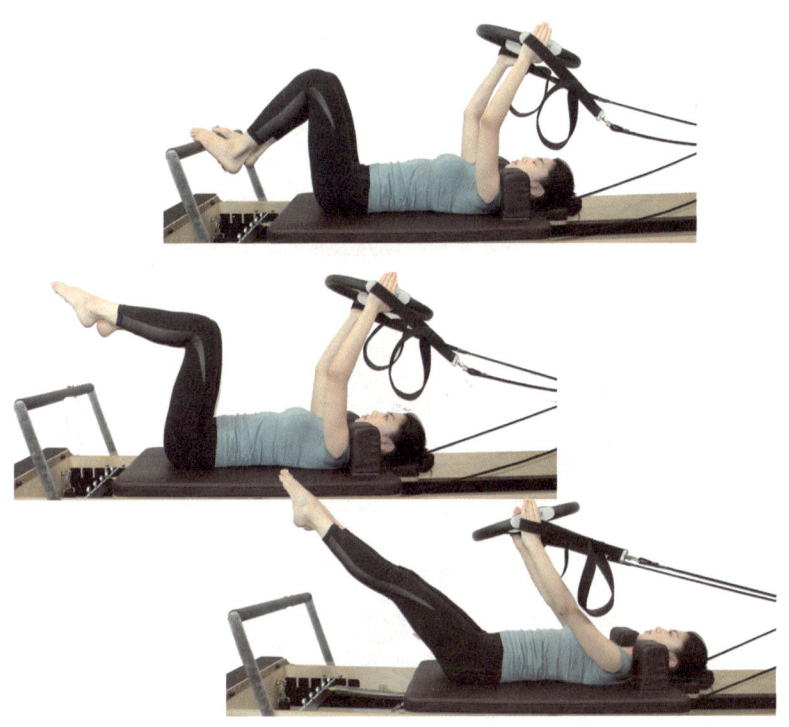

운동 목적	하복부 강화와 코어의 안정성 및 어깨의 움직임 향상이 목적이다.
시작 자세	풋바에 다리를 내전하여 발은 발가락 부분에 대고 발을 모아 뒤꿈치를 들고 올려 놓고 척추의 중립을 맞춰놓고 핸즈 스트랩을 손바닥에 껴준 후 서클링을 감싸듯이 잡고 팔꿈치를 편채로 앞으로 나란히 해 뻗어낸다.
동작 설명	호흡을 들이 마시고 내쉬면서 두 다리 테이블 탑 해준 후 겨드랑이 안쪽에 힘을 주 면서 서클링을 손바닥 끼리 만날거처럼 붙으려 하며 힘을 주고 다시 한번 들이 마 시고 내쉬면서 무릎을 펴냄과 동시에 팔을 아래로 끌어 내리면서 밀어내며 다시 마시면서 처음 제자리로 돌아 간다.
Tip	동작을 하는 동안 허리나 등이 너무 떨어지지 않도록 임프린트 해주고 꼬리뼈에 무거운 추가 달려 있다 생각하고 눌러놓으며 내전근에 힘을 주어 허벅지가 떨어지 지 않도록 유지 한다.

Double Leg Crunch

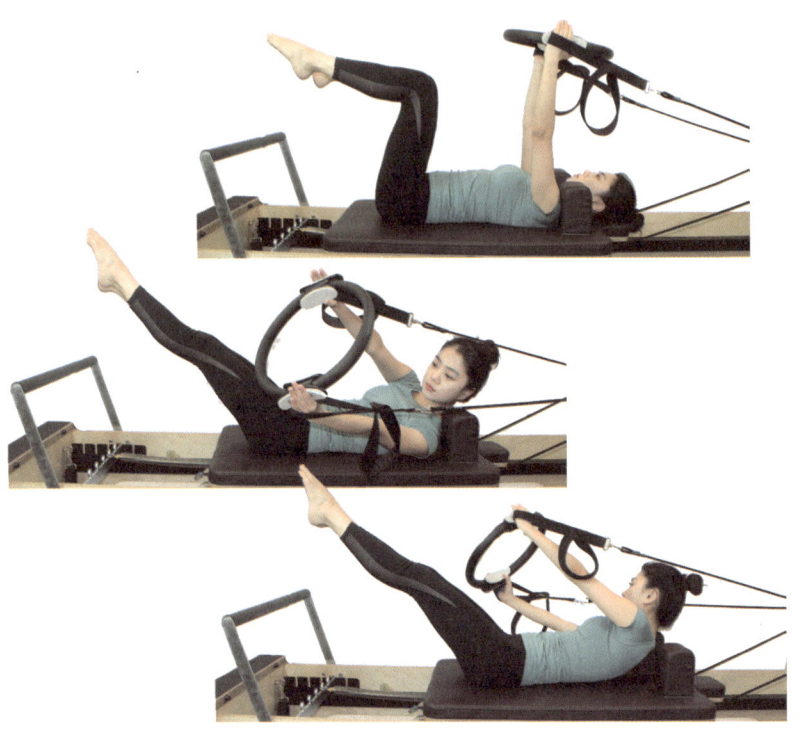

운동 목적	복사근 및 코어 강화와 상/하체의 협응력과 전신 근지구력 향상 목적이다.
시작 자세	핸즈 스트랩을 손바닥에 껴준 후 서클링을 감싸듯이 잡고 앞으로 나란히 해주며 다리는 테이블 탑으로 꼬리뼈를 무겁게 눌러 놓은 상태로 준비 한다.
동작 설명	호흡을 들이 마시고 내쉬면서 두 무릎을 펴주고 목의 굴곡을 하며 오른쪽 방향으로 팔꿈치를 펴며 복부를 말아 올라오며 다시 한번 들이 마시고 내쉬면서 무릎을 펴냄과 동시에 반대편도 똑같이 진행하고 다시 마시면서 팔은 앞으로 나란히 다리는 테이블탑으로 돌아 간다.
Tip	동작을 하는 동안 허리에 무리가가지 않도록 임프린트 해주고 꼬리뼈에 무거운 추가 달려 있다 생각하고 고정시켜주며 내전근에 힘을 주어 허벅지가 떨어지지 않도록 유지하며 목에 너무 무리가 가지 않도록 복부를 스푸닝 해준다.

Scissors

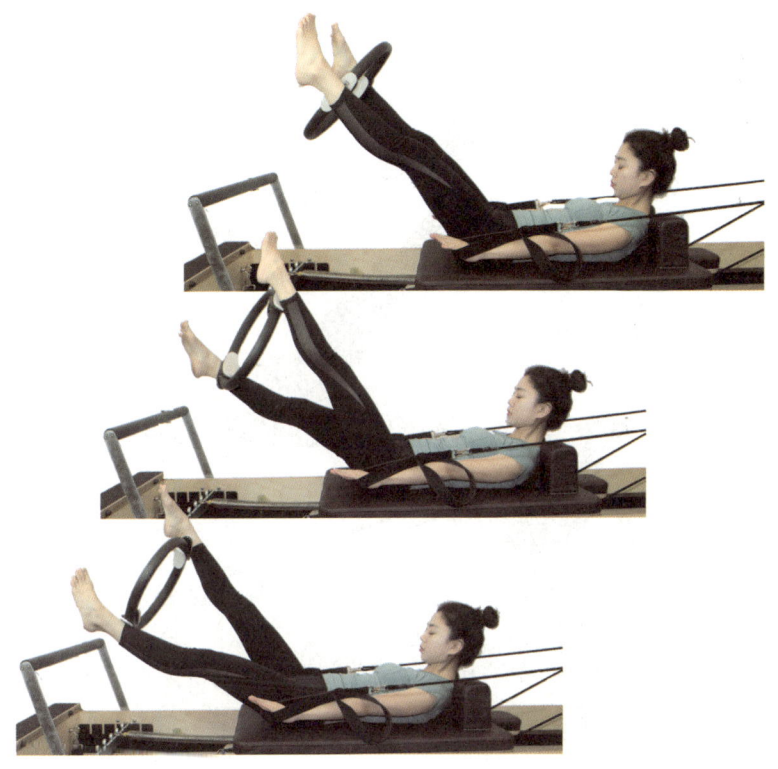

운동 목적	코어 강화와 다리의 교차 움직임을 통한 골반의 안정성을 향상 목적이다.
시작 자세	두 무릎을 펴고 서클링을 발목에 끼워 놓고 발끝을 뻗어 주며 손에는 스트랩을 끼운 후 아래로 밀어내며 동시에 경추를 굴곡하고 준비한다.
동작 설명	호흡을 마시고 내쉬면서 목의 굴곡을 유지한 채로 먼저 오른쪽 다리를 아래로 누르듯이 뻗어 내리고 호흡을 다시 내쉬며 반대쪽도 똑같이 하며 다시 천천히 제자리로 돌아온다.
Tip	동작을 하는 동안 허리에 무리가 가지 않도록 임프린팅 해주고 손가락을 아래로 끌어 내리며 어깨가 거상 되지 않게 해야 하며 내전근에 힘을 주어 허벅지가 떨어지지 않도록 유지 한 상태에서 목에 너무 무리가 가지 않도록 복부를 스푸닝 해주며 골반이 너무 틀어지지 않도록 신경써 준다.

Frog Press

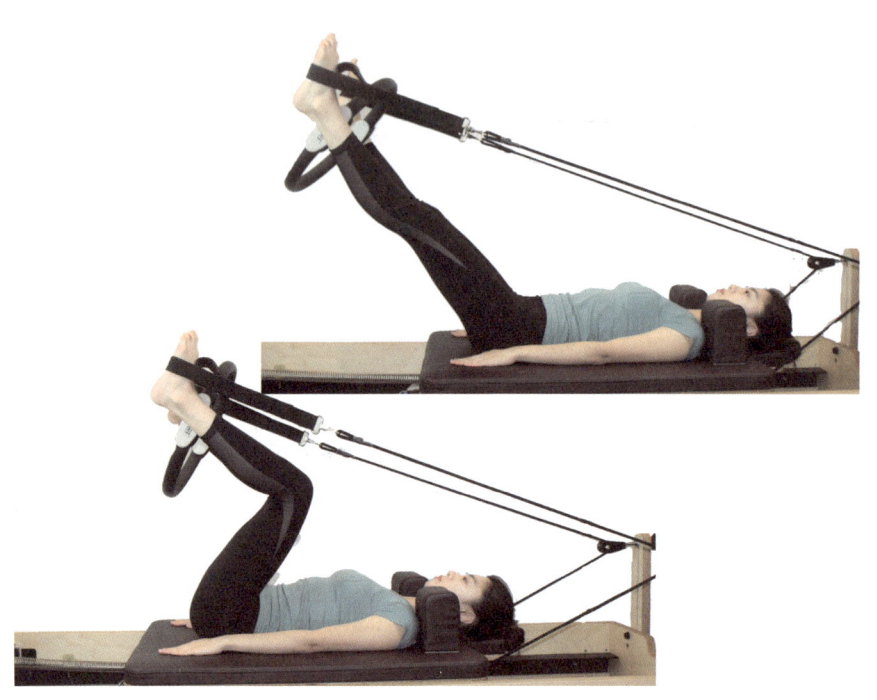

운동 목적	다리 움직임을 통한 고관절 분리와 내전근과 하체 근력 강화 목적이다.
시작 자세	골반의 중립을 유지한채로 발바닥에 스트랩을 걸고 다리를 곧게 천장을 향해 펴낸 후 발목 사이에 서클링을 둔 후 발을 필라테스 스텐스하여 내전근에 힘을 주어 준비 한다.
동작 설명	호흡을 마시고 내쉬면서 서클링을 조여내며 뻗은 다리의 무릎을 접어 몸통쪽으로 당겨 오며 마시면서 중립을 유지 하며 천천히 제자리로 돌아온다.
Tip	동작을 하는 동안 꼬리뼈를 눌러 골반 중립을 유지하고 허리가 너무 뜨지 않도록 하고 힘들 경우 임프린팅 하며 발 뒤꿈치를 풋바 쪽으로 밀어 내듯이 힘을 주고 다리의 높이를 유지 할 수 있도록 한다.

Short Spine Massage (prep)

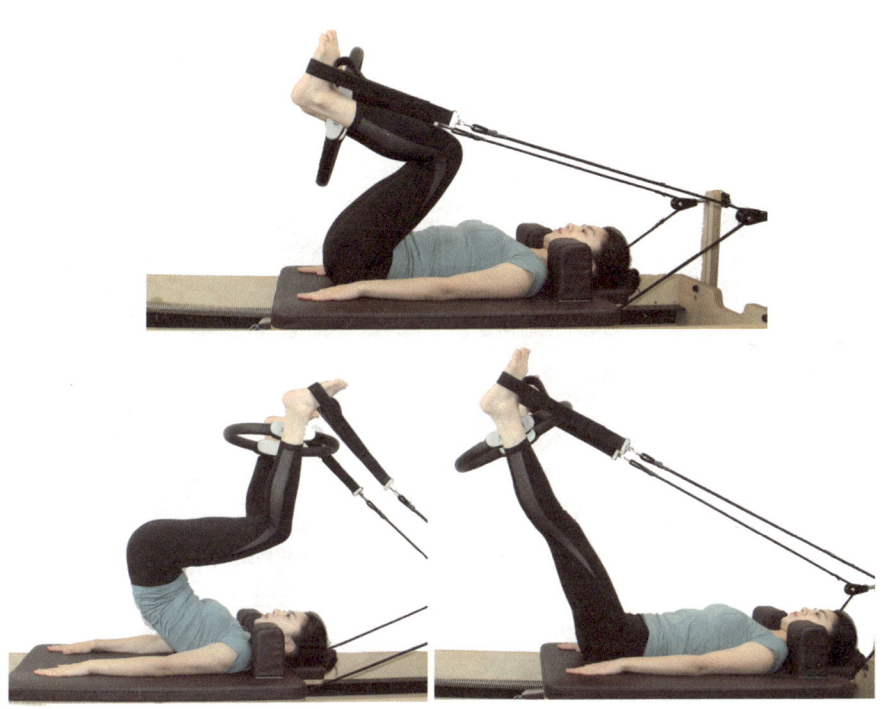

운동 목적	복부 코어와 다리 강화 및 척추 분절의 조절 하는 능력 향상 목적이다.
시작 자세	골반의 중립을 유지한채로 발바닥에 스트랩을 걸고 테이블 탑 자세를 하고 발목 사이에 서클링 끼워준 후 발을 뻗고 내전근에 힘을 주어 준비 한다.
동작 설명	호흡을 마시고 내쉬면서 복부를 임프린팅 해주며 꼬리뼈부터 흉추 상부 까지 분절 하여 다리를 천장을 향해 뻗는다. 마시면서 서클링을 조여 내며 발 뒤꿈치를 유지 하면서 척추를 분절 하여 내쉬면서 흉추 상부에서부터 다시 척추를 캐리지에 내려 놓고 마시고 내쉬면서 캐리지가 움직이지 않게 척추를 굴곡하며 무릎을 펴내며 골 반을 다시 중립으로 만들며 돌아 온다.
Tip	엉덩이를 끌어 올릴 때 부드럽게 분절 해주며 분절 할때에 호흡을 나눠서 깊게 쉴 수 있도록 해주고 어깨에 힘이 들어가지 않도록 호흡을 하며 가슴을 끌어 내리며 허벅지 내전근 쓰면서 서클링을 유지한다.

Short Spine Massage

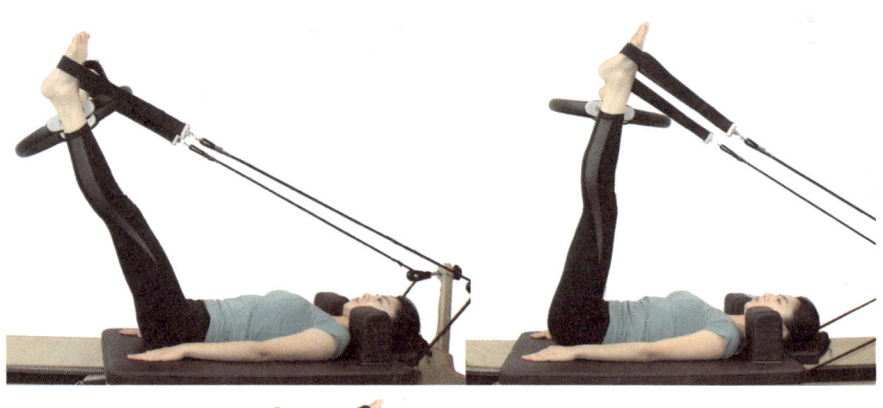

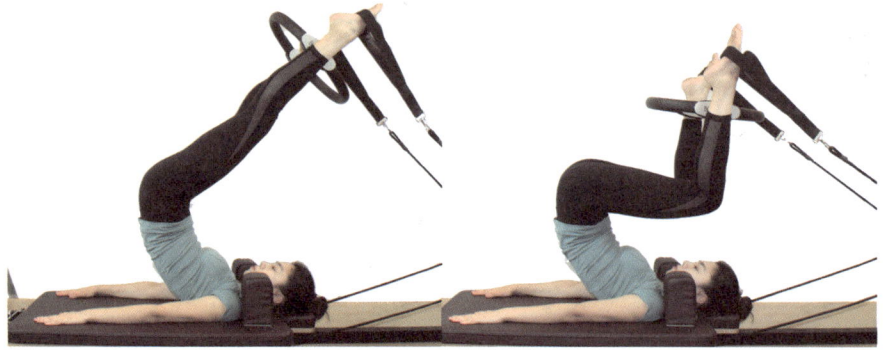

운동 목적	내전근 근력 강화와 코어 및 다리 강화, 척추분절을 조절 하는 능력 향상 목적이다.
시작 자세	골반의 중립을 유지 한채로 발바닥에 스트랩을 걸고 테이블 탑 자세를 하고 발목 사이에 서클링을 둔 후 발을 필라테스 스텐스하고 내전근에 힘을 주어 준비 한다.
동작 설명	호흡을 마시고 내쉬면서 복부 임프린팅 유지하여 꼬리뼈부터 흉추 상부 까지 분절하여 파워 하우스를 이용해 다리를 천장을 향해 뻗는다. 마시면서 서클링을 조여주고 발 뒤꿈치를 풋바쪽으로 내리며 척추를 분절 하여 골반을 중립 만들고 내쉬면서 발 뒤꿈치 위치를 고정하고 흉추 상부에서부터 다시 척추를 캐리지에 내려 놓으며 마시고 내쉬면서 캐리지가 움직이지 않도록 척추를 굴곡하며 무릎을 펴내 며 골반을 다시 중립으로 만들며 돌아 온다.
Tip	엉덩이를 끌어 올릴 때 부드럽게 분절 해주고 분절할 때에 호흡을 충분히 깊게 쉴 수 있도록 해주며 동작을 하는 동안 계속해서 스트랩의 저항을 버티며 어깨에 힘 이 들어가지 않도록 호흡을 하며 가슴을 끌어 내리고 허벅지 내전근 쓰면서 서클 링을 유지한다.

Open & Close

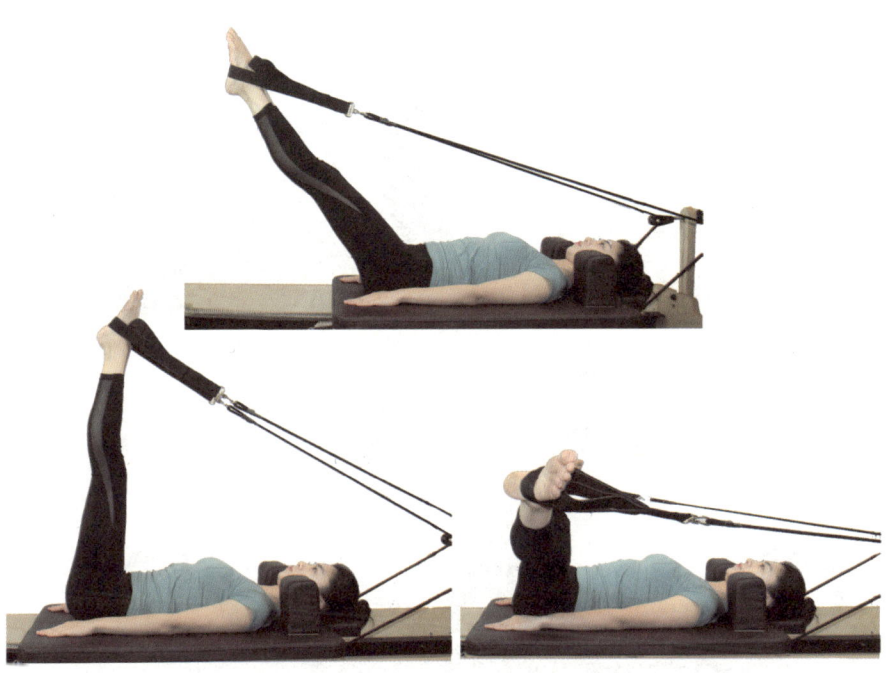

운동 목적	고관절 분리 움직임 인지 및 내전근 스트레칭과 복부 코어 강화 목적이다.
시작 자세	골반의 중립을 유지 한채로 발바닥에 스트랩을 걸고 다리를 곧게 천장을 향해 펴 낸 후 발은 모아주고 유지한 채 골반은 중립으로 준비 한다.
동작 설명	호흡을 마시고 내쉬면서 햄스트링이 늘어 날 수있는 만큼 천골을 캐리지에 고정 하고 들어 올려 캐리지가 움직이지 않게 조절 하며 다리를 캐리지 넓이로 벌리며 마시면서 캐리지가 움직이지 않도록 조절 하며 다리를 닫아 준다.
Tip	허리가 너무 뜨지 않도록 하고 힘들 경우 임프린팅 하고 햄스트링이 타이트한 고 객은 다리의 각도를 좀더 넓히며 다리를 오므릴 때 허벅지 내전근의 힘을 주어서 동시에 갖고 올 수 있도록 한다.

Frog External Leg

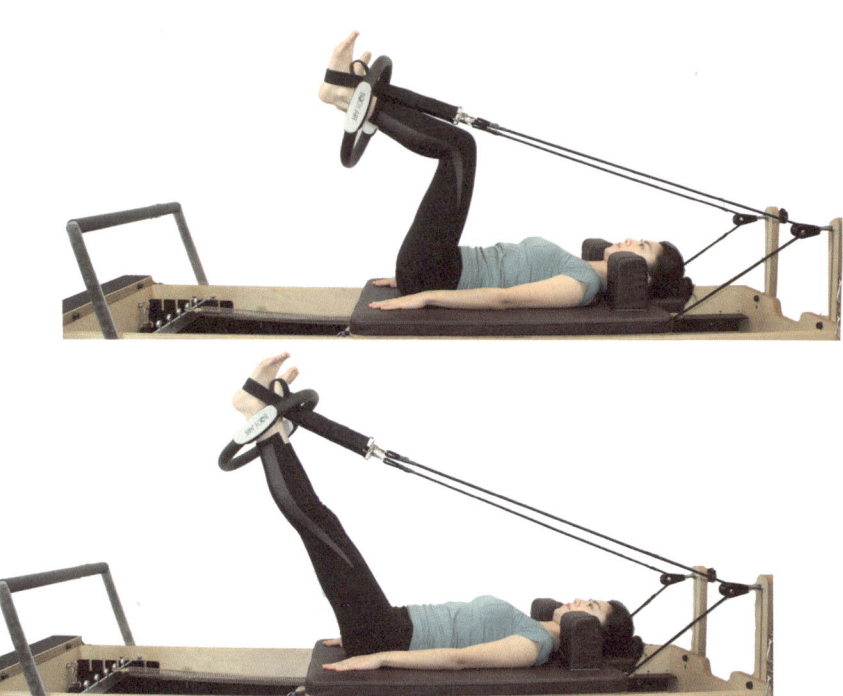

운동 목적	하체의 외회전근 강화와 다리의 움직임을 통한 고관절 분리 인지 능력 향상이 목적이다.
시작 자세	발바닥에 스트랩을 걸고 발목에 서클링을 껴주고 골반의 중립을 유지한채로 다리를 테이블 탑 한 후 서클링을 벌려내는 힘을 주어 준비 한다.
동작 설명	호흡을 마시고 내쉬면서 발목을 더 벌려내는 힘을 주며 무릎을 펴며 발바닥을 밀어주며 다시 마시면서 좀더 발목에 외전 하는 힘을 주며 천천히 제자리로 돌아온다.
Tip	허리가 너무 뜨지 않도록 하고 힘들 경우 임프린팅하고 두 발목에 동일하게 힘을 골고루 줄 수 있도록 하며 허벅지 바깥쪽에 힘을 주어 외전하는 것을 유지 할 수 있도록 한다.

Cross Leg Raise

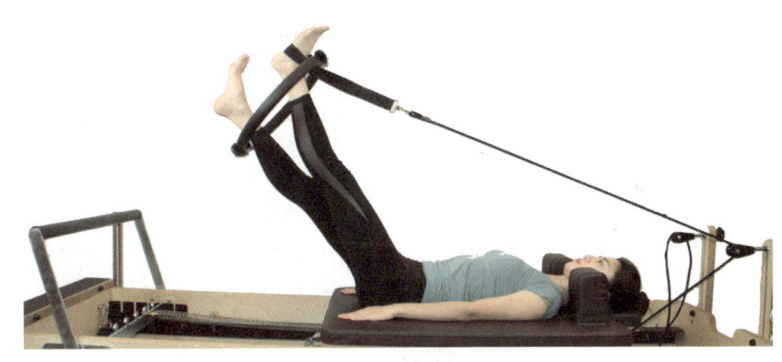

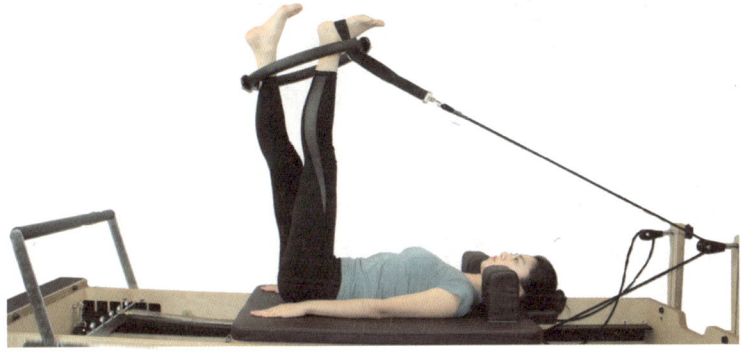

운동 목적	하체의 외회전근 강화와 움직임으로 고관절 분리를 인지 시키고 바른 보행 패턴을 인지 목적이다.
시작 자세	골반의 중립을 유지하며 먼저 한쪽 발에만 스트랩을 걸고 발목 바깥쪽으로 서클링을 껴준 후 다리를 교차해 서클링 넓이 만큼 회전한채로 준비 한다.
동작 설명	호흡을 마시고 내쉬면서 두 다리를 교차 시켜 벌리면서 스트랩이 없는 발 부터 풋바 쪽으로 다리를 밀어 낸다. 마시면서 스트랩이 껴있는 발 부터 걷듯이 제자리로 돌아간다.
Tip	골반이 너무 한쪽으로 기울지 않도록 천골을 무겁게 눌러 놓고 두 발목에 동일하게 힘을 골고루 줄 수 있도록 하며 발목의 간격이 계속 유지 될 수 있도록 한다.

Cross Leg Knee Circle

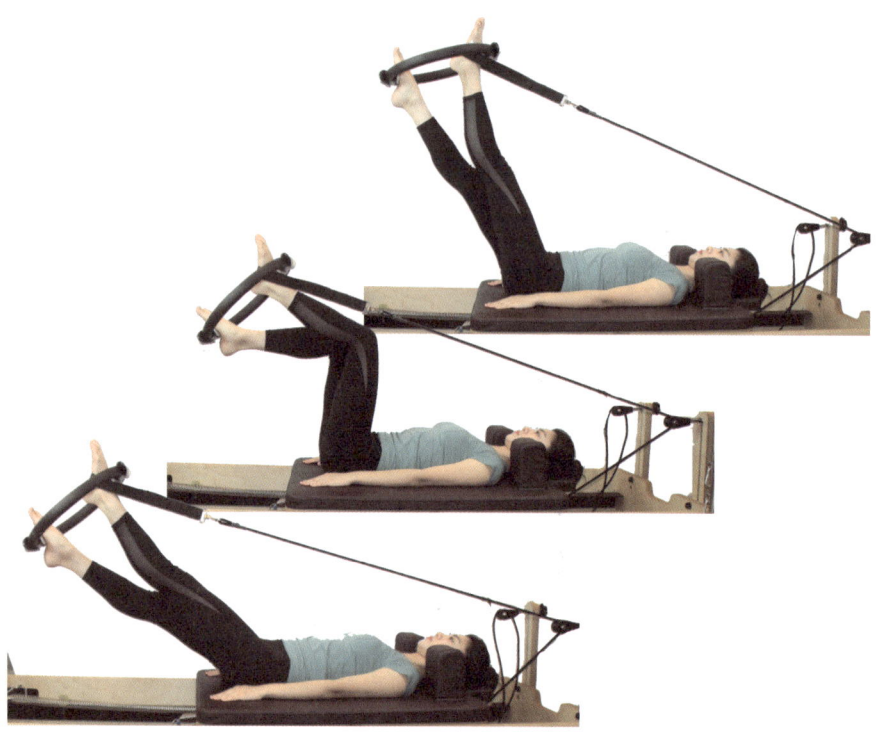

운동 목적	하체의 외회전근 강화와 고관절 움직임의 인지 및 바른 보행 패턴 인지 목적이다.
시작 자세	골반의 중립을 유지하며 먼저 한쪽 발에만 스트랩을 걸고 발아치에 서클링을 껴준 후 다리를 교차해 서클링 넓이 만큼 회전한 채로 준비 한다.
동작 설명	호흡을 마시면서 양 무릎을 구부리면서 발을 내리고 호흡을 내쉬면서 스트랩이 없는 발 부터 풋바 쪽으로 다리를 밀어 내며 호흡을 마시면서 스트랩이 껴있는 발 부터 걷듯이 제자리로 돌아간다.
Tip	골반이 너무 한쪽으로 기울지 않도록 천골을 무겁게 눌러 놓고 두 발목에 동일하게 힘을 골고루 줄 수 있도록 하며 발목의 간격이 계속 유지 될 수 있도록 한다.

Flat Back with Pull

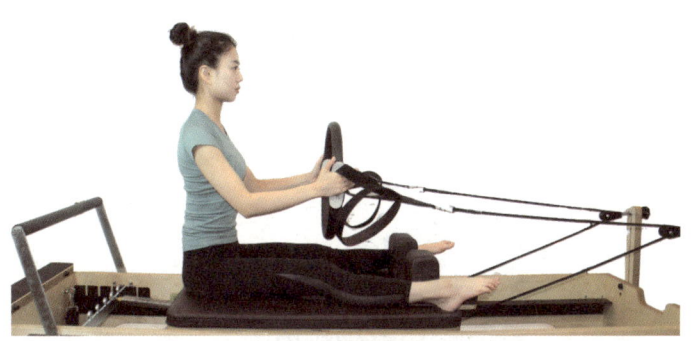

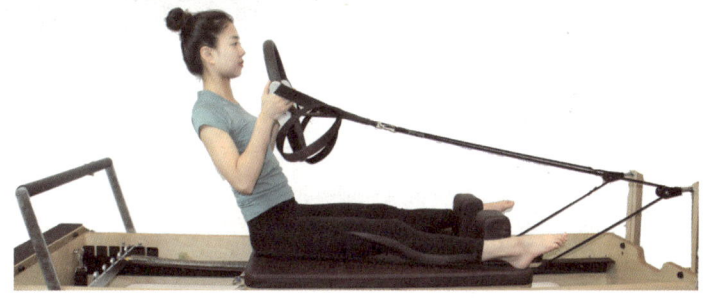

운동 목적	체간의 안정성을 강화하고 견관절 움직임을 통한 상완이두근과 복부 코어를 강화 목적이다.
시작 자세	풀리 방향을 바라보고 앉아 다리를 외전 하여 무릎을 펴낸채로 골반과 척추를 바르게 세워 중립을 유지하며 손에 스트랩을 걸고 손바닥이 마주 볼 수 있게 서클링을 움켜쥐어준 후 팔은 앞으로 나란히 해서 준비한다.
동작 설명	호흡을 마시고 내쉬면서 견갑을 안정화 하고 팔꿈치를 접어내며 척추의 정렬을 유지 하며 그대로 힌지 빽 한다. 마시면서 팔꿈치는 다시 펴면서 하복부의 힘으로 척추 정렬을 유지한 채 길어지며 천천히 제자리로 돌아온다.
Tip	동작을 하는 동안 계속해서 정수리를 뽑아내며 척추의 중립을 유지하고 호흡에 집중 하며 복부의 힘이 풀리지 않도록 신경 써주며 어깨에 너무 힘을 주지 않도록 견갑골을 계속해서 안정화 시킨다.

Bending Flat Back with Pull

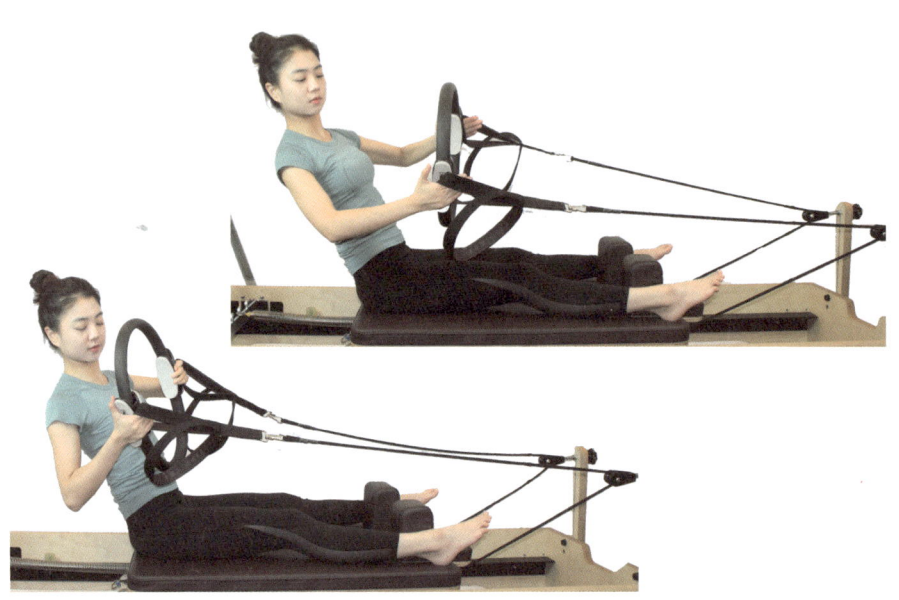

운동 목적	척추의 안정성을 강화하고 골반과 상체의 연결 유지를 위한 협응력과 인지력 향상 목적이다.
시작 자세	풀리 방향을 바라보고 앉아 다리를 외전 하여 무릎을 펴낸 채로 골반과 척추를 바르게 세워 중립을 유지하며 손에 스트랩을 걸고 손바닥이 마주 볼 수 있게 서클링을 움켜쥐어준 후 팔꿈치는 살짝 접어준다.
동작 설명	호흡을 마시고 내쉬면서 척추의 정렬을 유지 하며 오른쪽 으로 상체를 살짝 기울여 그대로 유지한 채 마시면서 체간을 잡아 놓고 팔꿈치를 접어내며 스트랩을 당겨오고 서클링을 단단히 누르며 다시 내쉬면서 팔꿈치를 펴준다. 척추의 정렬을 맞추며 길어지게 다시 제자리로 돌아오고 반대쪽도 반복 한다.
Tip	동작을 하는 동안 계속해서 정수리를 뽑아내며 척추의 중립을 유지하고 운동을 하는 동안 견갑골의 안정성과 복부 힘을 유지하며 목과 어깨가 뻣뻣해지지 않도록 호흡을 부드럽게 내뱉는다.

One Arm Side Band

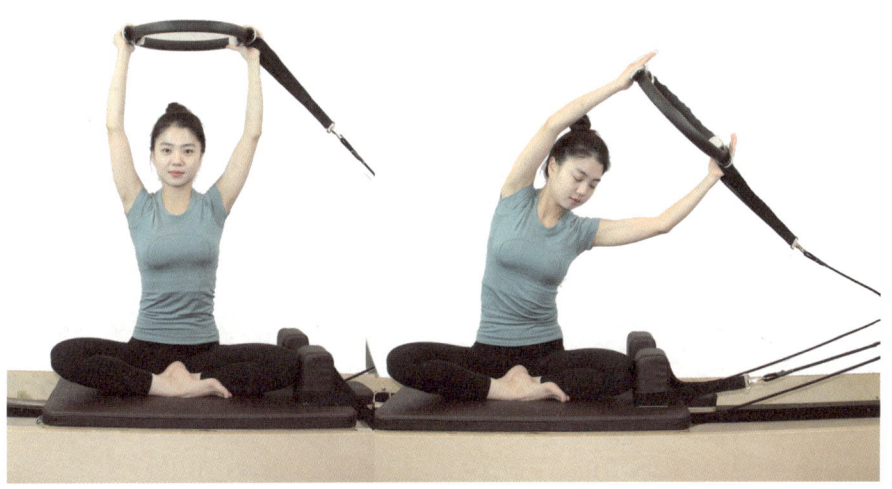

운동 목적	측면 근육 강화와 분절 움직임을 통한 견관절과 척추의 유연성 향상 목적이다.
시작 자세	풋바가 옆에 올 수 있도록 앉은 후 골반과 척추를 바르게 세워 중립을 유지하며 풀리 쪽에 있는 손에 스트랩을 걸고 손바닥이 마주 볼 수 있게 서클링을 움켜 쥐어준 후 팔을 만세하여 준비 한다.
동작 설명	호흡을 마시고 내쉬면서 풀리방향으로 팔과 함께 복부를 굴곡 한다. 호흡을 마시면서 복부의 힘으로 스트랩의 저항을 버텨내면서 다시 제자리로 돌아와 중립을 유지하고 계속 같은 방향으로 반복한다.
Tip	굴곡할 때 팔을 풀리쪽으로 뻗어내며 복부의 완만한 굴곡을 만들도록 하고 동작을 하는동안 계속해서 정수리를 뽑아 내며 목과 어깨를 편안하게 유지 하며 견관절을 편안하게 하여 충돌로 인한 통증을 느끼면 안되고 골반이 딸려 가지 않도록 엉덩이를 무겁게 내려놓는다.

One Arm Both Side Band

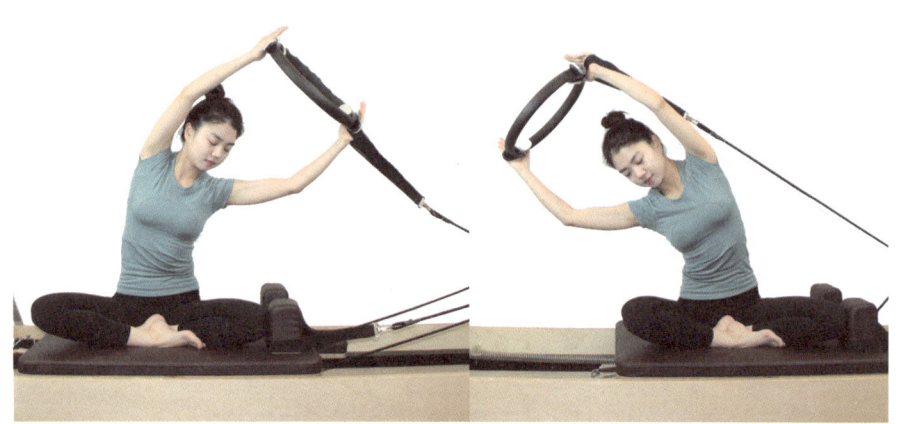

운동 목적	측면 근육 강화와 분절 움직임을 통한 견관절과 척추의 좌/우 유연성 향상 목적이다.
시작 자세	풋바가 옆에 올 수 있도록 앉은 후 골반과 척추를 바르게 세워 중립을 유지하며 풀리 쪽에 있는 손에 스트랩을 걸고 손바닥이 마주 볼 수 있게 서클링을 움켜 쥐어준 후 팔을 만세하여 준비 한다.
동작 설명	호흡을 마시고 내쉬면서 풋바 방향으로 팔과 함께 복부를 굴곡 한다. 호흡을 마시면서 복부의 힘으로 스트랩의 저항을 버텨내면서 다시 제자리로 돌아와 중립을 유지하고 다시 한번 마시고 내쉬면서 풋바 방향으로 똑같이 반복한다.
Tip	굴곡할 때 팔을 뻗어내며 복부의 완만한 굴곡을 만들도록 하고 동작을 하는 동안 계속해서 정수리를 뽑아 내며 목과 어깨를 편안하게 유지 하며 견관절을 편안하게 하며 충돌로 인한 통증을 느끼면 안되고 골반이 딸려 가지 않도록 엉덩이를 무겁게 내려놓는다.

Extend One's Arm with Rotation

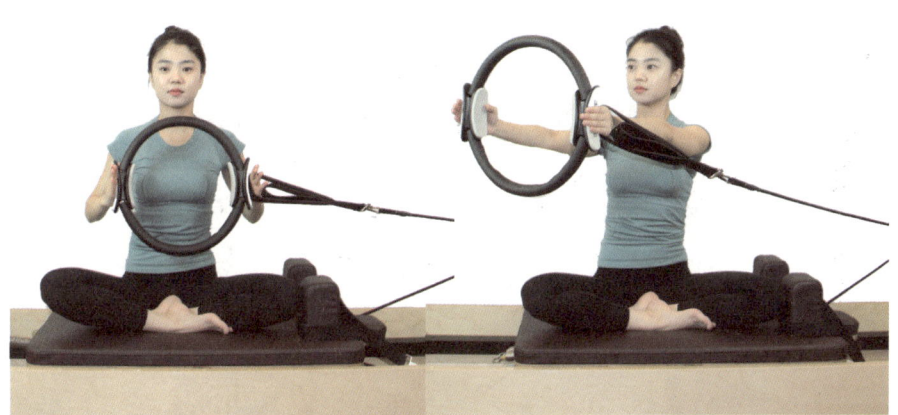

운동 목적	척추의 가동범위를 향상시킴과 동시에 견갑골의 움직임 인지와 견관절의 근력강화 목적이다.
시작 자세	풋바가 옆에 올수 있도록 앉은 후 골반과 척추를 바르게 세워 중립을 유지하며 풀리 쪽에 있는 손에 스트랩을 걸고 손바닥이 마주 볼 수 있게 서클링을 움켜쥐어준 후 팔꿈치를 접어서 몸통에 붙여 놓은 채로 준비한다.
동작 설명	호흡을 마시고 내쉬면서 풋바 방향으로 팔을 뻗어 내며 체간을 회전 한다. 마시면서 스트랩의 저항을 버텨내면서 천천히 제자리로 돌아온다.
Tip	시선이 떨어지거나 올라가지 않도록 고정 시켜서 자연스럽게 움직일 수 있도록 하고 상체를 회전 할 때 호흡을 뱉어내며 흉곽을 최대한 조여 내며 팔을 뻗을 때에 몸이 기울어지지 않도록 엉덩이를 무겁게 고정해 놓는다.

Arm Circle

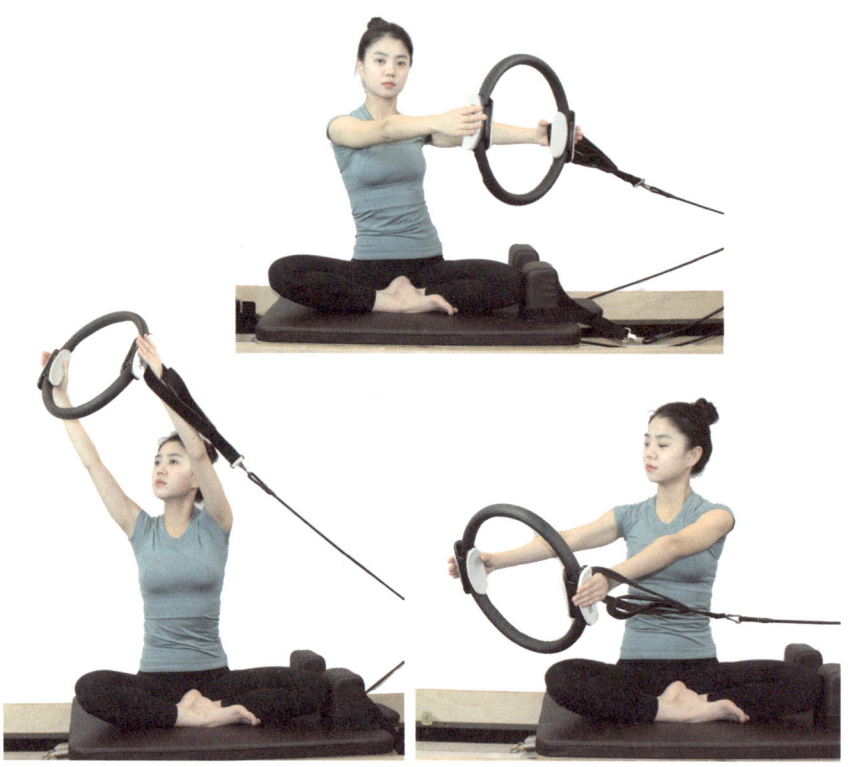

운동 목적	복횡근 및 복사근과 코어의 활성화를 돕고 견관절의 움직임을 통해 근력 강화 목적이다.
시작 자세	풋바가 옆에 올 수 있도록 앉은 후 골반과 척추를 바르게 세워 중립을 유지하며 풀리 쪽에 있는 손에 스트랩을 걸고 손바닥이 마주 볼 수 있게 서클링을 움켜 쥐어준 후 팔은 앞으로 나란히 하고 시선은 손끝을 향하여 준비 한다.
동작 설명	호흡을 마시고 내쉬면서 뻗은 팔을 스트랩의 텐션을 주며 풋바쪽으로 만세 하며 원을 그려내면서 마시면서 제자리로 돌아온다.
Tip	동작을 하는 동안 스트랩의 텐션을 계속 유지 하고 이쁘고 큰원을 그린다고 생각하면서 동작을 하며 시선은 자연스럽게 손을 따라갈 수 있도록 해야 하며 체간이 흐트러지지 않도록 복부에 힘을 유지한다.

Press Flat Back

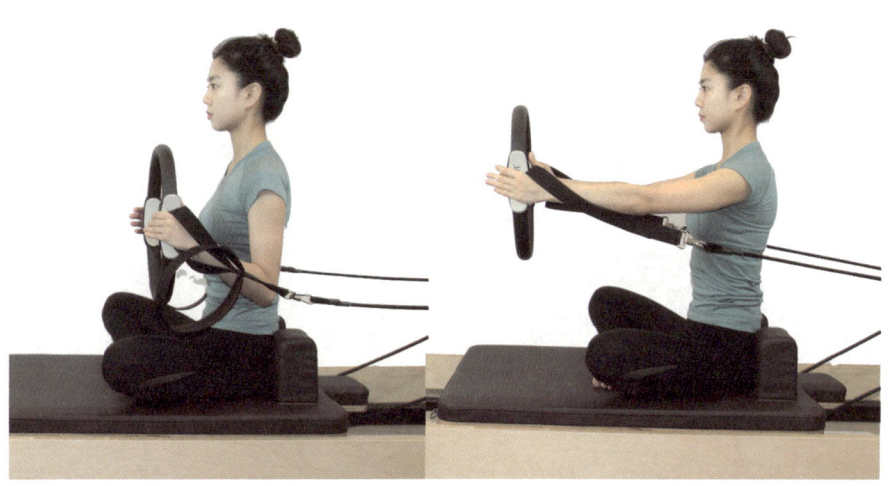

운동 목적	복부 코어의 활성화를 돕고 척추정렬과 견갑골의 안정성을 향상시킨다.
시작 자세	풋바 방향을 바라보고 골반과 척추를 바르게 세워 중립을 유지하며 숄더 레스트에 골반을 대어 앉고 손에 스트랩을 걸고 손바닥이 마주 볼 수 있게 서클링을 움켜 쥐어준 후 팔꿈치를 접어서 몸통에 붙여 놓은 채로 준비한다.
동작 설명	호흡을 마시고 내쉬면서 척추의 정렬을 유지하며 중립 상태로 팔꿈치를 펴며 정면으로 길게 뻗어 내며 마시면서 팔꿈치를 접어 제자리로 돌아온다.
Tip	등이 평평해질 수 있도록 팔을 정면으로 최대한 뻗어주어 전인 해주고 호흡을 내쉴 때 흉곽을 최대한 조여 내면서 척추의 정렬을 유지하며 시선이 떨어지거나 올라가지 않도록 고정 시킨다.

Press Round Back

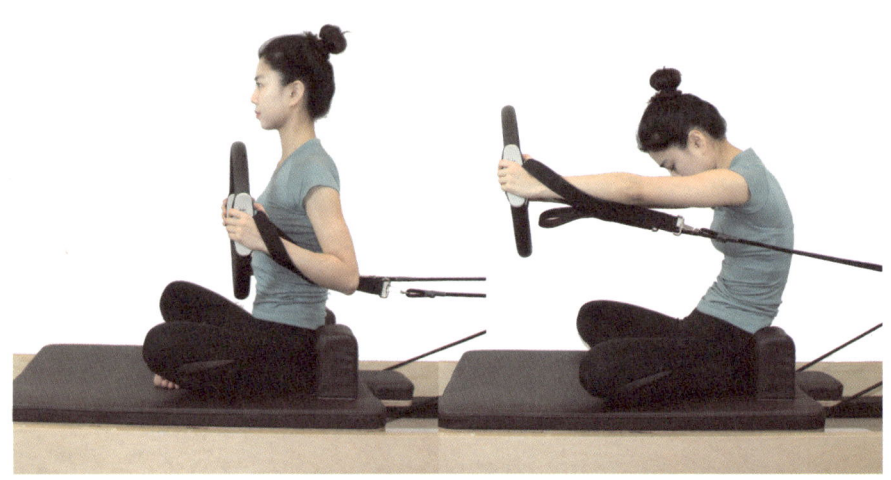

운동 목적	척추의 분절 움직임 인지와 견갑골의 안정성을 향상 시킨다.
시작 자세	풋바 방향을 바라보고 골반과 척추를 바르게 세워 중립을 유지하며 숄더 레스트에 골반을 대어 앉고 손에 스트랩을 걸고 손바닥이 마주 볼 수 있게 서클링을 움켜 쥐어준 후 팔꿈치를 접어서 몸통에 붙여 놓은채로 준비한다.
동작 설명	호흡을 마시고 내쉬면서 경추부터 시작해 흉추를 지나 꼬리뼈까지 분절하며 복부를 수축 해주며 팔꿈치를 정면으로 길게 뻗어내며 마시면서 꼬리뼈 부터 요추 흉추를 지나 마지막에 경추를 분절 하여 팔꿈치를 접으면서 제자리로 돌아온다.
Tip	동작을 하는 동안 스트랩의 텐션을 계속 유지 하고 복부의 힘을 유지한 채 척추의 분절로 C 커브를 깊게 만들어준다.

Save The Head Round Back

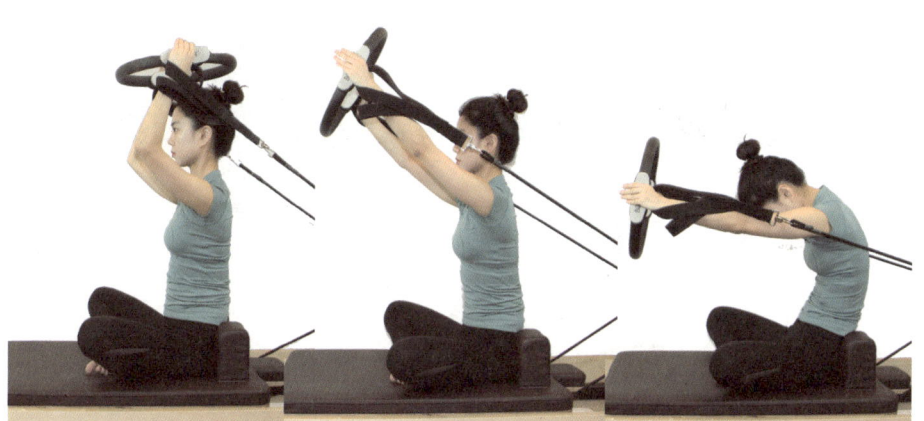

운동 목적	견갑의 안정성을 향상시키고 상완삼두근과 복부 코어의 근지구력을 강화 한다.
시작 자세	풋바 방향을 바라보고 골반과 척추를 바르게 세워 숄더 레스트에 골반을 대어 앉는다. 손에 스트랩을 걸고 몸통을 앞으로 기울인 채 서클링을 움켜 쥐어준 후 머리 위로 팔꿈치를 접어서 손바닥이 풋바쪽을 볼수 있게 준비한다.
동작 설명	호흡을 마시고 내쉬면서 팔꿈치를 펴내며 캐리지를 밀어내고 상완을 고정 시킨 채 다시 마셨다가 내쉬면서 경추부터 시작해 흉추를 지나 꼬리뼈까지 분절하여 복부를 말아주고 마시면서 꼬리뼈 부터 요추 흉추를 지나 마지막에 경추를 분절 하여 중립 자세로 돌아와 팔꿈치의 위치를 고정 하고 팔꿈치를 접어 제자리로 돌아온다.
Tip	동작을 하는 동안 스트랩의 텐션을 계속 유지 하고 복부의 힘을 유지한 채 척추의 분절로 c-커브를 깊게 만들어 주며 팔꿈치의 위치를 고정 시켜 중립을 유지 할 수 있도록 한다.

Kneeling with Hip Up Press

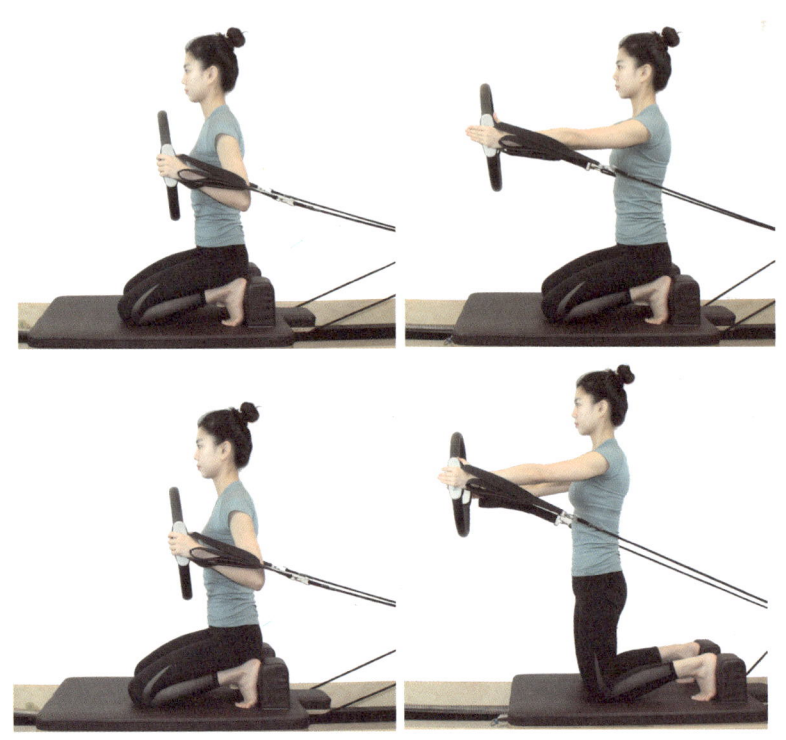

운동 목적	좁은 기저면을 이용해 복부 코어의 활성화를 돕고 견갑골의 안정성을 향상 목적이다.
시작 자세	풋바 방향을 바라보고 골반과 척추를 바르게 세워 중립을 유지하며 숄더 레스트에 발바닥이 닿게 닐링 포지션으로 힙을 낮추어 앉고 손에 스트랩을 걸고 손바닥이 마주 볼 수 있게 서클링을 움켜 쥐어준 후 팔꿈치를 접어서 몸통에 붙여 놓은채로 준비한다.
동작 설명	호흡을 마시고 내쉬면서 골반과 척추의 정렬을 중립으로 유지 하며 팔꿈치를 펴내며 정면으로 길게 뻗어 내고 마시면서 다시 팔꿈치를 접었다가 바로 내쉬면서 엉덩이를 뒤꿈치에서 떼어내며 고관절을 펴냄과 동시에 팔꿈치를 펴주며 마시면서 천천히 엉덩이부터 내려오면서 팔꿈치 접어 제자리로 돌아온다.
Tip	척추의 정렬을 유지하며 복부와 둔근을 조여 내며 체간을 잡고 동작을 하는 동안 무릎에 통증이 오면은 안된다.

Kneeling with Extensor Press

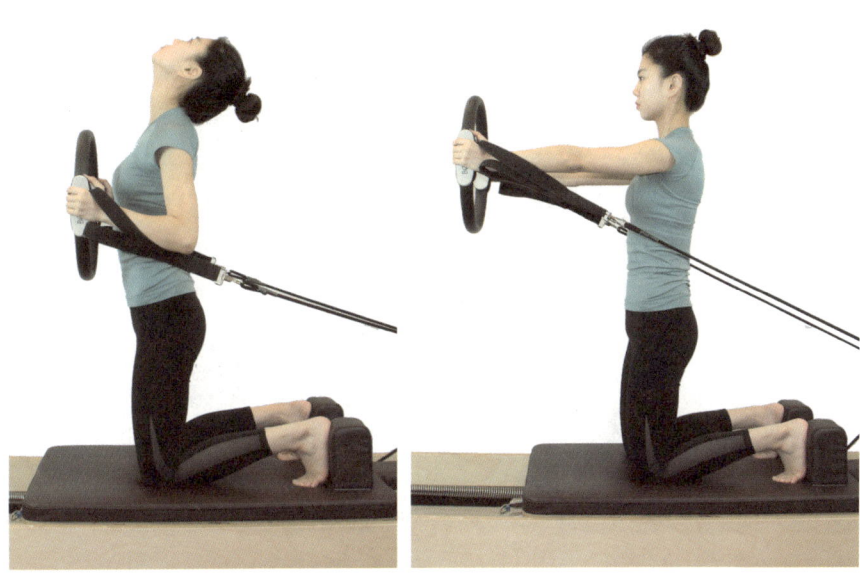

운동 목적	코어의 활성화를 돕고 견관절의 움직임과 척추와 대퇴사두근의 유연성 향상 목적이다.
시작 자세	풋바 방향을 바라보고 골반과 척추를 바르게 세워 중립을 유지하며 숄더 레스트에 발바닥이 닿게 닐링 포지션으로 힙을 낮추어 앉고 손에 스트랩을 걸고 손바닥이 마주 볼 수 있게 서클링을 움켜 쥐어준 후 팔꿈치를 접어서 몸통에 붙여 놓은 채로 준비한다.
동작 설명	호흡을 마시고 내쉬면서 골반과 척추의 정렬을 중립으로 유지 하며 엉덩이를 뒤꿈치에서 떼어내며 고관절을 펴냄과 동시에 팔꿈치를 펴며 정면으로 뻗어준다. 마시고 내쉬면서 팔꿈치를 접어 체간을 고정 시킨 후 시선을 하늘 위로 올리면서 고개를 뒤로 신전 시키며 마시면서 시선을 정면으로 내려오며 천천히 엉덩이부터 내려 놓으면서 팔꿈치 접어 제자리로 돌아온다.
Tip	척추의 정렬을 유지하며 복부와 둔근을 조여 내며 체간을 잡고 동작을 하는 동안 무릎에 통증이 오면은 안되며 시선의 이동으로 경추의 부드러운 움직임을 유도 한다.

Kneeling with Salute

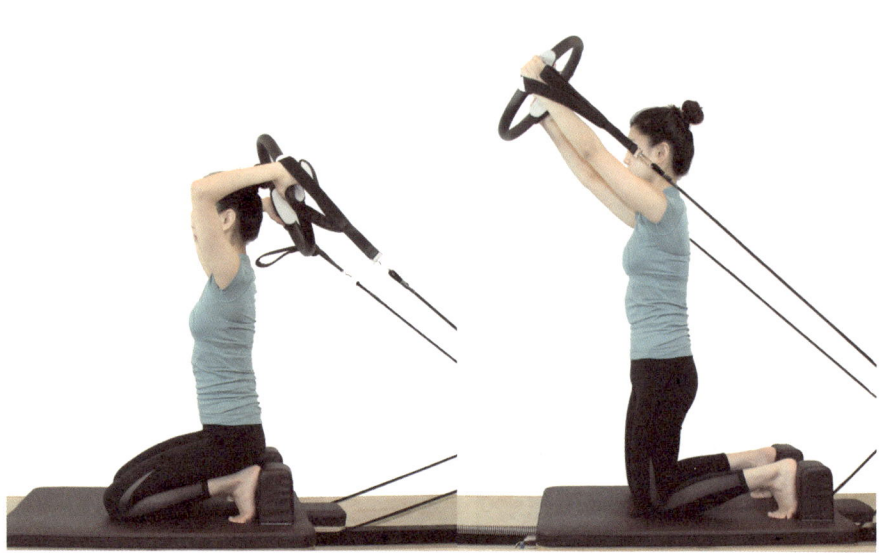

운동 목적	복부 코어를 활성화 하며 체간의 안정성 강화와 상완삼두근 강화 목적이다.
시작 자세	풋바 방향을 바라보고 골반과 척추를 바르게 세워 중립을 유지하며 숄더 레스트에 발바닥이 닿게 닐링 포지션으로 힙을 낮추어 앉고 손에 스트랩을 걸고 서클링을 움켜 쥐어준 후 머리위로 팔꿈치를 접어서 손바닥이 풋바쪽을 볼 수 있게 준비한다.
동작 설명	호흡을 마시고 내쉬면서 골반과 척추의 정렬을 유지해 상완을 고정시켜놓고 팔꿈치를 정면으로 뻗어내면서 고관절을 펴며 엉덩이를 일으켜 세우고 마시면서 천천히 엉덩이부터 내려놓으면서 팔꿈치 접어 제자리로 돌아온다.
Tip	척추의 정렬을 유지하며 복부와 둔근을 조여 내며 체간을 잡고 동작을 하는 동안 무릎에 통증이 오면 안되며 몸이 앞으로 기울어 지지 않게 중립을 유지하며 실시해야 한다.

Half Kneeling with Rotation Press

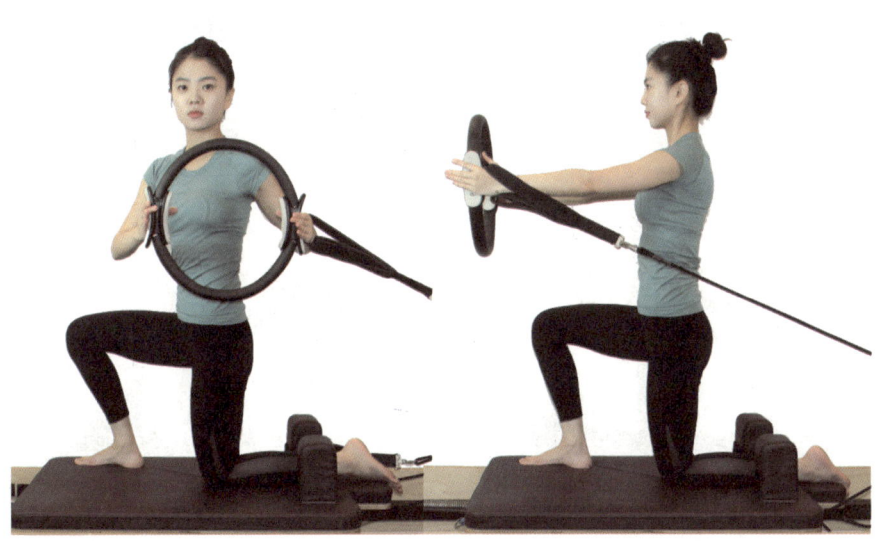

운동 목적	복횡근 및 코어의 활성화를 돕고 견관절과 척추의 유연성 향상 목적이다.
시작 자세	풋바 방향을 바라보고 골반과 척추를 바르게 세워 중립을 유지하며 헤드레스트에 한 발등을 내려 놓고 고관절을 펴놓고 반대편 다리는 캐리지 앞부분에 무릎을 접어 테이블 탑 자세를 취하고 헤드레스트쪽에 있는 다리 방향과 같은쪽 손에만 스트랩을 걸고 서클링을 움켜 쥐어준 후 팔꿈치를 접어 가슴앞에 두고 몸통을 회전하여 측면을 보고 준비한다.
동작 설명	호흡을 마시고 내쉬면서 골반과 척추의 정렬을 유지하며 천천히 몸통을 풋바쪽으로 향하게 회전 하면서 팔꿈치를 정면으로 뻗어주고 마시면서 팔꿈치를 접으면서 동시에 몸통을 제자리로 돌아온다.
Tip	척추의 정렬을 유지하며 복부와 둔근을 조여 내며 체간을 잡고 회전 할 때 호흡에 집중하여 다리를 고정 시켜 놓으며 골반이 한쪽으로 틀어지지 않도록 두 다리에 골고루 힘을 준다.

Half Kneeling with Oblique Diagonal Lift

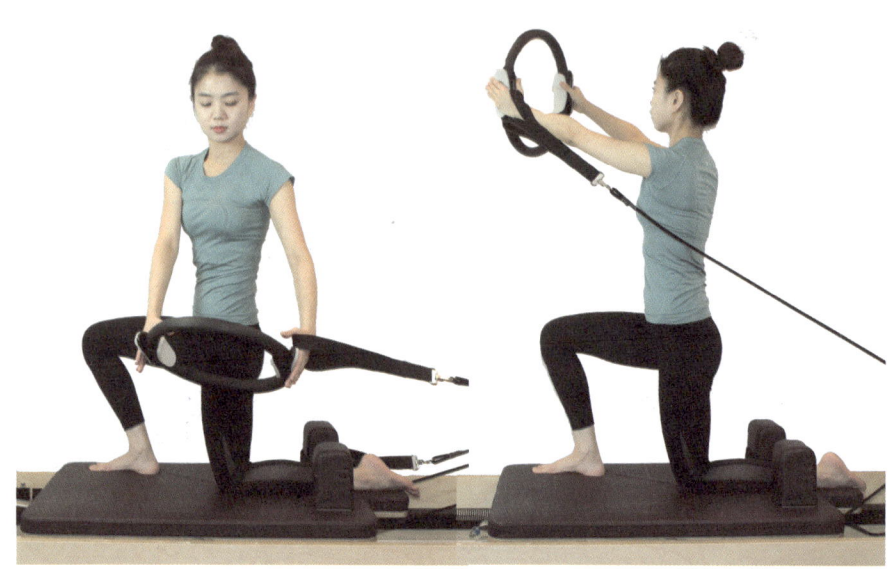

운동 목적	복사근 강화 및 고관절과 무릎의 굴곡과 신전 움직임을 통한 근력 강화 목적이다.
시작 자세	풋바 방향을 바라보고 골반과 척추를 바르게 세워 중립을 유지하며 헤드레스트에 한 발등을 내려 놓고 고관절을 펴놓고 반대편 다리는 캐리지 앞부분에 무릎을 접어 테이블 탑 자세를 해주고 헤드레스트쪽에 있는 다리 방향과 같은 쪽 손에만 스트랩을 걸고 서클링을 움켜 쥐어준 후 팔꿈치를 펴서 골반 앞에서 몸통을 회전하여 측면을 보고 준비한다.
동작 설명	호흡을 마시고 내쉬면서 골반과 척추의 정렬을 유지하며 천천히 몸통을 풋바쪽으로 향하게 회전 하면서 팔꿈치를 좀더 뻗어 내면서 가슴보다 위쪽으로 찔러주며 마시면서 천천히 몸통과 팔 위치를 제자리로 돌아온다.
Tip	척추의 정렬을 유지하며 복부와 둔근을 조여 내며 체간을 잡고 회전 할 때 호흡에 집중하여 다리를 고정 시켜 놓으며 골반이 한쪽으로 틀어지지 않도록 두 다리에 골고루 힘을 준다.

One Leg Band Knee – Flat Back with Rotation

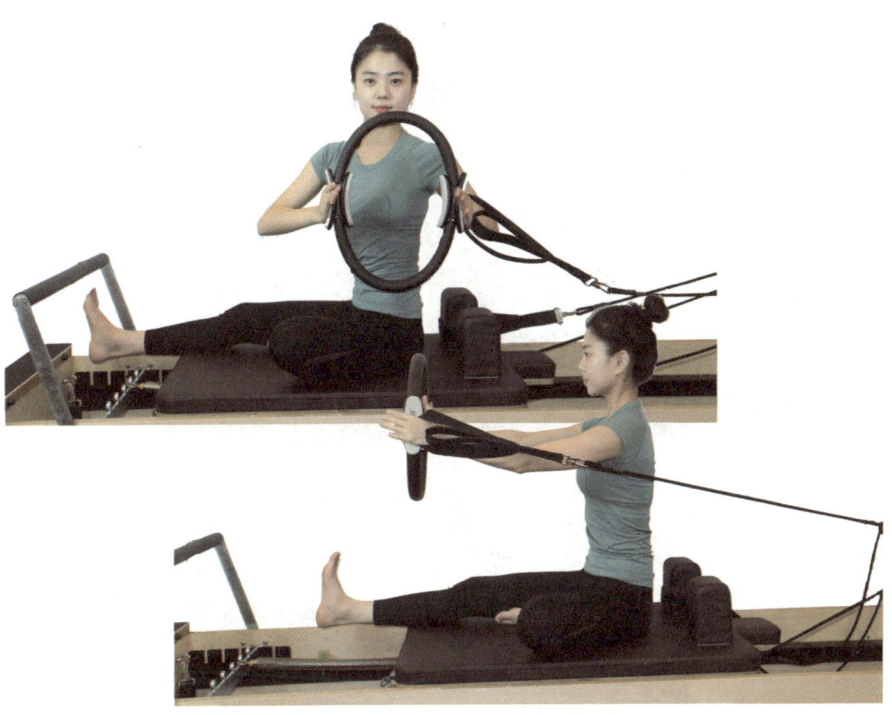

운동 목적	흉추 가동성과 견관절의 움직임 인지 및 코어의 강화 목적이다.
시작 자세	풋바 방향을 바라보고 골반과 척추를 바르게 세워 중립을 유지하며 숄더 레스트에 골반을 대어 한 다리는 무릎을 펴서 두고 반대쪽 다리는 무릎을 접어 앉고 다리 무릎 접은 방향 쪽 손에 스트랩을 걸고 손바닥이 마주 볼 수 있게 서클링을 움켜 쥐어준 후 팔꿈치를 접어 가슴 앞에 두고 몸통을 회전 하여 측면을 보고 준비한다.
동작 설명	호흡을 마시고 내쉬면서 골반과 척추의 정렬을 유지하며 천천히 몸통을 풋바쪽으로 향하게 회전하면서 팔꿈치를 정면으로 뻗어내며 마시면서 천천히 몸통과 팔 위치를 제자리로 돌아온다.
Tip	시선은 자연스럽게 손을 따라갈 수 있도록 하고 체간이 흐트러지지 않도록 복부에 힘을 유지하며 골반이 한쪽으로 틀어지지 않도록 두 다리에 골고루 힘을 준다.

One Leg Band Knee - Round Back with Rotation

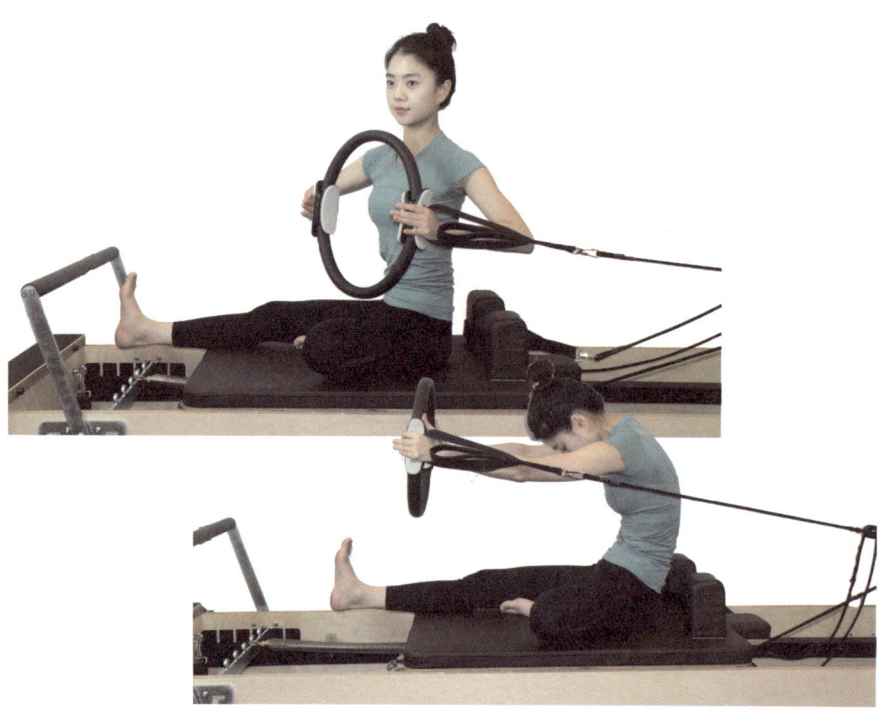

운동 목적	척추의 분절 움직임 인지와 견갑골의 안정성을 향상 목적이다.
시작 자세	풋바 방향을 바라보고 골반과 척추를 바르게 세워 중립을 유지하며 숄더 레스트에 골반을 대어 한다리는 무릎을 펴서 두고 반대쪽 다리는 무릎을 접어 앉고 다리 무릎 접은 방향 쪽 손에 스트랩을 걸고 손바닥이 마주 볼 수 있게 서클링을 움켜 쥐어준 후 팔꿈치를 접어 가슴 앞에 두고 몸통을 회전하여 측면을 보고 준비한다.
동작 설명	호흡을 마시고 내쉬면서 골반과 척추의 정렬을 유지하며 천천히 몸통을 풋바쪽으로 향하게 회전하면서 팔꿈치를 정면으로 뻗어내고 마시고 내쉬면서 경추부터 시작해 흉추를 지나 꼬리뼈까지 분절하며 복부를 수축해주며 팔을 더 앞으로 뻗어주며 측면을 늘려주며 마시면서 꼬리뼈 부터 요추 흉추를 지나 마지막에 경추를 분절 하여 중립 자세로 돌아와 팔꿈치를 접어 제자리로 돌아온다.
Tip	시선은 자연스럽게 손을 따라갈 수 있도록 하고 체간이 흐트러지지 않도록 복부에 힘을 유지하며 골반이 한쪽으로 틀어지지 않도록 두 다리에 골고루 힘을 준다.

서클링 필라테스

부록

추천도서안내 / 교육안내 / 협력업체

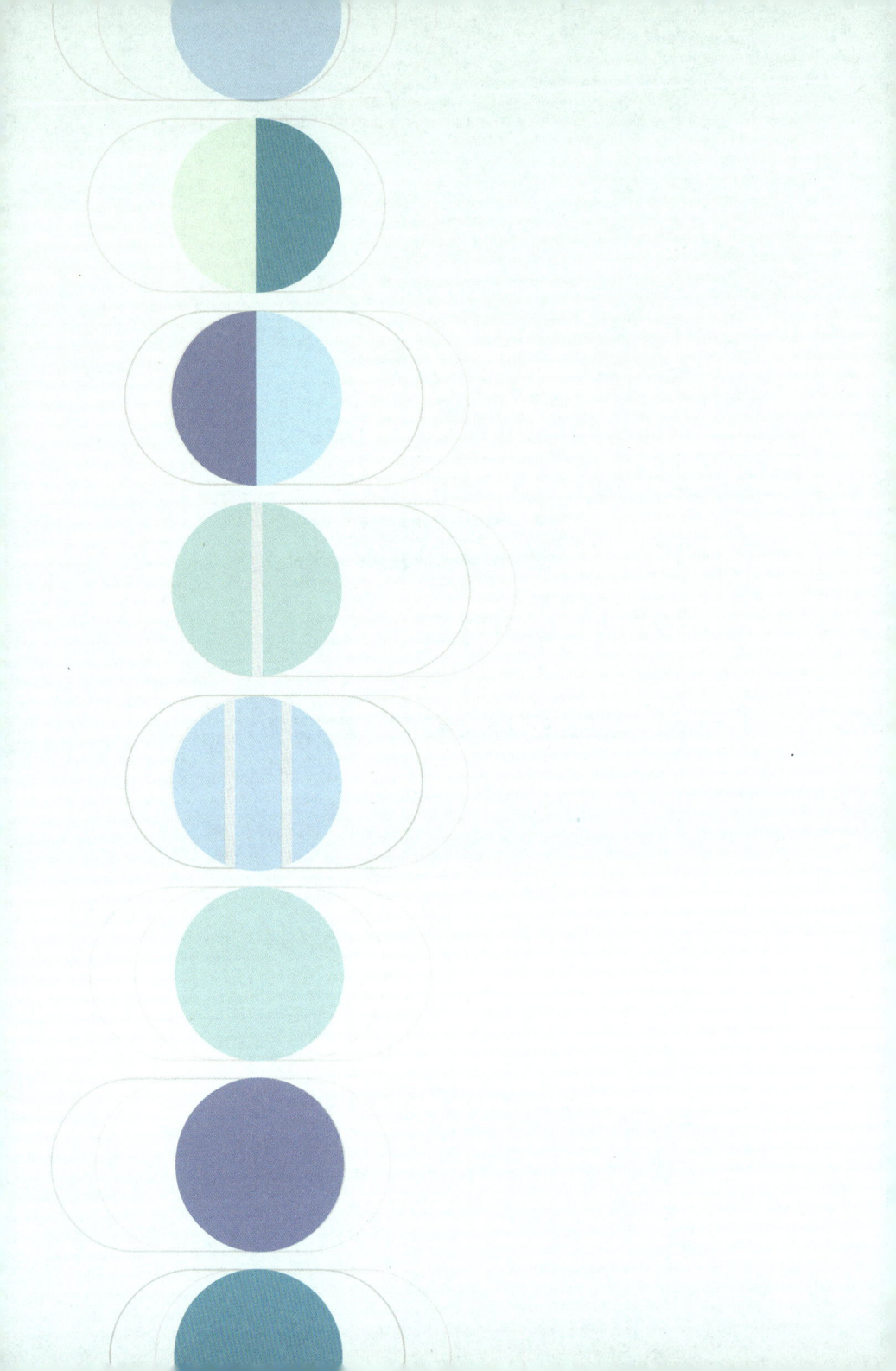

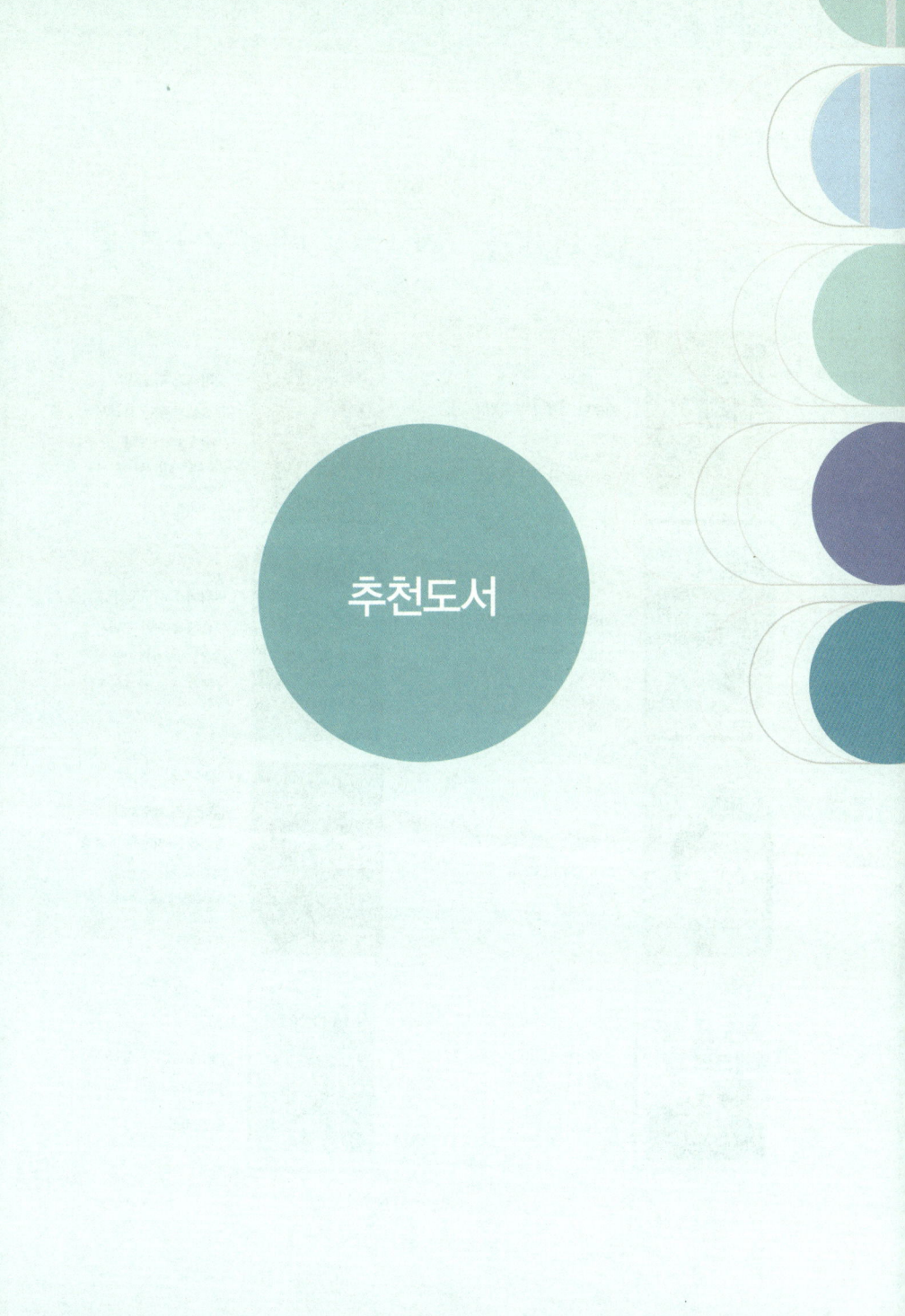

추천도서

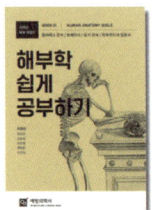

해부학 쉽게 공부하기

박민주 외 4명 지음
예방의학사
12,000원

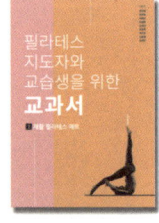

필라테스 지도자와
교습생을 위한 교과서 1

[재활필라테스 매트]

국제재활코어필라테스협회 지음
예방의학사
45,000원

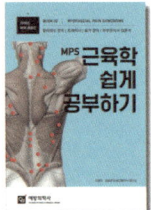

MPS 근육학 쉽게 공부하기

김보성 외 4명 지음
예방의학사
12,000원

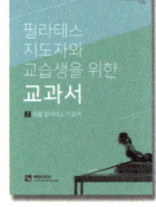

필라테스 지도자와
교습생을 위한 교과서 2

[재활필라테스 리포머]

국제재활코어필라테스협회 지음
예방의학사
45,000원

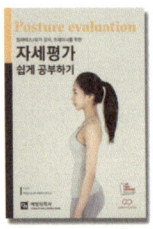

자세평가 쉽게 공부하기

백형진 외 3명 지음
예방의학사
15,000원

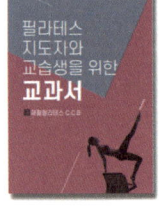

필라테스 지도자와
교습생을 위한 교과서 3

[재활필라테스 C.C.B]

국제재활코어필라테스협회 지음
예방의학사
45,000원

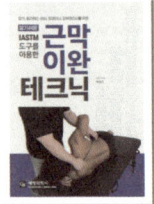

근막이완 테크닉

백형진 외 9명 지음
예방의학사
15,000원

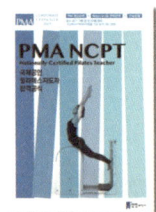

PMA-NCPT 합격공식

박상윤 외 명 지음
예방의학사
12,000원

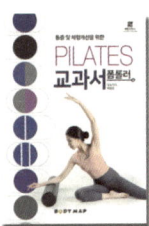
폼롤러 필라테스 교과서
백형진 외 7명 지음
예방의학사
12,000원

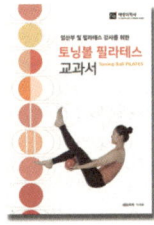
토닝볼 필라테스 교과서
이국화 외 14명 지음
예방의학사
15,000원

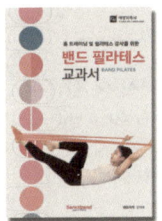
밴드 필라테스 교과서
양지혜 외 6명 지음
예방의학사
15,000원

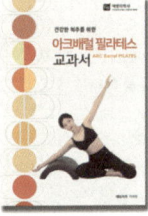
아크배럴 필라테스 교과서
이미령 외 13명 지음
예방의학사
15,000원

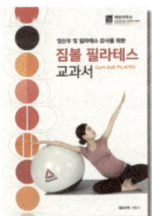
짐볼 필라테스 교과서
양홍석 외 6명 지음
예방의학사
15,000원

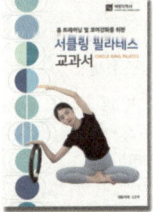
서클링 필라테스 교과서
김춘매 외 11명 지음
예방의학사
15,000원

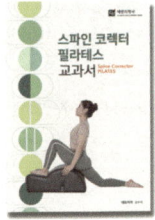
스파인코렉터 필라테스 교과서
오수지 외 12명 지음
예방의학사
15,000원

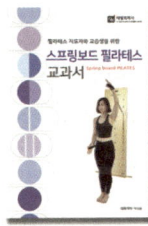
스프링보드 필라테스 교과서
박상윤 외 12명 지음
예방의학사
15,000원

추천도서

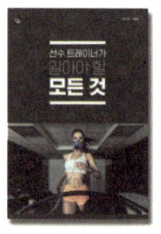
선수 트레이너가
알아야 할 모든 것
백형진 외 54명 지음
예방의학사
15,000원

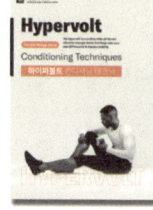
하이퍼볼트 컨디셔닝 테크닉
백형진 외 7명 지음
예방의학사
10,000원

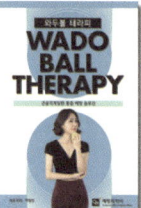
와두볼 테라피
백형진 외 9명 지음
예방의학사
10,000원

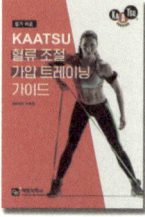
KAATSU 혈류 조절
가압 트레이닝 가이드
박호연 외 8명 지음
예방의학사
15,000원

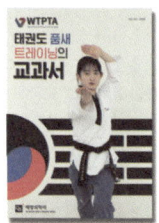
태권도 품새
트레이닝의 교과서
전민우 외 7명 지음
예방의학사
20,000원

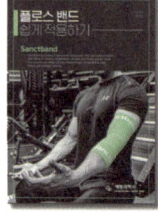
플로스밴드 쉽게 적용하기
김성언 외 7명 지음
예방의학사
15,000원

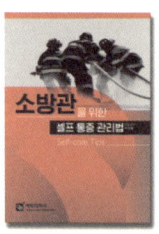
소방관을 위한
셀프 통증관리법
박주형 외 9명 지음
예방의학사
12,000원

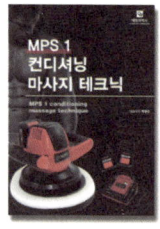
MPS 1
컨디셔닝 마사지 테크닉
백형진 외 4명 지음
예방의학사
10,000원

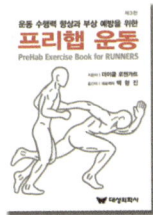

프리햅 운동

마이클 로젠가트 지음
백형진 외 10명 옮김
대성의학사
50,000원

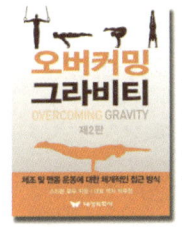

오버커밍 그라비티

스티븐 로우 지음
박주형 외 22명 옮김
대성의학사
45,000원

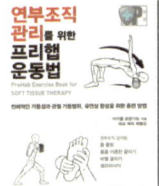

연부조직 관리를 위한 프리햅 운동법

마이클 로젠가트 지음
백형진 외 10명 옮김
대성의학사
16,000원

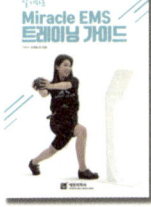

Miracle EMS 트레이닝 가이드

김경호 외 16명 지음
예방의학사
15,000원

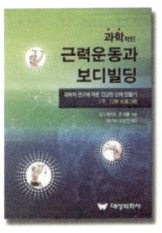

과학적인 근력운동과 보디빌딩

더그 매거프, 존 리들 지음
김성언 외 16명 옮김
대성의학사
30,000원

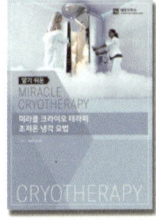

Miracle 크라이오 테라피 초저온 냉각 요법

백형진 외 6명 지음
예방의학사
20,000원

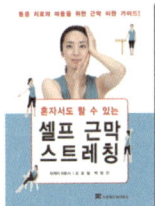

셀프 근막 스트레칭

타케이 히토스 지음
김효철, 백형진 옮김
신흥메드싸이언스
15,000원

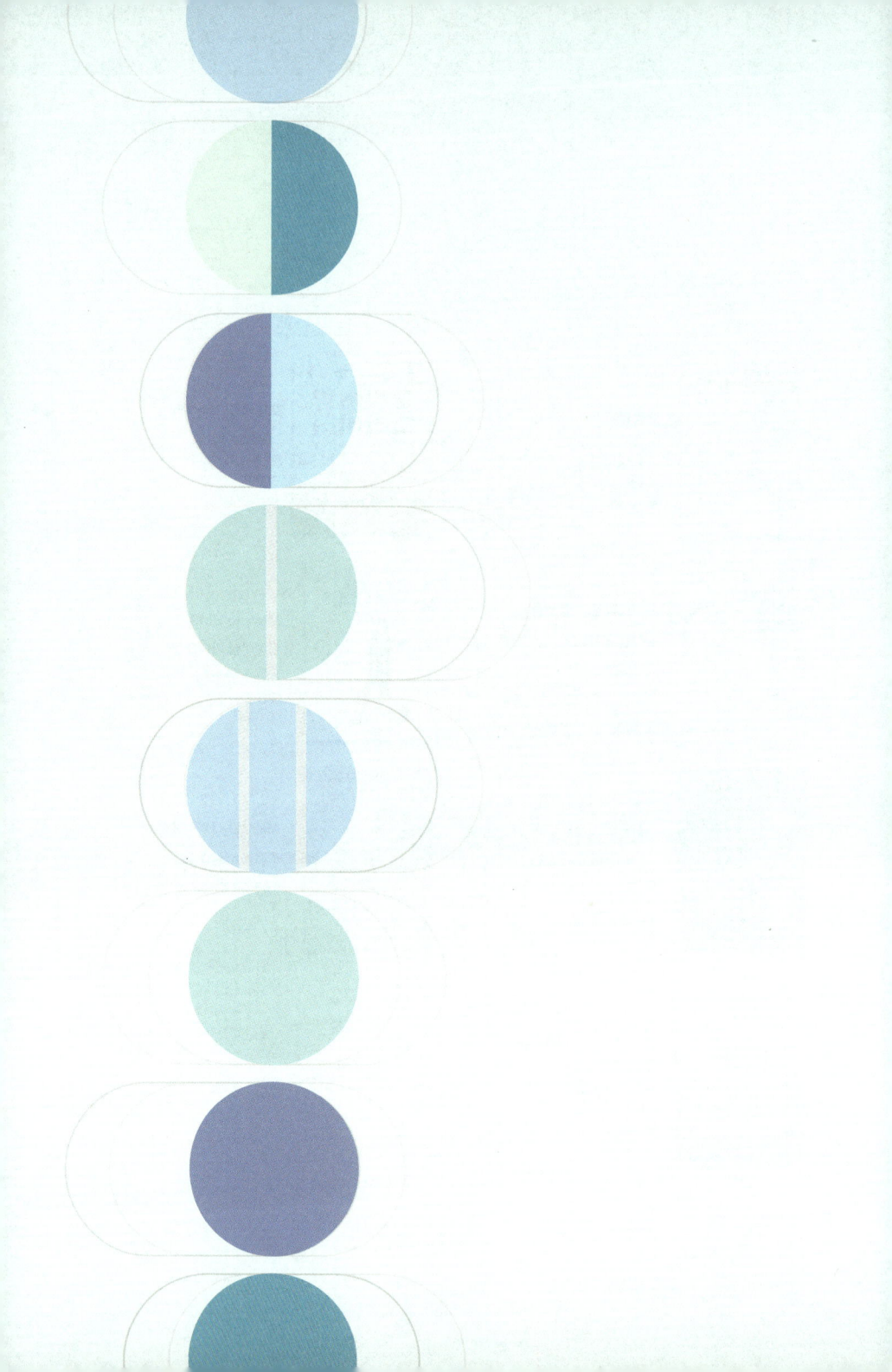

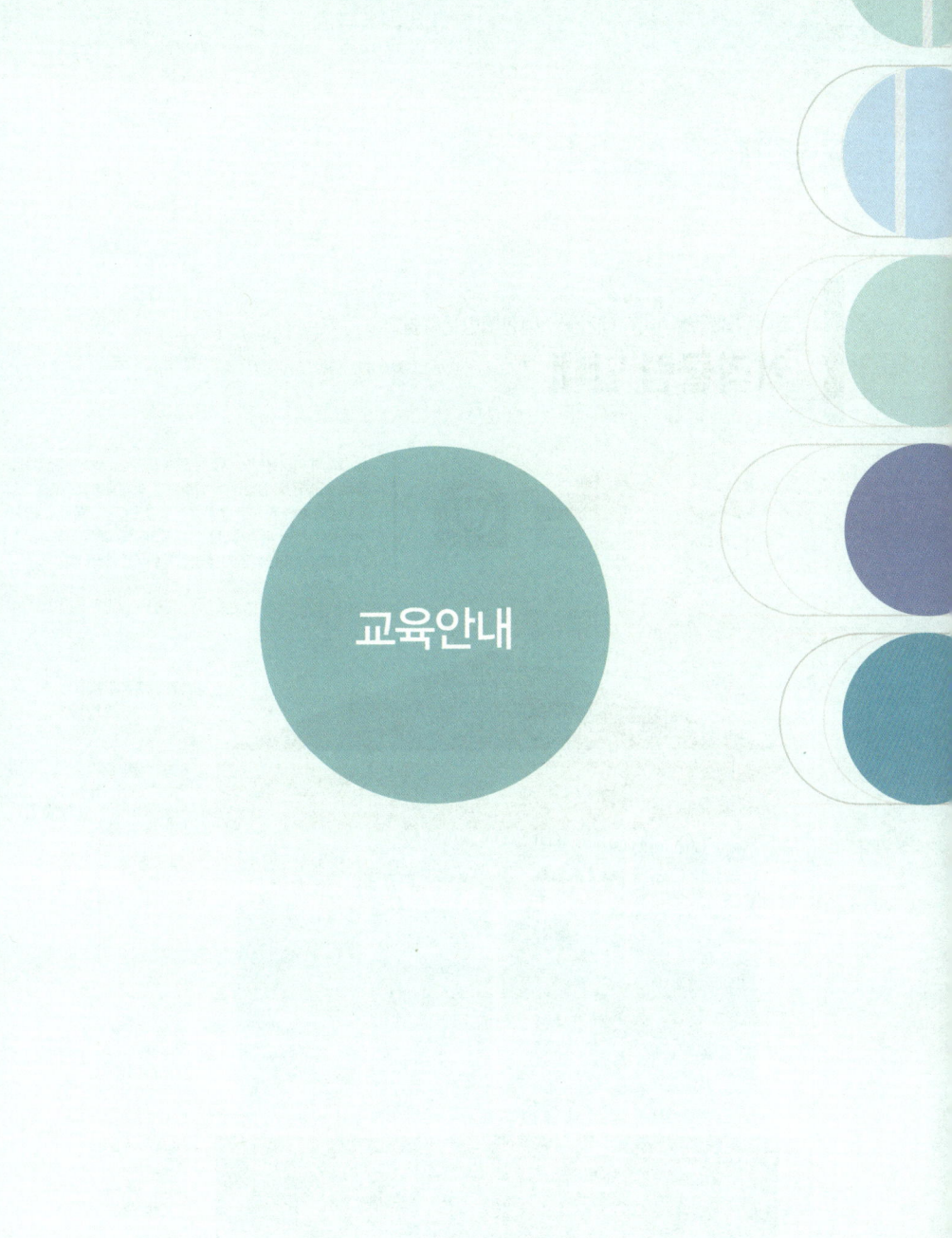

교육안내

코어필라테스 / 바디메카닉 / 대한예방운동협회
커리큘럼 안내 Curriculum Structure

 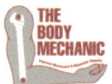

본 협회의 커리큘럼의 구조는 크게 5단계로 되어있습니다. 입문, 기초단계, 실전단계, 심화과정, 육성과정의 코스로 교육생의 수준 및 다양한 환경에 맞게 선택적으로 교육과정을 이수할 수 있습니다. 수년간의 교육 과정을 통해 완성된 본 협회의 커리큘럼을 직접 경험해보시길 바랍니다.

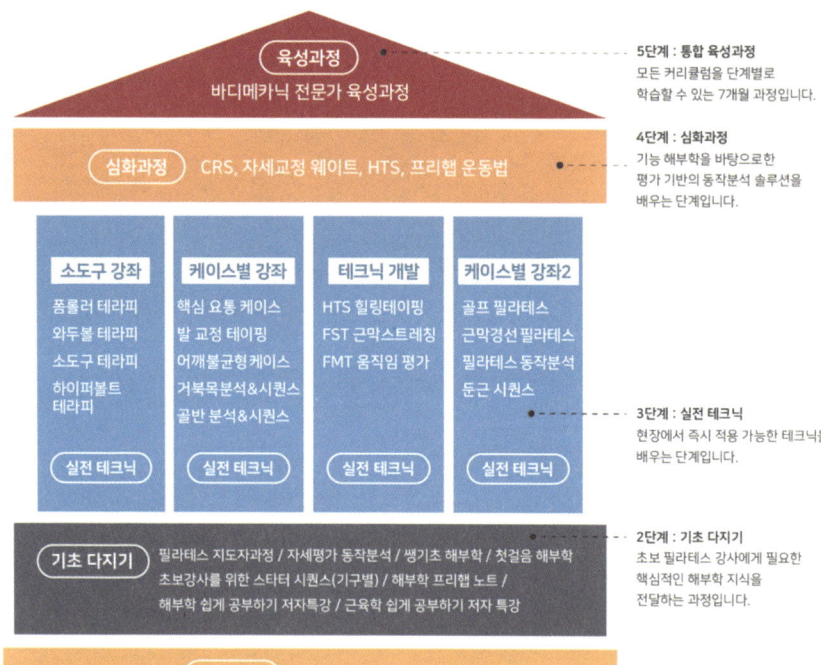

재활운동예방연구소

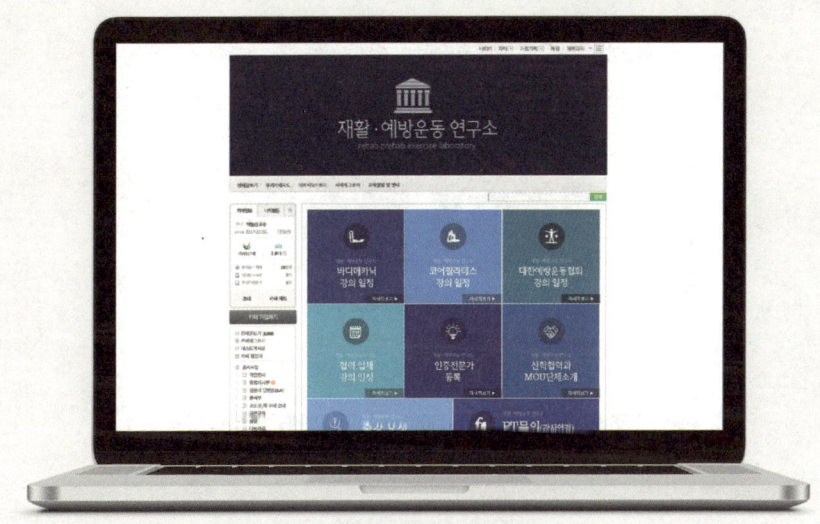

www.cafe.naver.com/prehablab

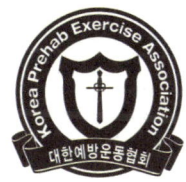

재활·운동예방연구소 소개

재활예방운동연구소는 국내 및 해외의 건강 관련 컨텐츠를 모아 통계, 분석하는 연구기관입니다.

더불어 국내외로 활발한 교육활동을 하는 교육기관이며, 건강 관련 분야의 종사자들에게 최신 연구자료들로 엄선된 컨텐츠를 제공하고 있습니다.

교육안내

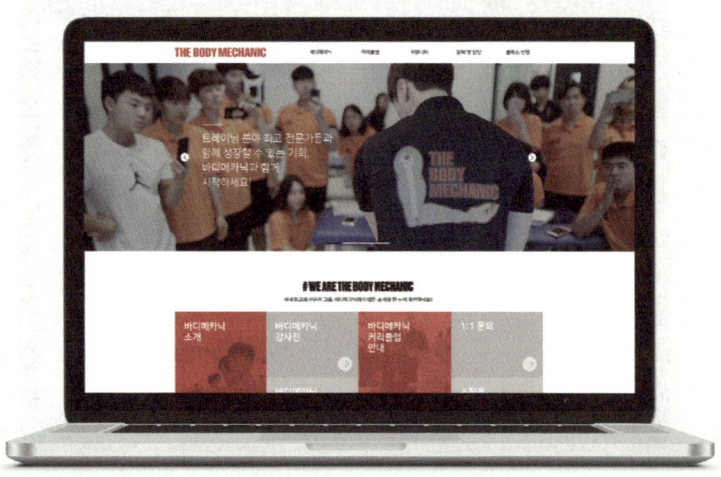

www.bodymechanic.co.kr

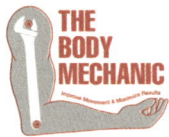

바디메카닉 소개

바디메카닉은 단순한 트레이닝을 교육하는 곳이 아닌 재활, 컨디셔닝, 체형에 최적화된 트레이닝을 지도하는 차별화된 교육기관입니다.

국내 최고의 트레이닝 전문가인 바디메카닉은 국가대표, 실업팀 선수 트레이닝뿐만 아니라 LG, 현대, 삼성 등 대기업을 대상으로 웰니스 강연을 매년 진행 중입니다.

오랜 시간 쌓아온 경험들을 토대로 체계적이고 과학적인 트레이닝 시스템을 구축하여 교육하고 있습니다.

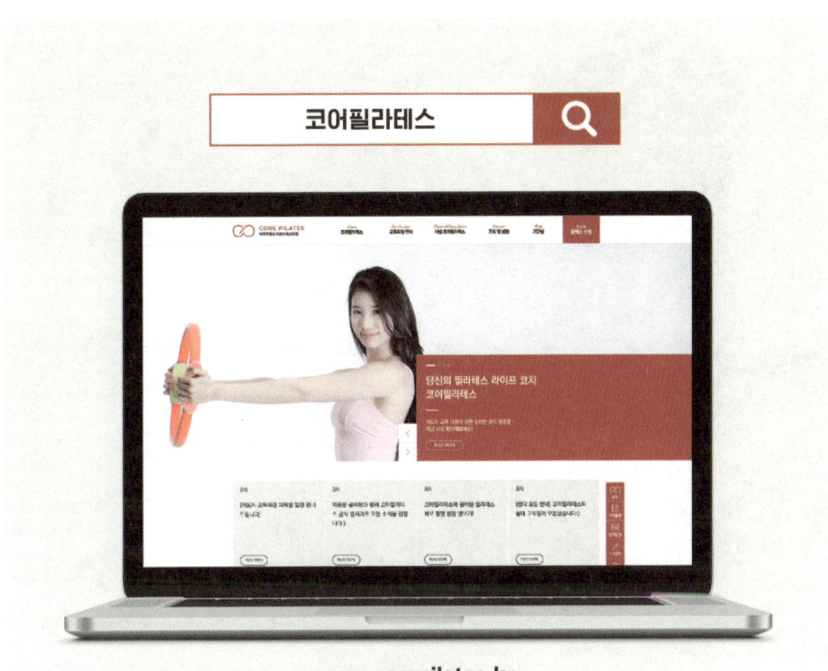

www.corepilates.kr

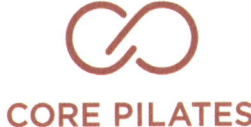

코어필라테스 소개

코어필라테스는 단순한 기구 사용법 교육이 아닌
운동, 재활, 체형에 대한 탄탄한 이론적 지식을 바탕으로 현장에서의
탁월한 지도능력을 갖춘 전문 강사를 양성하고 있습니다.

오랜 시간 현업에서 느낀 아쉬움을 보완하여 보다 체계적인
러닝 시스템(Learning System)을 구축하였습니다.

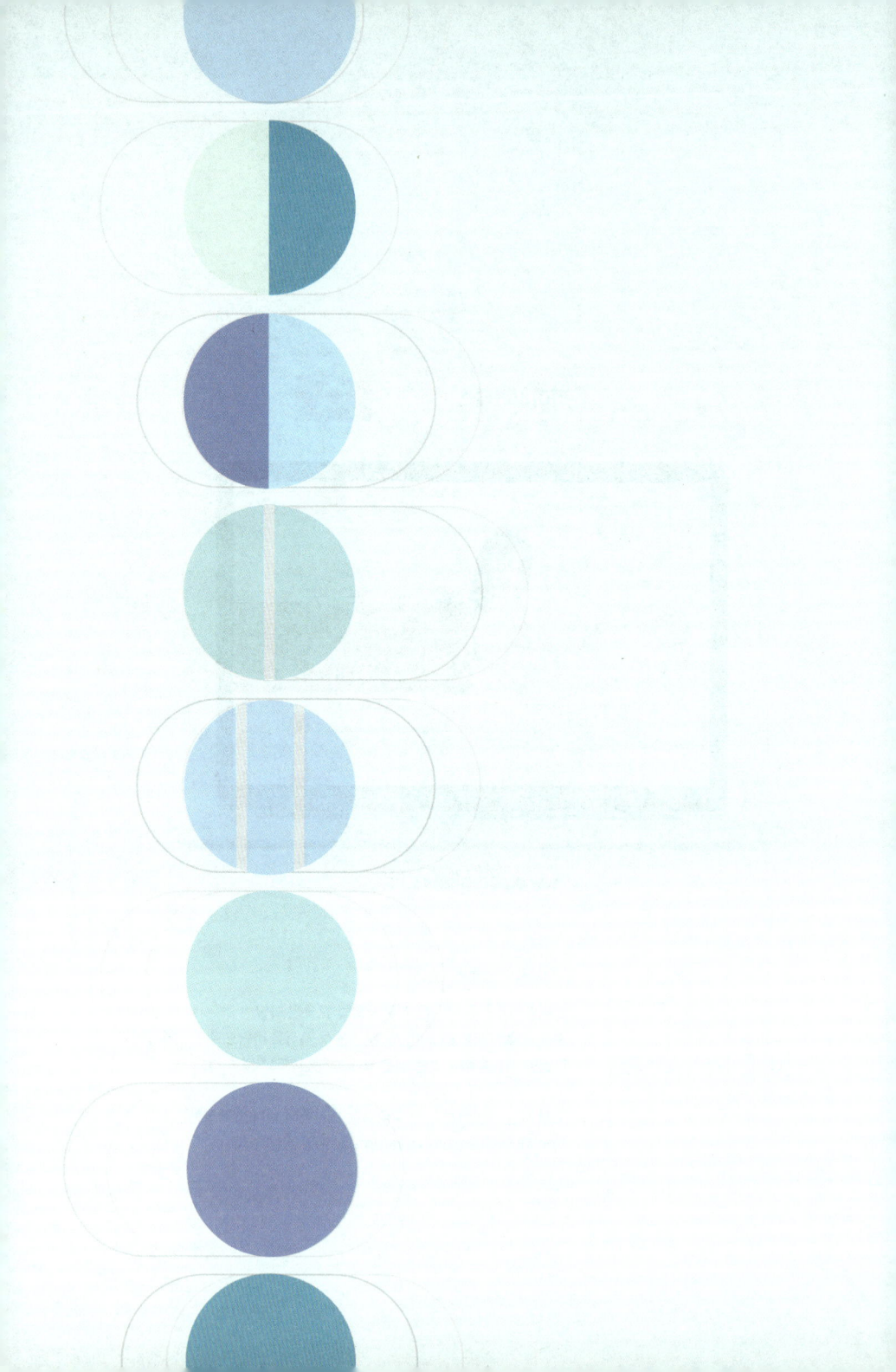

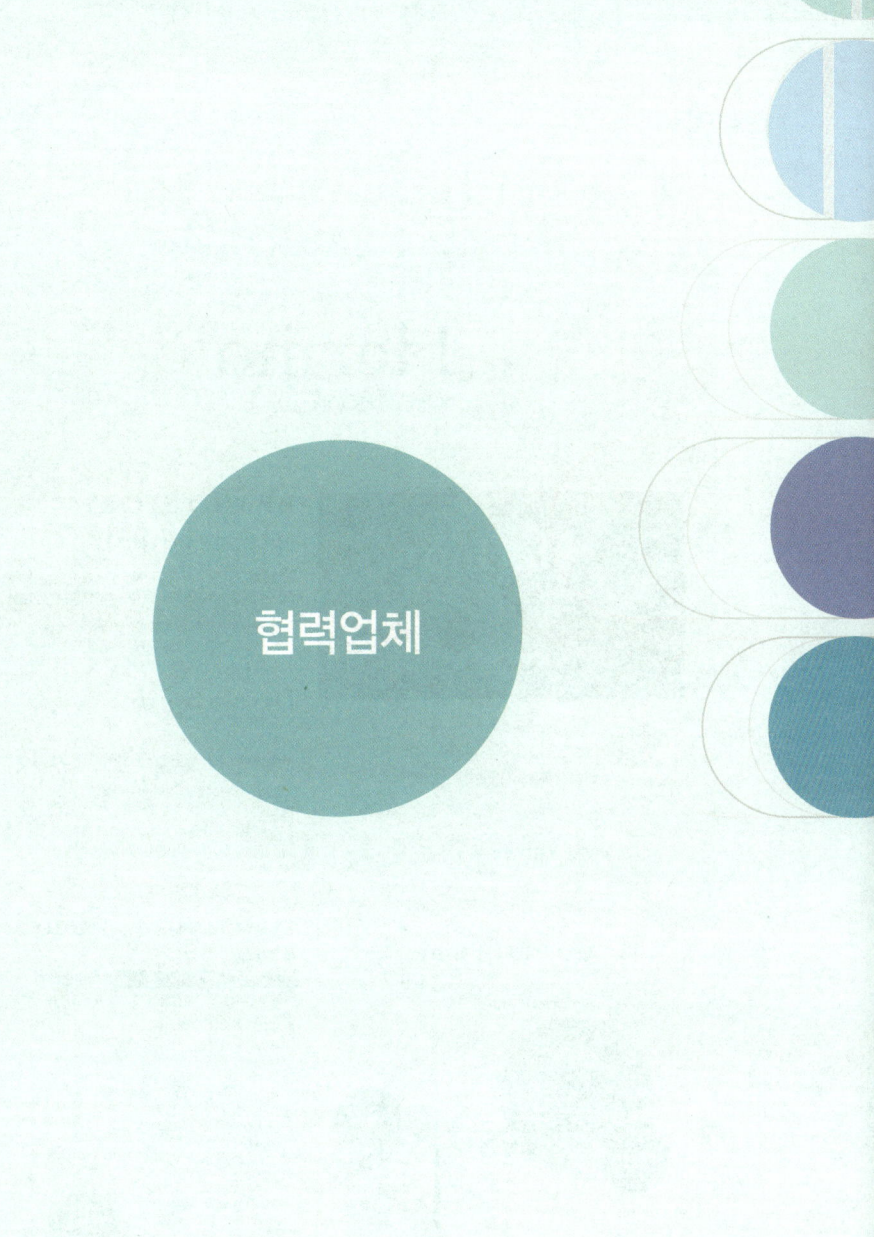

협력업체

협력업체

Hermo
BEAUTY & ESTHETIC

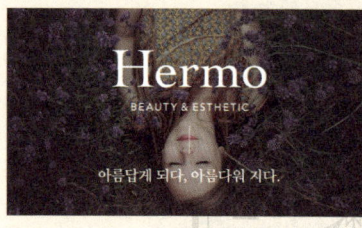

Hermo (Hermosa)는 스페인어로
'아름다운, 훌륭한' 의 의미를 지니고 있습니다.

" 크라이오 테라피는
단, 3분이면 가능합니다. "

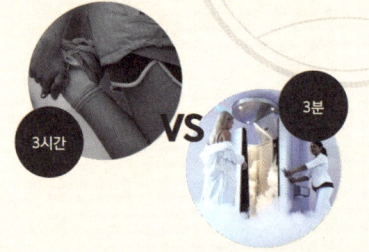

3시간 VS 3분

BRAND STORY »

에르모, 시작부터 다르다.

예방운동 / 의학 / 뷰티매니저 / 헬스케어 전문가가 모여
전문적인 뷰티&에스테틱 브랜드 에르모가 탄생했습니다.
하나부터 열가지 전문가가 직접 만든 에르모만의
프로그램은 건강과 아름다움을 책임집니다.

Hermo Spirit »

에르모는
당신의 건강과 아름다움을 위해 태어났습니다

에르모는 근본적인 건강과 아름다움을
최고의 가치로 여깁니다. 체계적인 관리 프로그램과
온전한 휴식 시간을 확보해 고객님의 건강과
아름다움을 지켜나가겠습니다.

몸의 온도가 극저온이 되면 몸은 스스로 열을 내기 위해
몸속 갈색지방을 통해 축적된 백색 지방을 연소시킵니다.
이 과정에서
단 3분만에 무료 800kcal 소모 가 가능합니다.
이는 런닝머신을 3시간동안 타야만 소모되는
칼로리와 맞먹습니다.

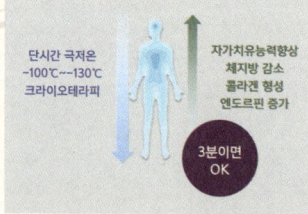

단시간 극저온
-100℃~-130℃
크라이오테라피

자가치유능력향상
체지방 감소
콜라겐 형성
엔도르핀 증가

3분이면
OK

" 크라이오 테라피는 효과가 입증된 치료요법 입니다."

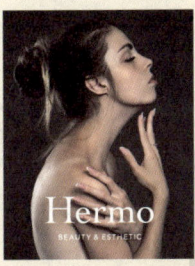

1. 크라이오테라피의 어원은 그리스어로 cryo[차가움] + teraphy[치료] 입니다.
   크라이오테라피는 이미 1970년대 말부터 러시아, 일본 등에서
   그 효과가 입증된 치료 요법 중 하나입니다.

2. 기체 질소를 이용해 온도를 -100C ~ -130C까지 떨어뜨려
   신체의 온도를 단시간 극저온으로 낮추어 신체의 자가치유능력을 향상시켜
   치료와 건강개선에 도움을 줍니다.

3. 이미 1970년대말부터 일본, 러시아, 미국, 영국, 프랑스 등에서
   연구되어온 치료 요법으로 현재 해외에서는
   건강은 물론 미용을 위한 요법 목적으로 널리 활용되고 있습니다.

다이어트만? NO! 크라이오테라피
3분의 기적을 체험하세요!

콜라겐 형성 + 피부 진정 효과
푸석한 피부, 아토피, 건선
크라이오 테라피는 피부의 콜라겐 형성에 도움을 주어 탄력있는
피부를 만들고 건선과 아토피 증상 완화에 도움을 줍니다.

엔도르핀 촉진 + 피로회복
스트레스, 불면증, 피로, 무기력증
단시간 극 저온으로 진행되는 냉각요법은 신경계를 자극해
체내 엔도르핀을 활성화시켜 염증과 통증 완화와 더불어
일상에서 축적된 피로에 대한 회복감을 느끼는데 도움을 줍니다.

자가 치유 능력 + 운동 능력 향상
뻐근한 근육, 관절통증
극저온 냉각 요법은 몸의 혈액 순환의 속도를 획기적으로 높여
체내에 축적된 피로물질 배출에 도움을 주고 이를 통한 체력 회복과
운동 수행 능력 향상에 효과적 입니다.

" Q&A
크라이오, 이것이 궁금하다

정말 다이어트에 효과가 있나요?
신체 온도가 급격히 내려가면 몸은 스스로 열을 내기 위해 체내의 지방을
태우게 됩니다. (갈색지방이 백색지방을 연소시키는 작용) 이 과정에서
체지방 감소와 신경, 피부세포, 근육, 골격계의 자가 치유 능력이 향상됩니다.

다이어트에만 효과가 있나요?
다이어트와 셀룰라이트 개선 효과는 물론 콜라겐 형성에 도움을 주어 피부
진정에 효과가 있습니다. 통증 개선과 엔돌핀 분비를 촉진해 우울감과
무기력감 해소, 불면증에도 효과가 있어 운동선수는 물론 컨디션 관리가
중요한 분들이 애용하고 있습니다.

어느 정도 받아야 효과가 있나요?
개인의 몸 상태에 따라 다르지만 대체로 최소 8주 동안 정기적으로 20회 이상
받았을 경우 확실한 변화를 느낄 수 있습니다. 기초 대사량을 높이고 싶으시
다면 (백색지방이 갈색지방화 되는과정) 3개월 동안 꾸준히 크라이오테라피를
관리 받으시는걸 추천드립니다.

감기에 걸리진 않을까요?
걱정하지 않으셔도 됩니다. 극저온에 일시적으로 체온이 내려갈 뿐 시술 후
에는 금방 체온을 회복하십니다.

www.hermobeauty.com

협력업체

플린스튜디오
필라테스 감성 바디프로필 전문 스튜디오

Beyong the Perfection
완벽함을 넘어서는 아름다움을 찾는 곳

Studio FLYN

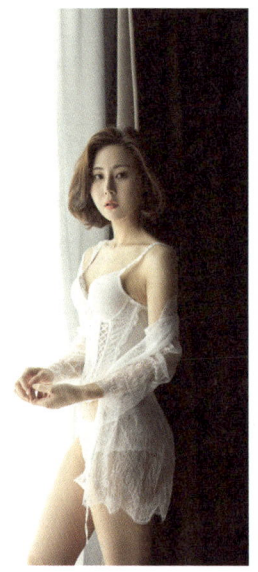
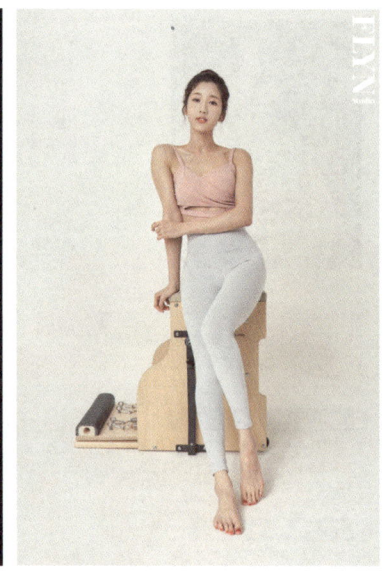

플린스튜디오는 Color horizon과 Special Concept, Pilates Concept 3가지 라인으로 구성된 **바디프로필 전문스튜디오** 입니다.

모델의 **'아이덴티티'**에 맞게 배경, 의상, 시선, 표정, 포징, 조명을 개별적으로 구성하고 완벽하게 조율하는 촬영스타일을 추구합니다.

플린 스튜디오와 함께 바디프로필 전문가가 구현하는 고감도의 이미지와 **새로운 이미지**의 **'나'**를 만나보세요.

플린스튜디오
필라테스 감성 바디프로필 전문 스튜디오

Beyong the Perfection
완벽함을 넘어서는 아름다움을 찾는 곳

Studio FLYN

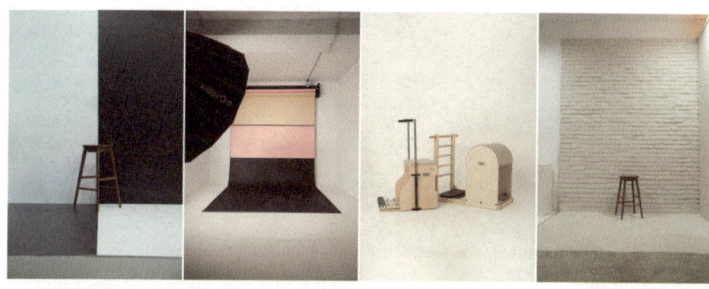

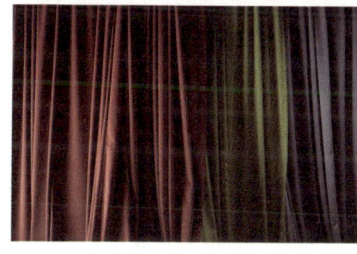
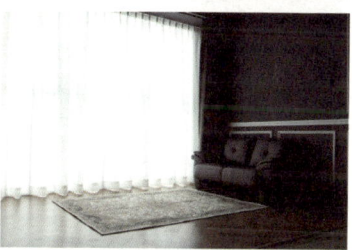

3개의 핵심 컨셉과 8개의 세부 컨셉으로 구성되어,
모델에게 적합한 다양한 연출과 컨셉 초이스가 가능합니다.

찾아오시는 길 >

서울 마포구 서교동 451-38, 지하2층

카카오 플러스 >
 flyn_studio

인스타그램 >
flyn_studio

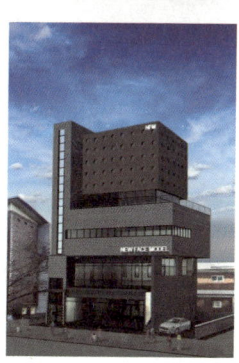

협력업체

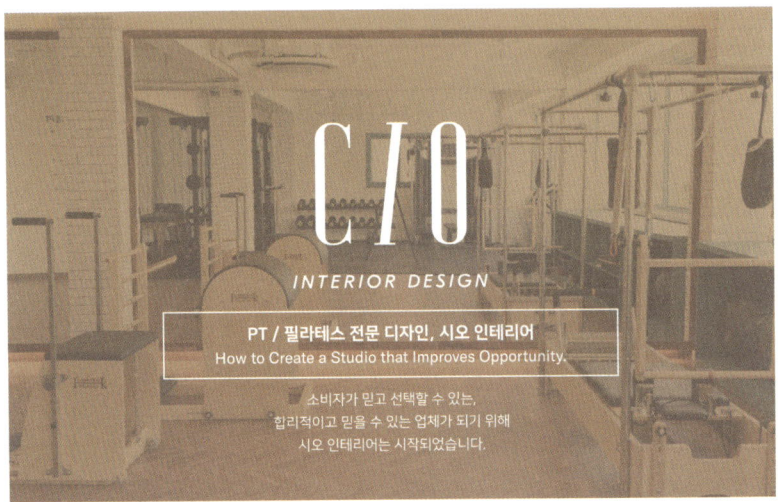

C I O
INTERIOR DESIGN

PT / 필라테스 전문 디자인, 시오 인테리어
How to Create a Studio that Improves Opportunity.

소비자가 믿고 선택할 수 있는,
합리적이고 믿을 수 있는 업체가 되기 위해
시오 인테리어는 시작되었습니다.

Our Story

01. 센터 전문 디자인의
시작은 컨설팅부터.

시오의 프로젝트는 '임대계약 전 단계'부터 시작됩니다.
상권의 특성과 접근성을 고려하고, 임대공간의 컨디션을 체크하고, 인테리어 파트에서의 제한점과 중점사항을 끊임없이 고객과 나누며, 최상의 공간을 임대하실 수 있도록 보조합니다.

02. 필라테스, 피트니스 전문가의
합리적인 공간 설정.

시오는 피트니스&필라테스 전문 회사입니다. 평수와 운영시스템, 동선, 근무하시는 선생님 수에 따라 유산소/샤워실/기구공간/휴식공간/상담 공간을 배치하고 분배합니다. 인테리어 전문가가 아닌, 피트니스&필라테스 전문가로써의 시선은 시오인테리어만의 장점입니다.

03. 정직하고 투명한
견적서.

시오의 견적서는 투명하고 정확합니다. 터무니 없이 저렴한 견적서와 공사 내용의 정확하게 보이지 않는, 혹은 비전문가가 보기에 너무 어려운 견적서가 아닌, 사업주가 한눈에 확인하고 점검할 수 있는 견적서를 제공합니다.

04. 오픈 센터에
필요한 부분을
한 번에!

시오는 다양한 비즈니스 파트너를 통해, 센터 오픈에 필요한 다양한 사업 네트워크를 확보하고 있습니다. 전단지와 웹사이트 현수막등은 물론, 광고영상·이미지 전문 파트너, 컨설팅 및 홍보마케팅 전문 파트너등 사업주가 어려움을 겪을 수 있는 모든 부분에서 탄탄하고 체계적인 솔루션을 제공합니다.

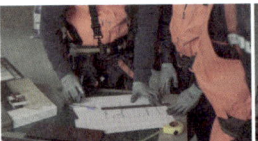
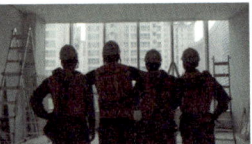
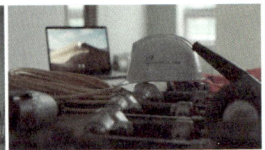

INTERIOR DESIGN

About us

시오는 디자인팀 & 시공팀 & 피트니스-필라테스 컨설팅팀 이 3개의 팀이 하나의 몸처럼 협업하여 디자인을 창조합니다. 각 분야에 최적화 된 3개의 팀은 각자의 필드에서 최고 역량을 발휘하며, 동료들과 빛나는 co-work을 보여줍니다. 유산소 공간을 만드는 작은 선택에도, 회원들의 동선과 일조량, 뷰포인트, 전체공간대비 효율성을 따지며, 신발장의 수납 갯수 조차도 허투로 정하지 않습니다. 열정적이고, 전문적인 3개의 팀으로 구성된 시오인테리어는 이제 막 새로운 사업을 시작하려는 여러분에게 최고의 선택이 될 것 입니다.

에르모(Hermo) 가산점 2019년 6월 완공.

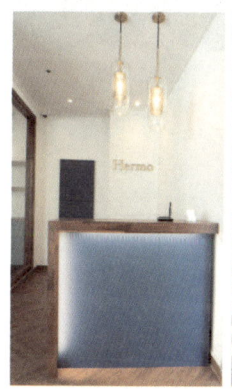
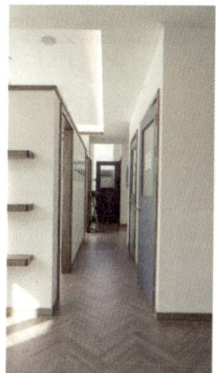
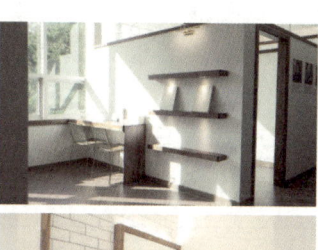
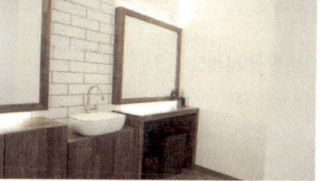

BM필라테스 문래점 2019년 5월 완공.

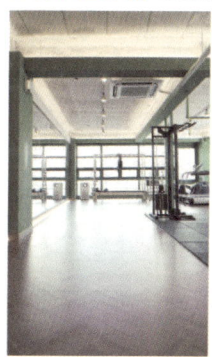
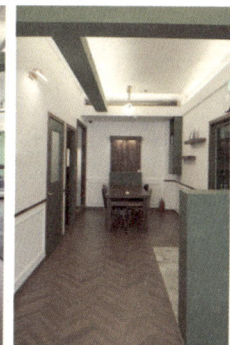
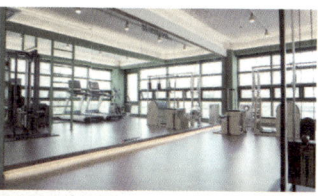
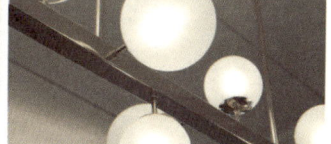

협력업체

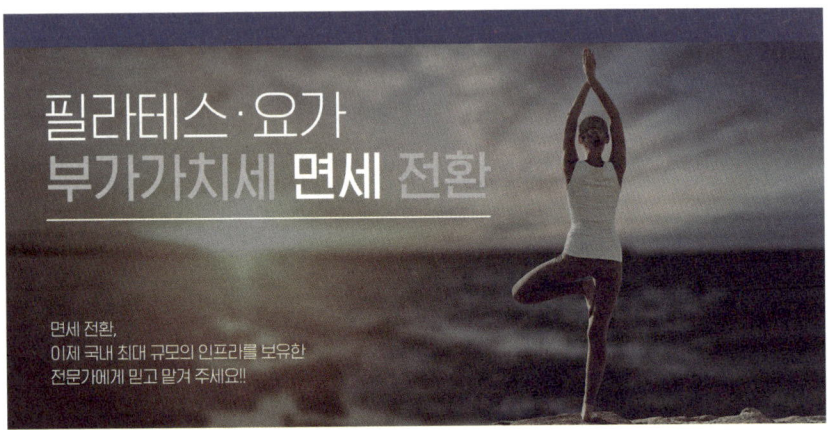

스포츠 교육기관
전문가 소개

손진원 회계사

주요 경력
- 자격사항: 공인회계사
- 학력: 경희대학교 스포츠의학과 졸업
- 前 사격 국가대표 상비군
- 前 Deloitte 안진회계법인
- 現 ㈜ 진엔컴퍼니 대표이사
- 現 서울시 민간위탁 심의위원

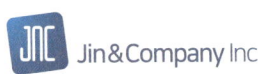

김진규 세무사

주요 경력
- 자격사항: 세무사
- 학력: 경북대학교 졸업
- 現 지인세무회계 대표 세무사
- 現 중소벤처기업부 비즈니스 지원단 자문위원
- 現 네이버 지식인 세무사
- 現 (사) 아시아모델협회 세무 고문

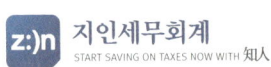

면세전환부터 One-Stop Service
세금 및 교육원 관리까지 한번에!

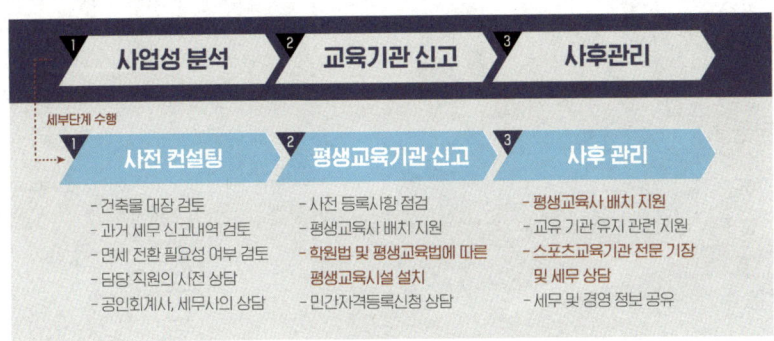

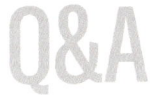

01. 믿을 수 있는 업체인가요?

당사는 스포츠교육기관 전문 **공인회계사**와 **세무사**가 법률적인 검토부터 **세무 대리**까지 전달적인 서비스를 제공합니다. 당사는 네이버 스마트 스토어 레슨과 공식 제휴를 맺으며, **대한체육회** 산하 협회들과 협약을 체결했습니다. 또한, 대표 공인회계사는 **경희대학교 체육대학** 을 졸업하고, **사격 선수로서 청소년대표**로 활동하는 등 스포츠 교육 전문가로서 업계에 대한 높은 이해와 전문성을 자랑합니다.

02. 합법적인 서비스 인가요?

네, 맞습니다. 일정한 요건을 갖춘 경우 **평생교육원**으로서 교육청 인가를 받을 수 있으며, 평생교육원에서 제공하는 교육용역은 **부가가치세법상** 면세에 해당합니다. 사전 진단을 통해 요건을 갖추지 못한 경우에는 면세 전환이 불가능하며, 당사는 불법적인 서비스를 제공하지 않습니다.

03. 계약 후 면세 전환이 안되면 환불이 되나요?

계약 후, 면세 전환이 안되는 경우 지급하신 계약금 및 착수금은 **100% 환불해 드립니다.** 다만, 대표님의 사정에 의해 계약을 취소하는 경우에는 환불이 불가능합니다.

04. 사후관리는 어떻게 이루어 지나요?

당사는 평생교육원 설립부터 유지까지 평생교육사 배치를 지원해 드리며, 언론기관 업무를 매월 대행 해 드립니다. 또한, 대표님이 원하시는 경우 **지인세무회계**를 통한 스포츠교육기관 전문 기장 및 세무 서비스를 제공 해 드립니다.

협력업체

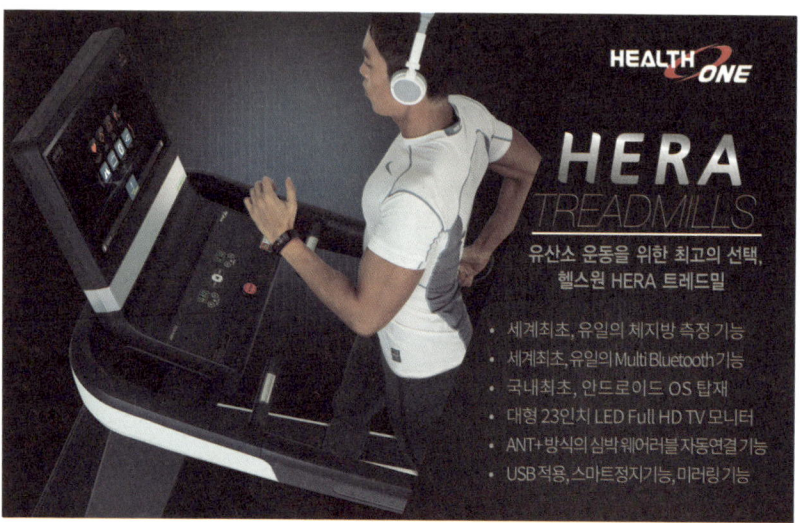

유산소 운동의 장점

유산소 운동은 심장과 폐를 튼튼하게 해주며, 지방연소로 체지방 감고, 스트레스 해소 및 성인병 예방과 치료에도 도움이 됩니다.

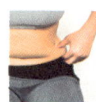
체지방 감소 체내 축척되어 있는 지방을 연소시켜 군살을 빼줌으로써, 건강하고 아름다운 라인을 가질 수 있습니다. 최초 20~25분은 탄수화물이 연소되며, 지방이 연소되는 시점은 운동 후 20~30분 이후입니다.

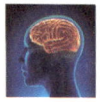
두뇌발달, 학습증진, 업무성과 UP 하버드 메디컬스쿨의 존 레이티에 의하면, 유산소 운동은 뇌기능 향상에 필요한 호르몬의 분비를 증가시켜준다고 합니다. 기억력을 증진시키는 세로토닌, 집중력에 도움이 되는 도파민, 지각능력에 영향을 주는 노르에피네프린 등이 유산소 운동과 함께 분비가 되어 두뇌발달 및 학습증진과 업무성과를 높이는데 도움이 됩니다.

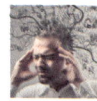
스트레스 해소 적당량의 유산소 운동은 엔도르핀 분비를 촉진시켜 기분을 좋아지게 하고 스트레스 해소에 도움을 줍니다.

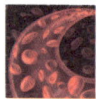
성인병 예방및 치료 반복되는 유산소 운동은 심장의 용적을 늘려주고, 혈관을 깨끗하게 하며, 혈당을 떨어뜨려 심혈관 질환, 당뇨병, 고지혈증 등 성인병 예방 및 치료에 도움이 됩니다.

㈜헬스원 본사 / 공장 경기도 고양시 일산서구 산남로 132 Tel : (031) 949_8010 E-mail : ceo@ehealth-one.com

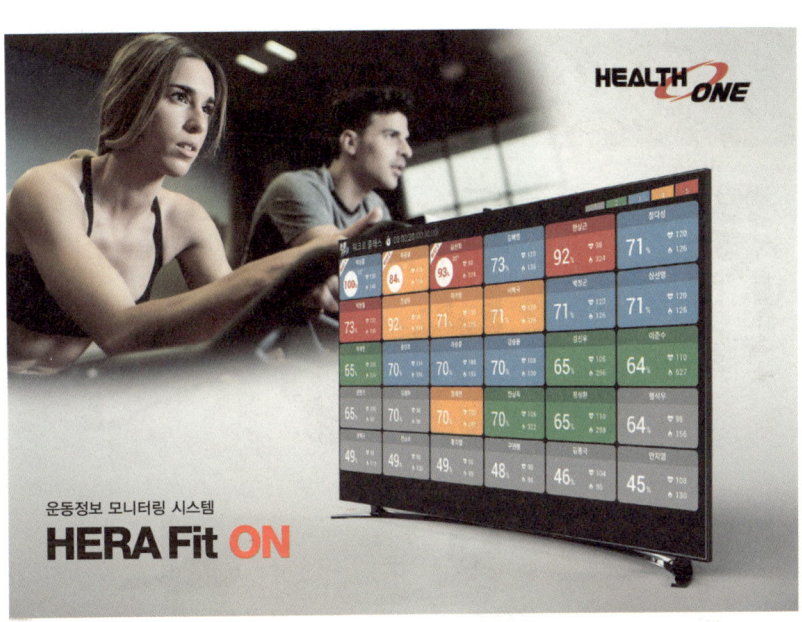

운동정보 모니터링 시스템
HERA Fit ON

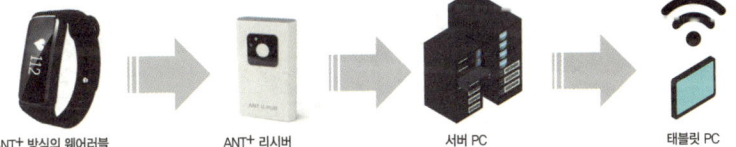

| ANT+ 방식의 웨어러블 심박기기 착용 헬스원 HERA-Fit+ | ANT+ 리시버 ANT+로 전송된 심박신호를 수신함 | 서버 PC 헤라핏 온 시스템 운용, 데이터 축적 관리 | 태블릿 PC 트레이너 및 관리자용 운동프로그램을 실행 |

심박수 & 활동 측정기

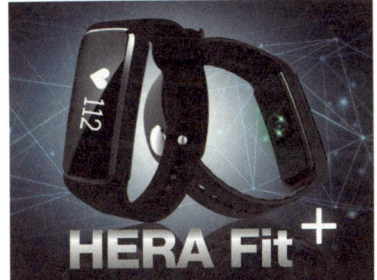

헤라핏+ 실시간 심박수 측정이 가능한 스마트 손목 밴드 헤라핏은 헬스원의 스마트 트레드밀/바이크와 연동하여 동작음이 제거된 특허 기술로 오류없이 정확한 실시간 측정이 가능합니다. 실시간 심박수 측정을 통한 맞춤형 운동 프로그램을 실행할수 있으며 스마트폰 앱을 사용하여 다양한 운동 및 수면분석 기능은 물론 휴대폰 알림 가능까지 사용한 최신형 스마트 웨어러블 기기입니다.

(주)헬스원 본사 / 공장 경기도 고양시 일산서구 산남로 132 Tel : (031) 949_8010 E-mail : ceo@ehealth-one.com

협력업체

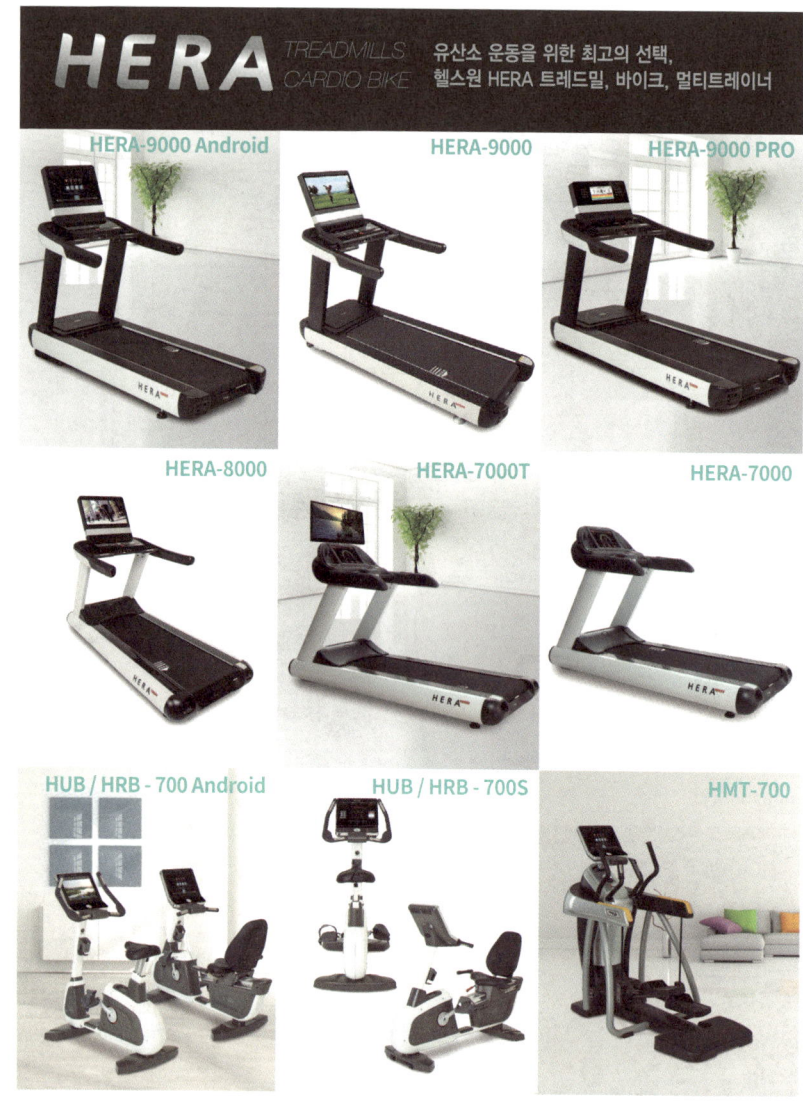

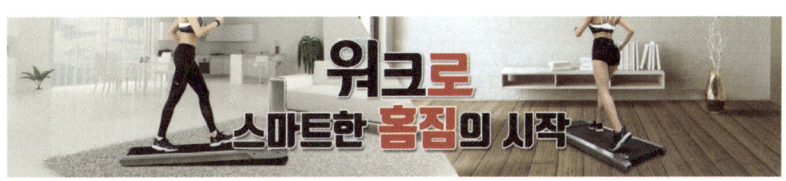
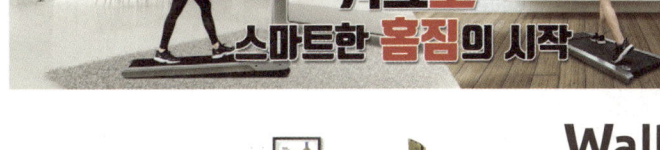

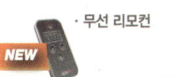 · 무선 리모컨

WalkRo
국내생산 Premium 워.킹.머.신.

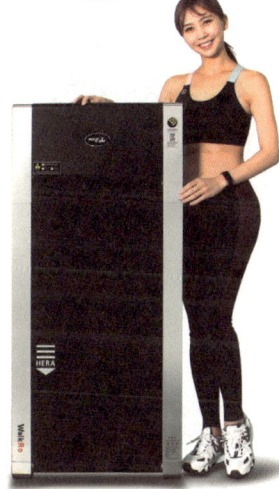

세계 최초 스마트폰 앱 구동 방식
워크로 전용 스마트폰 앱을 통해 다양한 운동 프로그램 제공
운동정보 SNS, PC로 공유할 수 있는 토탈 헬스케어 시스템

슬림/ 컴팩트/심플한 디자인
완전 평면 일체형 설계로 공간의 제약없이 실외에서 걷는 느낌구현
2017 GOOD DESIGN 중소벤처기업부 장관상수상

시계 최초 신소재 마그네슘 합금 무용접 프레임 적용
철보다 4배이상 가벼운 소재로 여성 혼자 이동 및 보관가능
진동 흡수에 뛰어난 소재로 층간 소음을 획기적으로 줄임

강력한 파워와 안전한 설계
2단 동력 전달 장치 적용으로 500시간 연속사용 가능
평평한 전면부 모터 커버 설계로 편안하고 안전한 워킹

워크로 전용앱	WalkRo	HERA Fit +
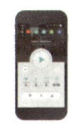	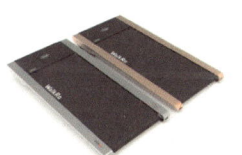	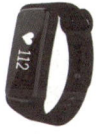
워크로 블루투스 연동 워크로 작동 (리모컨 기능) 운동결과 저장 및 SNS로 전송	유산소 운동 등 목표 운동	심박수 측정을 통한 개인별 맞춤운동

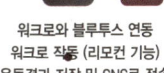

㈜헬스원 본사 · 공장 경기도 고양시 일산서구 산남로 132   Tel : (031) 949_8010   E-mail : ceo@ehealth-one.com

협력업체

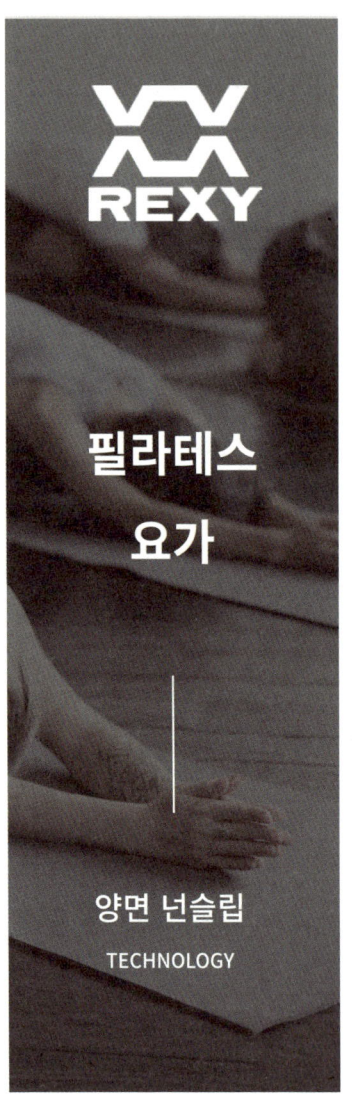

러르베 맥스그립 요가 삭스
LARVE MAX GRIP YOGA SOCKS

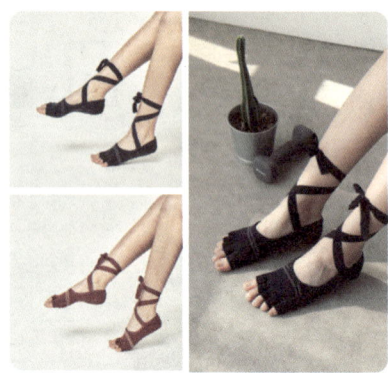

프리마 맥스그립 요가 삭스
PRIMA MAX GRIP YOGA SOCKS

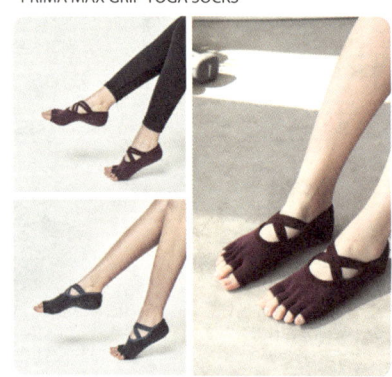

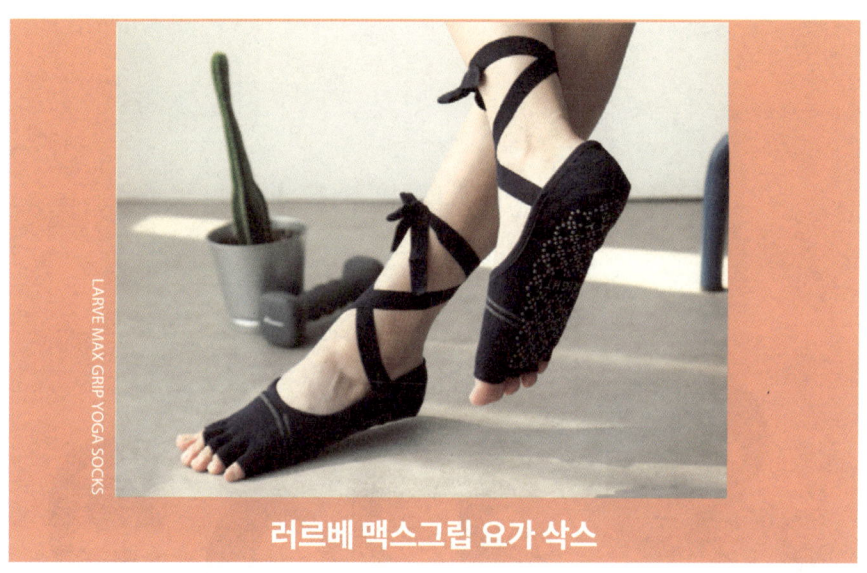

LARVE MAX GRIP YOGA SOCKS

러르베 맥스그립 요가 삭스

양면 넌슬립
양말과 바닥 사이의
밀림 현상을 방지하여
접지력을 극대화

고밀도 면 원사
땀 흡수가 잘되는 면 소재
2배 이상의 고밀도 원사

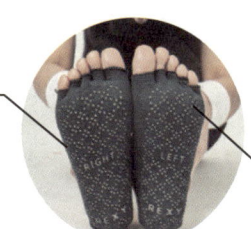

수작업 핸드링킹
전문 기술자가 수작업으로
이어 붙이는 심리스 핸드링킹

우수한 통기성
발가락과 발등이 오픈된 디자인으로
편안함과 뛰어난 통기성

REXY

제품구입
제품문의

02-3488-4187
www.rexysport.com

협력업체

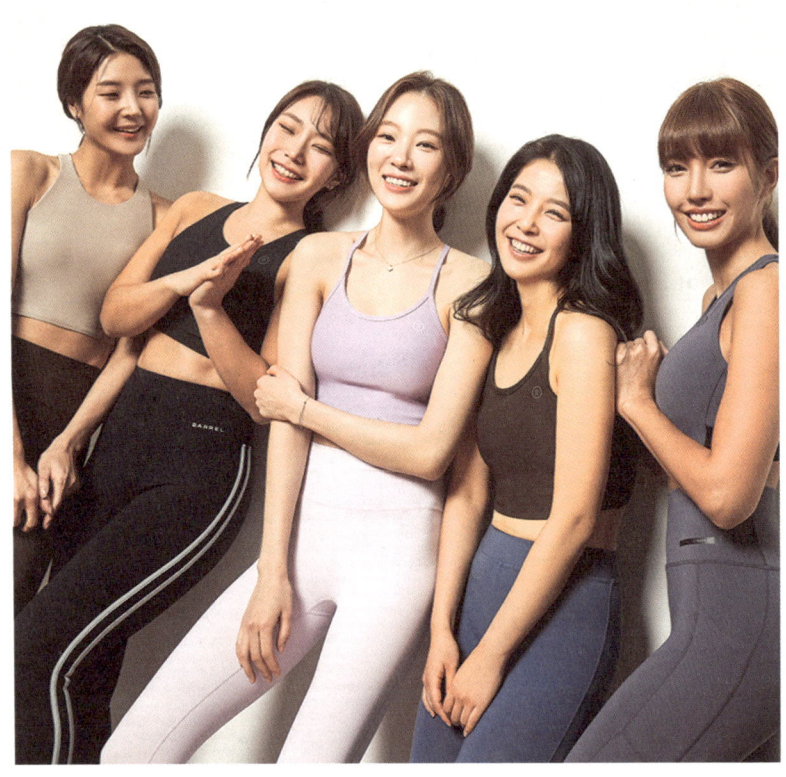